衆生

【任之堂指導】

你所不知道的養生迷思

治其病要先明其因，
破解那些你還在信以為真的健康偏見！

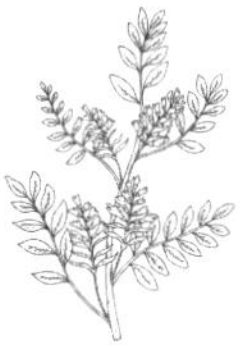

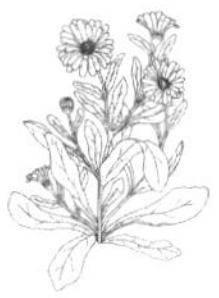

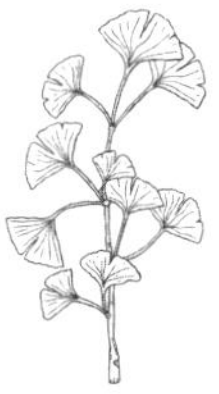

余浩（任之堂主人）◎指導
曾培傑｜陳創濤◎著

目錄

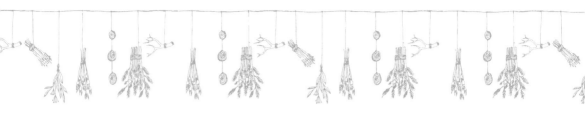

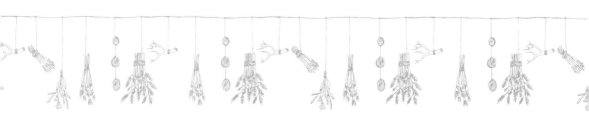

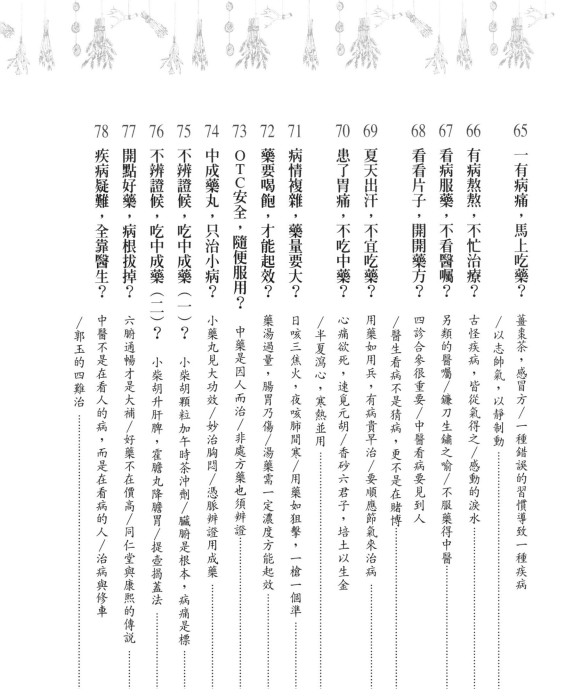

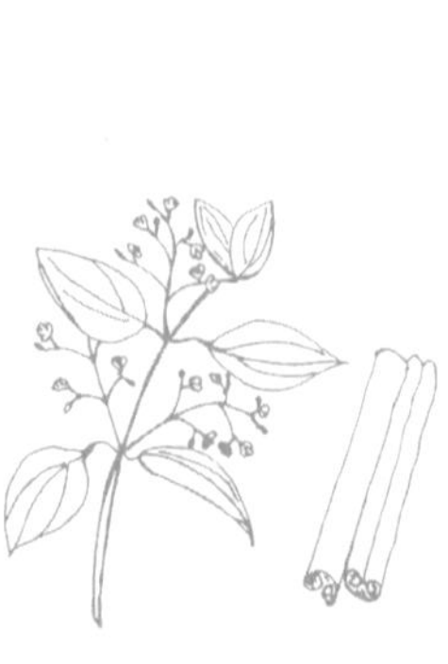

【序一】醫生能陪你走多遠

任之堂每天過來的患者，他們的病不少都是疑難雜症，而且是全國各地求醫無果的，這樣的患者往往都很難治。

余浩老師常對我們說，常規的路子對他們來說走不通，我們**要另闢蹊徑，調氣機升降，調臟腑，治疾病的因，而不是治疾病的果，不要被這些症狀迷惑了**。同時也要治觀念，這些人往往都有錯誤的養生習慣，要讓他們從迷思中走出來，而不僅僅是開方治病。

就這樣，我們每天都可以看到老師一邊幫患者診病，一邊告訴他們要忌些什麼。

你不能吃水果了，越吃子宮越長肌瘤。

你不能再喝牛奶了，越喝你結石越重，越吃越拉肚子。

你不能吃雞蛋了，越吃肝膽越堵，吃到你膽囊發炎、膽結石。

你不能吃下火藥了，越吃越上火，到最後沒火了。

你不能喝酒了，越喝肚子越大，喝到你長脂肪肝。

你不能晚上跳舞了，越跳身體越虛，越跳骨頭越脆。

……

而患者聽到大都會反問道：水果不是美容的嗎？不是說一杯牛奶，一個雞蛋強壯一個民族嗎？不是說上火發炎就用清熱藥嗎……。

於是老師不厭其煩地解釋說：**水果生冷傷人陽氣**，水果大都是寒涼的，很多水果都不是當季的，很多水果都殘留農藥，水果保存也要上藥……。

每天老師光在講飲食養生禁忌上就花了大半的時間，每天都說得口乾舌燥的，每天都在重複著幾乎同樣的話題。

學生們都很不理解地說：老師，您就少說兩句吧，他們聽得進去就聽，聽不進去就不要再講了，這樣下去您也要累垮的。

老師笑著說：既然當醫生，就要對每一個病人負責，要讓他們知道生病的源頭，這些致病原因往往都是人們覺得理所當然毫無問題的，而這些要讓他們明白、接受就沒那麼容易了，所以我們要耐心地跟他們解釋。

你們想想，**偶爾吃一些水果，對身體影響不大，但如果天天吃，那要損耗多少陽氣啊！而且很多東西，譬如牛奶、水果、雞蛋、肉類，這些如果吃多了，人體氣機就要受阻，腸道就會不通暢，不通暢就會積累毒素，這就是很多病的因啊**。

其實大家可以吃得更簡單更樸素點的，青菜米飯就夠了，我現在每頓就吃一小碗飯，吃幾口青菜，工作量也挺大的，但也不覺得缺乏什麼營養，還照樣臉色紅潤，精力旺盛。

這說明養生不是要多加多少營養，不是用加法，而是要用減法，要減少消耗，減少攝入高營養高

蛋白的東西，這樣你身體的氣機才能流通起來，你的血液才會乾淨，你的神志才能清明，你的身體才能健康。

聽著老師略帶沙啞的聲音，看著老師天天爲了病人苦口婆心地說著，有時常常在病人的反問和詰難下，還是耐著心性爲病人釋疑，爲了什麼？爲的就是讓病人能走出這些養生的迷思，擺脫錯誤的觀念，因爲如果一直誤下去，就意味著他們的病不可能從根本上治好。

老師說，許多大眾都以爲是對的養生觀念，我們通過中醫的辨證，通過近年來大量的臨床驗證，發現這些時行的觀念大都有問題，會造成很多時代病。這些觀念很多已經是深入人心了，但我們還是要盡最大努力告訴大家，爭取更多的人明白什麼才是正確的養生觀。

有一天，當老師看完病人時，嘆了口氣道：這樣講下去，能夠勸導的僅僅是少數病人而已，絕大部分人還是生活在錯誤觀念的指導之下。就算是有最好的中醫中藥，但是這萬病之源未除，病根就始終還在。看來，我們是需要把這些東西總結出來，公之於世，讓更多人能看到。

老師的心始終牽掛著病人，希望他們都能夠健康快樂地活著，這就是老師對病人的態度，而直到前段時間我們才深切體會到。

那一天老師跟我們講醫者父母心的道理。他說，生過小孩的人都知道，小孩子剛剛出生，每天二十四小時都得照看著，餵奶、換尿片、睡覺、蓋被子等等，時刻都要看護著，等到兩三歲時就可以放寬點，但也不能離開父母的視線，怕走丟，或掉進水裡、接觸危險物什麼的，也要時刻提防著，後來到孩子去幼稚園，小學……最後長大成人，工作……。

父母陪著孩子走過大半輩子，給予他們成長的資源，同時也把自己一生的經驗教訓傳授給他們，讓他們能明辨是非，克服困難。

醫生與病人也是這個關係，醫者父母心，醫生對待病人，就要像父母對待子女一樣，不但要拉他們一把，而且還要告訴他們養生的準則，生病的根源，這樣才能治好病，才能做個合格的醫生。

那天老師用自己的親身體會給我們講醫者的態度，那便是父母心啊，從此以後，我們對待病人的態度就眞正地變了。

老師說，病人過來找你，不僅僅是來治病的，更是要搞清楚他們爲何得病，醫生有責任有義務告訴他們，這也是我們爲何要辦健康諮詢活動，寫養生迷思的原因所在。

當時百二河旁邊翠綠的柳樹正迎風搖擺著，老師站在河岸上，指著河水說道，我們只是這時間長河的一滴水而已。你看黃帝、岐伯、扁鵲、張仲景、孫思邈，到近代的張錫純、劉渡舟，還有剛剛仙逝的李可老中醫，都是令人崇敬的，他們已經走了，而我們也會離開這個世界。

老師問我們，醫生能陪病人走多遠呢？

我們沉思了一下說，您不是時常告訴我們，醫生只是幫病人度過一個關而已，只是幫病人修理一下，調整一下方向盤，我們能陪他們的時間極短。

老師點頭說，我們能陪病人走的路確實極短，但是我們要通過我們正確的養生理念讓他們之後走得更健康更遠，而不是讓病人依賴醫生，只知治病，不知防病。

老師手中拈了條柳枝說，就像這柳枝一樣，一歲一枯榮，我們的生命是跳脫不出這時間的規律的，留不住，帶不走，那我們能留下些什麼呢？

我們望著那柳條，想到那句話「手中甘露常遍灑」，這灑的不是什麼不死藥，灑的是智慧水啊！

老師接著說，對，是智慧、是精神、是文化、是正確的養生觀，就像這柳條，象徵著綠色、春天、溫暖、一股生生之氣，而我們醫生就是要讓我們的精神化成一股春風，吹遍大江南北。

老師的一番話，點醒了我們，一直以來我們始終是鑽研醫術，忘了思考這萬病之源，忘了生病的因，我們老是撲在這果上，而病人也是這樣疲於奔命。於是病人就越來越依賴醫生，希望醫生能治根，而醫生也以爲有病治病，理所當然，但爲什麼病人的病老是治不好治不完呢？

病人不斷地換醫生、醫院，而醫生、醫院也不斷地換思路換設備，但病始終還在，有些還越來越嚴重，越來越難纏，這是爲什麼呢？

是養生迷思，是觀念錯誤。

老師說，**養生迷思、偏見遠遠比無知更可怕，你的觀念錯誤就可能讓你一直錯下去，離健康越來越遠**。就算是再高明的醫生，再好的醫院，再先進的設備、藥物都沒有用。就像你想美容，就拚命吃水果，越吃臉色越蒼白，吃到手腳冰涼，吃到脾胃虛寒，吃到臉上長痤瘡，吃到子宮長肌瘤……。

但你卻始終不明白，原來你一直堅持的東西，就是你的——**萬病之源，就是「你所不知道的養生迷思」啊！**

柳樹依然迎風搖曳著，老師凝視著前面的百二河，仿佛這一切的一切都已經融入時間的長河之中。

看著老師那寬厚的肩膀，他手中依然拈著那根柳枝，迎著太陽，閃閃發光。我們腦中突然閃過一句話：

醫生能陪你走多遠？

我們希望是，一千年，一萬年！

陳創濤　二〇一三年十月十八日

【序二】
迷思在哪裡

善於思考者，從生活中的小事就能得到很多人生的啓發。

富康社區宿舍裡，以前住的人還不是很多，只有我們跟王蔣，所以做飯簡單，水槽很通暢，沒有什麼異味雜味。

後來人漸漸多起來了，寶松、向輝他們也紛紛住進來，這下富康社區的宿舍成了一個大家庭。大家庭有大家庭的特點，就是熱鬧了些。

大家輪流做菜，寶松的廚藝是相當不錯，但他有個特點就是大大咧咧，什麼飯渣菜葉都會往水槽倒，雖然水槽有一個過濾的網，但由於下面管道比較細，即便是一些細小的菜葉渣飯粒，越來越多堵在那裡時，也漸漸出現問題。

果然，不多久水槽開始泛一些惡氣臭氣，同時伴隨著水槽的水向下流得沒有以前那麼快了，一倒水進去，要過好一會兒才能流乾淨，就好像一個人嘴巴裡有了口臭，吃飯容易打飽嗝，得了胃腸炎，東西吃得很慢，消化得很辛苦一樣。

大家也沒怎麼特別在意，既然有些臭味雜味嘛，那就多放一些洗潔精，多上一些洗衣粉，這樣水槽周圍的污垢看似被清理了，也沒有那麼惡臭了，於是也就不以爲意。

可是好景不長，那些細菌病毒腐敗物，雖然被洗滌劑洗去一部分，但水槽下面狹長的管道，因爲菜葉阻塞，殘羹剩飯壅堵，這梗塞沒有徹底通開，不久惡臭雜味再次泛上來。當我們想用同樣的辦法清潔，卻開始不管用了，因爲水槽的水流下去得相當緩慢，沒幾天居然徹底堵死了，即使再多洗潔精除臭劑倒進去，它也下不去了，而且連清水都不能通下去，這時問題就大了，大家才開始警惕起來。

寶松拍拍胸脯說，沒事沒事。大家都說，怎麼會沒事呢？水槽堵了，房東如果知道，會很生氣的，他租房子給我們時，反覆強調說，殘羹剩飯莫往水槽裡倒，垃圾千萬不要倒進廁所裡，因爲這房子是二十年前的老房子了，當時的設計管道並不粗，很容易塞住。

大家當時並沒有重視，這回居然徹底塞死了，該怎麼辦呢？

寶松便去找來細長的竹子，把水槽的蓋子打開來，然後用竹子從上往下捅啊捅，邊捅邊往裡面倒一些溶解腐敗物的清潔液。原來這傢伙有經驗，以前他也吃過這樣的虧，那些殘羹剩菜塞住池子，他在家裡也是用這辦法。

剛開始我們也不以爲然，就這樣能捅得開？畢竟堵得那樣厲害，而寶松卻堅持認爲沒問題，看他捅得大汗淋漓，像是很有經驗的老手一樣，果然不到半個小時，他終於把管道裡面的堵塞捅開了，水槽刷的一下子快速往下通水，惡臭之氣立即消失。現在把水一往水槽裡面倒，迅速就漏下去，一滴不留，跟我們剛住進這富康社區來時一模一樣，水槽又恢復了昔日的通透。

在經歷過這件事後，大家馬上達成共識，以後不許在水槽裡丟殘羹剩菜，殘羹剩菜要丟進垃圾桶裡。解決水槽的惡臭壅堵，不在洗潔劑，不在竹杖，洗潔劑跟竹杖都是治堵的手段辦法，而在根源上不往裡面丟垃圾才是保健預防之道。果然，這衛生的常識一旦形成，水槽至此都沒有再堵塞、發惡臭過。

這就是正確的認知觀念，往往比有效的治療手段更重要的道理。

老師更是善於運用日常生活中的小事來譬喻疾病。比如有個司機有嚼口香糖的習慣，平時老愛頭痛、口臭、頸椎不靈活，他一坐在診檯前，說起話來，臭味熏人。

老師問他，口臭多久了。

他說，臭了幾年了，我來這裡不是要治口臭的，我這頸椎跟頭部不舒服，我是來治頸椎跟頭部的，口臭是小問題。

老師笑著說，雖然口臭是小問題，但它反映的卻是五臟失調，五臟失調可不是小問題。

他疑惑地問，那我怎麼失調了呢？

老師說，你口臭，脈象右關部上亢，不單有咽炎、食道炎，還有胃炎、腸炎，整個消化道都有阻滯，降得不好。腸胃以降爲和，它降下不好，就犯上作亂，什麼噯氣、酸腐、口臭都來了。這些臭氣往上沖，沖到頭就頭暈頭痛，沖到頸部，頸部能舒服嗎？在我們看來，你這個就是一個濁陰不降引起的問題。

於是老師給他開通腸六藥，加上葛根湯，降濁以升清，通腑以緩急。果然五劑藥後，他回來複診，說頭痛、頸僵好了七八成，可以不用嚼口香糖了，嘴一點不臭，我們在跟他問答之間已經聞不到那股味道了。

他高興地說，這種感覺，幾年以來，從未有過。

可一個多月後，他再次來複診，原來老毛病又犯了，口臭、頭痛、頸僵。他問老師，怎麼辦？

老師說，不是你問我怎麼辦，是你應該問你自己怎麼辦。疾病是要靠醫生，但健康卻要靠自己。你這口泛臭、頭痛，看似是馬桶的問題，其實是下水道出了問題，下水道堵住，只要把下水道通開，什麼問題都解決。可通開後，你又不懂得馬桶使用守則，又往裡面亂丟東西，不久再次堵上。難不成要天天請個通馬桶的師傅到你家裡嗎？你不應該只想到怎麼去請醫生幫你打通腸道，更應該去思考我的腸道爲什麼會阻滯不通，**醫生只是個修理工，你才是自己身體的眞正使用者**。平時是不是海鮮、雞蛋、大魚大肉吃多了？是不是牛奶、燒烤這些高營養的東西吃多了？

他點了點頭說，是啊，我就喜歡這些東西。

老師笑著跟他說，喜歡這些東西，就是喜歡上了疾病。胡吃海塞，現在是小問題，將來卻可能是大問題，你必須要少葷多素，保持腸道通暢，這樣才是養生保健之道。

他這次終於聽進去了，在吃了幾劑藥後，很快恢復了健康，從此也就很少再到任之堂來了。

老師常說，幫病人治病要怎麼拔根？就是要帶他走出養生的迷思，走出疾病的陰影。凡事都有一個根源，尤其是疾病，因爲有這樣那樣的迷思，才有源源不斷的疾病。

老師說，世界上沒有斷根的藥，只有斷根的方法，就是把迷思糾正過來，你不往裡面丟垃圾，他不堵住了，通透了，病痛就日日減少。這病還是自家生，最徹底的防病治療手段，還得從自身來找。

《黃帝內經》上說「上工治未病」。而這治未病，並不單是醫生的問題，更是病人的問題，不走

進養生迷思，怎麼會有疾病的煩惱呢？這種觀念一旦樹立後，人稍有病痛，便會從自身找原因去調整，而不會一下子就迷信抗生素、激素，也不會依賴大量的草藥，因為他會反求諸己。著名的醫聖張仲景在《傷寒論》中就是這樣教大家反求諸己的，他說，一個人在傷寒初起時，四肢才剛剛覺得重滯難受，就要先去導引吐納，出出汗，疏通疏通經絡，不要令孔竅閉塞，這樣疾病很快就會好。

看，最善於用湯藥的醫聖，他也不是建議病人一有小問題就去吃大量的藥，而是先去找出問題根源所在。若是經絡孔竅不通暢了，去導引吐納運動保健；因為飲食不節引起的疾病，他說，要忌生冷、黏滑、肉麵、五辛、酒酪、臭惡等物。特別是後者，你遠離了這些東西，就像是讓水槽遠離了殘羹剩飯，讓馬桶遠離了各類垃圾泥沙，這樣它怎麼可能壅堵呢？既然不可能壅堵，又怎麼會發出惡臭呢？

看來，在源源不斷的疾病面前，我們需要的不僅是各種治療手段，需要更多的是覺悟，對健康與疾病、養生與保健各類知識的正確認識。正知正見，才能引導人走向健康。大部分疾病都是由於錯誤的認知引起的，治病不單要靠湯藥針灸，更要靠正確的觀念，觀念對了，迷思糾正了，疾病才能得到根治，這也是老師好幾年前，就準備寫養生迷思的初衷。

病人反覆地患病，實在太苦了。老師**不忍病人苦，不忍醫道衰，是故於此中，緣起大悲心**。於是鼓勵我們務必要寫好養生迷思，靠醫藥只能救一時一人的病，靠傳播正確觀念的書籍，卻能夠普救大眾一生一世的病。

曾培傑　二〇一三年十月十八日

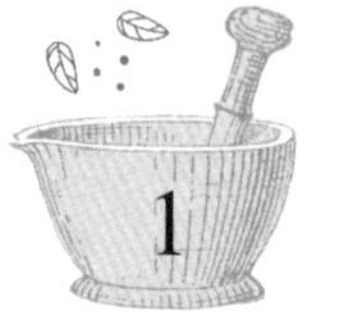

1 工作太忙，閒時鍛鍊？

在任之堂每天看到很多病人，他們氣機不通暢，周身疲勞，老師最常跟他們說的一句話就是：要多到戶外鍛鍊，少待在居室裡上網聊天。很多病人都會回答說：工作太忙了，根本沒時間鍛鍊，等到假期空閒時再鍛鍊吧。

老師通常會說：你們看是工作重要還是健康重要。鍛鍊不是有沒有時間的問題，而是觀念的問題。有鍛鍊的觀念，就算是上下班走樓梯，少坐電梯，在家裡做飯炒菜打掃衛生，少上館子吃飯，飯後多散步，少玩手機上網，這些都是在鍛鍊。不是說非得上健身房去鍛鍊。

鍛鍊就是身體的磨刀石

所以說一個人會不會主動去鍛鍊，就看他對自己的身體是不是真的重視。在任之堂，大家經常跟老師入山採藥，或者跟周師傅在藥房剪藥。大家都知道砍穿破石和松節的斧子磨得越鋒利，砍起這些藥材來就越不費勁，剪當歸跟石菖蒲的剪刀磨得越鋒利，剪藥時就越能隨心所欲。磨刀石就是爲了讓斧頭剪刀鋒利而創造的，而運動鍛鍊不就是身體的磨刀石嗎？朋友們，你身體這把刀有沒有經常去磨呢？

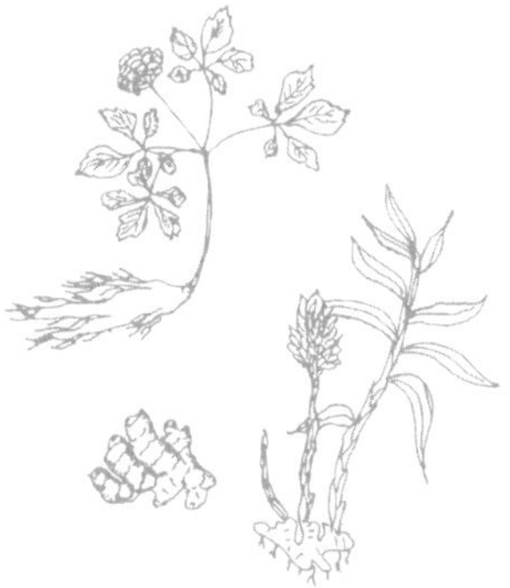

吹毛用了急需磨

記得禪門有句開悟的詩說「**吹毛用了急需磨**」。這句話很多人看了都不理解，但一解釋開來就恍然大悟。吹毛就是指古代最鋒利的寶劍，只要把毛髮放在劍鋒上輕輕地吹口氣就斷了，說明這劍非常鋒利。然而，就算是這麼鋒利的寶劍在用過之後都需要去磨，好好保養，它才可以保持鋒利。

我們現在很多人的身體，還沒到吹毛寶劍那麼鋒利的狀態，也沒有經常去鍛鍊磨鍊，所以工作時經常煩惱阻力多，身體也常有不舒服。其實一個人再怎麼聰明能幹，到最後決定他事業大小的還是身體。聰明才智就像鋒利的劍刃一樣，要保持這劍刃的鋒利就在於經常鍛鍊。

莫道工作忙，鍛鍊腦後拋，
砍柴若要快，不可少磨刀。

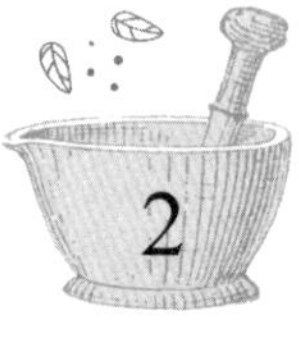

2 一天鍛鍊，抵上一週？

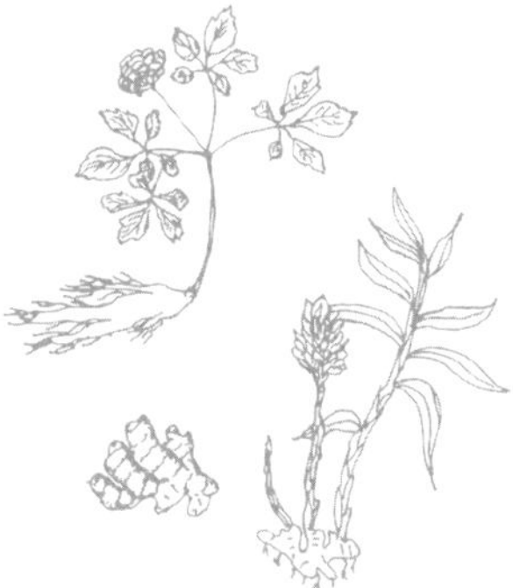

運動過度也傷身

所謂槍不磨不亮，人不練不壯。現在很多人都知道身體鍛鍊的重要性，但卻有些鍛鍊不得法。

病人說：大夫，我也常去爬山鍛鍊，每週定期一次大爬山，爬上一整天，怎麼身體還是很疲勞？

老師說：爬山不是這樣爬的，鍛鍊也不是這樣鍛鍊的，盲目的爬山鍛鍊還不如不去呢，就像你吃飯吃飽吃撐了，還不如餓著好，凡事有個度，過猶不及啊。

病人疑惑道：那爬山也不是，不爬山也不是。

老師說：你一頓飯，把三天的食物吃完，然後再三天不吃飯，你會好受嗎？運動鍛鍊也是這樣，不是叫你一天把一個星期的運動鍛鍊都做完。

病人聽後，若有所思，是啊，暴飲暴食會傷了腸胃。

《黃帝內經》說「飲食自倍，腸胃乃傷」。

而過度運動同樣會傷到五臟六腑，經絡血脈。《黃帝內經》中有五勞七傷的說法，其中有一條，叫做「強力舉重則傷腎」。

一週工作下來身體就已經疲勞了，到山裡是去放鬆，而不是勉強當成任務一樣鍛鍊身體。超過了身體的承受能力，鍛鍊帶給身體的就不再是健康了。就像運動員過度鍛鍊反而勞傷，給臟腑筋骨帶來疾病。也好比彈簧，平時不拉的時候，就讓它收縮在那裡生銹、僵硬，一拉的時候又猛拉把它拉過度，結果拉到不能夠收回來。

現在很多人的思想都是這樣，他們工作時可以一個月不怎麼鍛鍊身體，甚至熬夜喝酒，任身體生鏽，一到節假日有機會到外面去旅遊，就想好好把一個月的運動量都補回來。可惜的是，身體並不是機器。老師說，即使是機器，你放在那裡不用了，突然又把它用到極致，肯定也不耐用。

貴在堅持

記得有個成語叫「一曝十寒」，出自《孟子》一書。《孟子》說**雖有天下易生之物，一日曝之，十日寒之，未有能生者也**。我們可以這樣理解，雖然上天、父母給了你健康的身體，可你一天鍛鍊了，然後十天就不去管它，這樣也不可能維持健康啊！

這句話其實是孟子用來勸齊王的，希望齊王治理國家要有恆心，聽了善言後，就要堅持去執行。如果不能堅持，就像天下即便有生命力很強的生物，但你把它放在陽光下曬一天，然後再放在陰寒的角落裡冷落它十天，到最後它也活不下來。孟子說：我跟大王在一起的時候，發現大王就有了從善之心，但我一離開，大王的善心很快又動搖了，大部分時間都在聽信讒言，這樣怎麼能夠把一個國家治理好呢？

中醫有句話叫做「**理身如理國，用藥如用兵**」，國家的治理與身體的保養一樣，不能一日做了就放手十日不管。武學上有句話叫做「一日不練十日空」，同樣的，一日練過度了，十日也恢復不過來。所以說鍛鍊身體，要把它當成像吃飯睡覺那麼平常來看，每天需要做一點，不急不躁，那麼身體就沒有不好的了。

一天三頓飯，不饑不撑飽。
三天一頓飯，誰能受得了？
爬山與運動，雖對身心好。
貴在去堅持，循序漸進好。

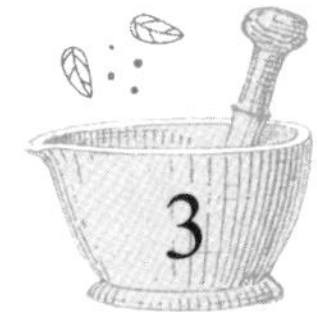

起個大早，鍛鍊身體？

早起鍛鍊要「必待日光」

有個老奶奶，看到有老人聚在一處練太極，於是便打算跟他們一起練。但這些老人們練太極安排的時間都是早上五點到六點，天還灰濛濛的，他們集合在一起把音樂一放，在瑟瑟的涼風中，穿著薄薄的功夫服，就開始練了起來。

當老師打開藥房門時，正是七點多，而老奶奶也正一手提著太極劍，一手提著早已買好的菜，跟老師說她的功也練完了，菜也買好了。

老師跟她說，鍛鍊要講時間，《黃帝內經》曰**必待日光**。特別是秋冬兩季，不是說起得越早鍛鍊對身體越好。如果太陽都還沒出來，在涼風中打太極，那不是鍛鍊身體，反而是在找病受。

老人家脾氣也倔強得很，一般都聽不進去，結果沒過幾個月，渾身關節就痛，痛得根本沒法再起來鍛鍊。

於是她再找老師調治時，老師花了足足一個多月才把她調過來，老師說這是風濕入骨，非常難治，以後要慎風寒，不能再那麼早起來練功了。山上很多道長，他們也練功，他們練得更厲害，一樣得風濕。

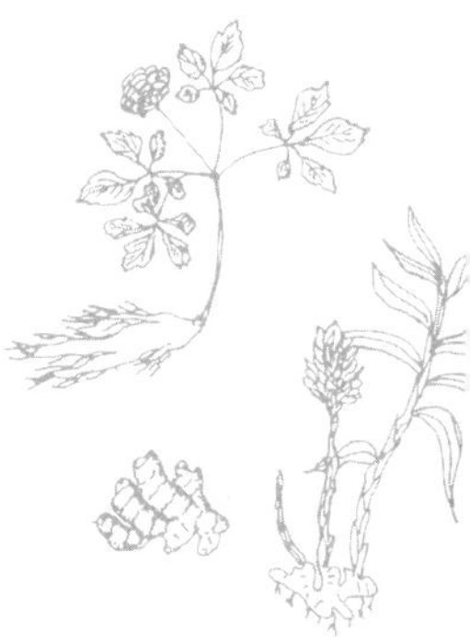

老人家從此才不敢冒著一大早的涼風雨露去練功了。

四季起居要有時

練功不是什麼時候都可以練，必須避開大風大雨、大寒大暑。太陽還沒出來時，空氣也沒那麼好，而從健康角度來說，也不適合太早練功。

早睡早起一直是深入人心的觀念，小學的課本裡就提到「早起的鳥兒有蟲吃」，農村裡的老人也常說道**早起一朝扒個隴，早起三朝勝個工，早起一年勝個冬**。早睡可以，但早起呢？

老師說：最好能按照《黃帝內經》「四氣調神大論」中說的原則來安排作息時間。《黃帝內經》說**春天夏天最好是夜臥早起，秋天可以早臥早起，但冬天一定要早臥晚起，而且一定要等到太陽出來才起床**；並稱這種養生為「春夏養陽，秋冬養陰」。還說「從陰陽則生，逆之則死。從之則治，逆之則亂」。

這是說，順從這四季的起居規律，人就生命健康，如果違逆了，身體氣機自然就不暢。何況老年人，陽氣虛衰，腠理不密，更容易感受風寒。一受涼過後，身體就更不舒服了。可見，打太極、練八段錦、慢跑……等，這些對人體很好的鍛鍊活動，也要講時間。不注重順其自然去鍛鍊，就會做負功。身體沒練好，反落下疾病，得不償失啊！

早睡早起練身體，並非對人就有利。
老人大早打太極，功法雖好招寒氣。
數月下來邪入裡，反而落下風濕痹。
早起還須待陽光，順其自然養身體。

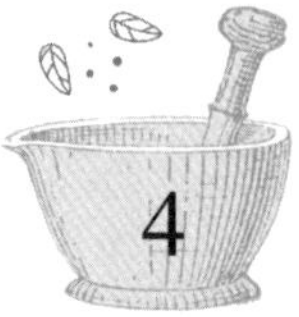

4 晚上鍛鍊，跑步跳舞？

晝練養陽，夜練傷陽

生命在於運動，沒有運動就沒有生命。運動這麼重要，很多人也意識到這點，但他們覺得白天要工作沒時間，只有晚上飯後才有些時間，這樣就把運動鍛鍊安排在晚上，要嘛跑跑步，要嘛跳跳舞。有個陝西的病人過來看病。他退休後，每天晚上都到球場去跑步跳舞，兩年下來，身體不但沒有強壯起來，反而失眠頭暈，血壓也偏高。而讓他沒想到的是，他一來到任之堂，老師就跟他說：你這身體需要運動鍛鍊。

他驚訝地說：我每天都運動鍛鍊，這兩三年來都沒有停過。

老師又問他：那你都什麼時候運動呢？

他說：晚上啊。老師說：白天鍛鍊是養陽氣，晚上鍛鍊是傷陽氣。晚上連小鳥都知道藏在林子裡，晚上運動違反自然規律，不僅收不到鍛鍊效果，還會傷身子。

他聽了更驚訝地說：晚上我們社區裡面有很多老人都出來運動鍛鍊，也沒見誰不好，這怎麼解釋呢？

老師說：他們現在沒什麼，時間一久身體就會扛不住了，中醫認爲一天也分爲四季，白天是生髮

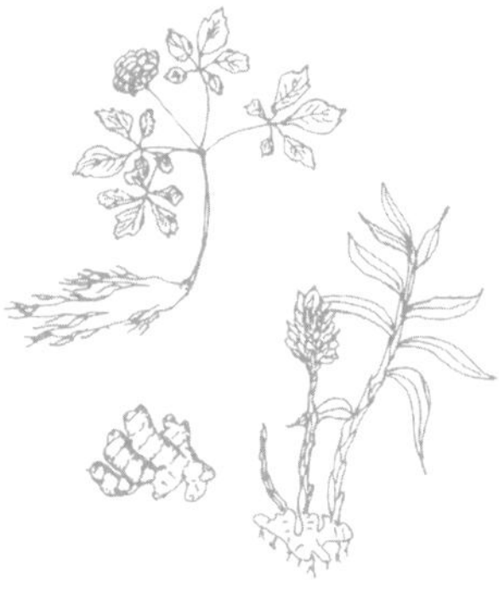

的，像春夏一樣。《黃帝內經》說**春夏養陽，秋冬養陰**，白天可以運動可以出汗，這樣順自然之性，可以養自然生髮的陽氣，晚上卻是收藏的，像秋冬一樣要養陰，要靜坐，要安寧。

養生鍛鍊要順乎自然

以前十堰有一群老人，他們每天晚上成群結隊沿著河道跑步鍛鍊，想不到一個月都沒堅持下來，很多老年人都病倒了，最後也就不再晚上出來跑步了。這是因爲晚上精氣神都處於內收、收藏狀態，你再把它們發越、調動出來，就會使筋肉充血，而臟腑虧虛，人就會越來越沒勁，提不起神。老年人本身臟腑精神就不足，哪能經得起這般折騰。

《黃帝內經》曰**故陽氣者，一日而主外，平旦人氣生，日中而陽氣隆，日夕而陽氣已虛，氣門乃閉。是故暮而收拒，無擾筋骨，無見霧露，反此三時，形乃困薄**。

可見主張晚上不運動、不擾動筋骨、不汗出傷陽，幾千年前的《黃帝內經》早就這樣講過了。晚上百鳥歸巢，精氣神內斂，陽氣收藏，毛孔內閉，這時再拉筋練骨，跑步跳舞就是背道而馳。所以說與其晚上鍛鍊傷身體，還不如不鍛鍊。

《黃帝內經》主張晚上少鍛鍊，還主張白天不要睡懶覺。常言道「日出而作，日落而息」，這也是中國傳統中最順應自然的運動養生觀。隨著太陽的升降，身體的陽氣也在升降。

老師常說：順其性就能養其眞。我們要順大自然天地之性，來養一己之眞，就可以健康長壽。白天主動，運動以養陽，就是順其性；夜晚主靜，安靜以養陰，就是養其眞，這樣順乎自然，不懶惰不

熬夜，何愁身體不健康？

跑跑步，跳跳舞，汗出沾衣真辛苦。
雖說運動身體好，也要分清朝與暮。
心絞痛，類風濕，為何越加不舒服？
原來晚練擾筋骨，再好運動不如無。

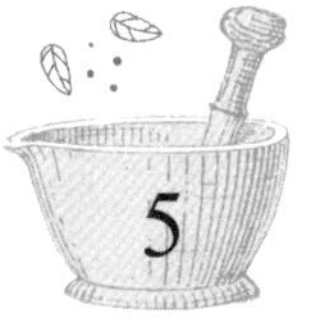

5 堅持冬泳，有益健康？

排艾烤背治腰疼

藥房附近有個老爺子跟老師關係挺好的，以前常來老師藥房，他聽人說堅持去冬泳有益身體健康，於是想約老師一起去水庫裡游泳。

老師說：人年老了火本來就少，在水裡待久了對身體不好，還是別去了吧！

老爺子說：身體不鍛鍊才會害病，越鍛鍊越好。你看幾十個人在水庫裡面游，他們身體多強壯啊！

老師說：還是別去吧！老爺子笑笑，也沒把老師的勸告當一回事，去游了一週後，來找老師，老師幫他摸一下脈，又說：你身體體質還不錯，就是腰腎弱一些，建議別去游泳了。

老爺子也沒當回事。又過了一個月，卻苦悶著臉，捂著腰來找老師。原來他因爲腰椎間盤突出已經住了十天的醫院，出院時，腰部還很沉重痠痛，整個背部都很緊，他來找老師看有沒有辦法。

老師看了後說，西醫說的腰椎間盤突出那是有形的，醫院可以幫你解除，但你周身還不舒服，是因爲受了無形的寒氣，背部膀胱經督脈的氣血都瘀滯了。有形的東西，西醫可以治，對這無形的寒濕之氣，卻沒辦法。

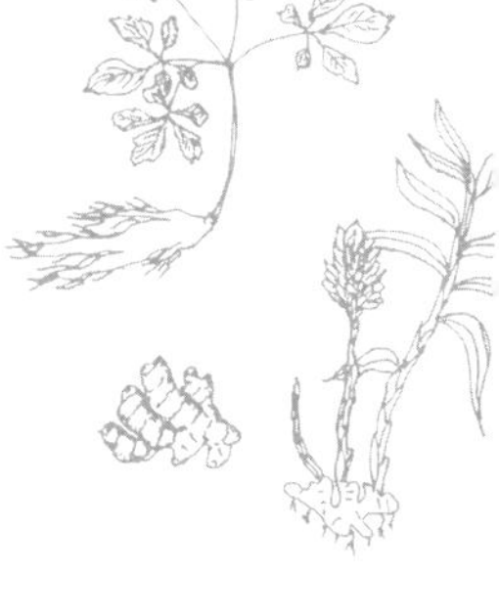

結果，老師也沒給老爺子用藥，而是當天就給老爺子排艾灸，把五六根艾條用大夾子，夾成像竹排一樣，同時點燃，叫老爺子把衣服脫了，然後對著背就幫他烤，烤到背部都出水了。隔得很近，老爺子都還不知道痛，反而覺得很舒服。

一排艾條烤完後，老爺子露出笑臉說：整個肩背、腰部都鬆了不痛了。

老師叫老爺子再過來烤兩次就好了，又勸老爺子別去游泳了。

老爺子說：不用你說了，我都沒打算再去游泳了。

後來老爺子腰痛也沒有再發過，游泳也沒有去了。

老師這裡用艾火烤背，是排艾灸，專對治寒濕腰痛。

老師說：像這種寒濕極重的腰痛，你用一兩根艾條，力量遠遠不夠，必須用排艾——加強版艾灸法，這對腰痛效果非常好，比附子來得還快。如果我們再用蘄艾的話，那效果就更徹底了。

蘄艾，灸之則透三陰，而逐一切寒濕，轉肅殺之氣為融合。

陽氣不夠，不宜游泳

學生問：既然不可以冬泳，那夏泳可不可以？

老師說：水都是剋火的，不管是涼水還是熱水，都能夠滅火；所以不論冬泳、夏泳，對於身體心臟陽氣不夠的人來說，都不適合。年輕體壯的人，偶爾去去可以，但中老年人，心臟功能沒那麼強了，就不能去了。輕的得風濕，重的得風濕性心臟病。想要鍛鍊強身，卻練出一身病來，這不值啊！

學生又問：爲什麼那些軍人，風裡來雨裡去，把身體練得很強壯？

老師說：在我這裡看病的一些軍人，他們很多都有風濕，而且風濕還不輕。軍人們長期鍛鍊，抗寒能力看起來強了一些，但誰能保證身體一直強呢？總有弱的時候。

比如說今晚熬夜了，上網過度，或者同房、遺精，然後第二天你又不當一回事去鍛鍊，結果風雨寒濕，通通都乘虛而入。正氣一傷，這些邪氣都隱伏在那裡，平時看起來抵抗力很好，一病起來卻不得了。所以最好還是莫堅持冬泳。

風雨寒濕，該避就避

老師說：以前叫你們去觀察螞蟻，觀察大雁，你們去看了沒有？

學生們說：有啊！

老師說：有沒有看出一些門道來，爲何下雨的時候，螞蟻就要搬家，而不是把巢築高呢？因爲自然規律，風雨寒暑，該避就避。我們相對於整個宇宙來說，不過也如螞蟻一般而已。

所以中醫養生不主張對抗自然鍛鍊，而主張順其自然養生。冬天該封藏的時候就封藏，河水都結冰了，魚都躲起來了，你還把冰打開來，跳進去游泳。《黃帝內經》說**逆其根，則伐其本，壞其眞矣**，又說**故陰陽四時者，萬物之終始也，死生之本也，逆之則災害生，從之則苛疾不起，是謂得道**，又說**惟聖人從之，故身無奇病，萬物不失，生氣不竭**。

學生問：從之就是順其性？

老師笑著說：沒錯，是順大自然之性，就像候鳥一樣，冬天就要飛到南方去。而不是留在北方，展開翅膀，呼哧呼哧地鍛鍊抗寒。牠如果不飛到南方去，就會被凍死。人也一樣，不知道保暖，特別是冬天，被凍壞了都不知道。一得病發現是大病，卻也查不出原因。所以你們要多去觀察大自然，這些花花草草、蟲蟲鳥鳥，它們都知道順自然規律而生。

堅持去冬泳，腰部病得凶。
艾條排排烤，才算止住痛。
醫囑便聽從，從此不冬泳。
膀胱經脈通，周身少病痛。
觀天看大雁，觀地看蟻蟲。
都知避風雨，皆曉過暖冬。
人是萬物靈，更要會變通。
順性養生法，病痛不加重。

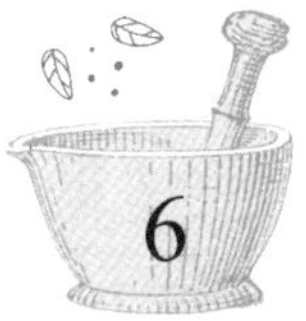

6 忙忙碌碌，操勞過度？

心要恆靜，身要常勞

有個偏頭痛的病人，當他還是一個小職工時，沒有頭痛過，直到做到部門經理，管銷售以後，就開始有偏頭痛了。什麼止痛片、正天丸都吃過，中藥、西藥都只能管一陣子。

老師摸他脈說：你還有胃病，腸道也不好，不是光頭痛那麼簡單。

他說：是啊！我經常吃胃藥。

老師說：你這胃病不是靠吃藥能好的。

他說：我也知道，整天忙忙碌碌，操勞過度了。公司的事多，我的病是忙出來的。

老師說：你只說對了一半，**人到中年萬事忙**，爲何有人處理得好沒病，而有人卻忙得頭暈腦轉，忙壞了身子？

他回答說：每人面對的壓力不同吧！以前我壓力小，處理得好，現在壓力大，每天處理的事情多，自己都忙不過來，亂糟糟的。

老師說：靜在內心，不在外面環境。你看我每天從早忙到晚，一個早上看四五十個病人，比你更忙吧！

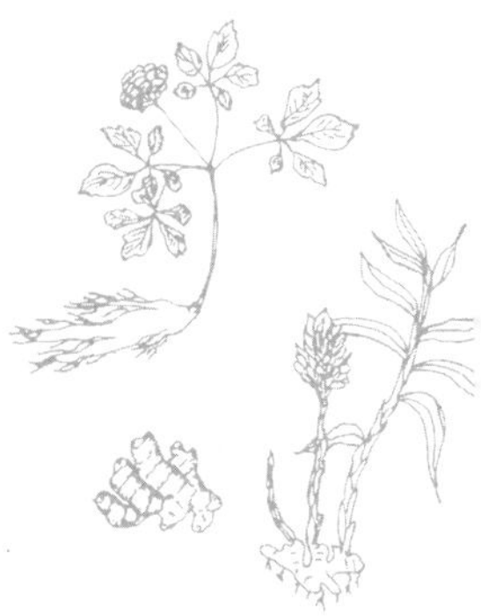

他點頭默認。

老師說：但我們鬆緊有度，下午會去適當爬爬山、種種地，勞勞筋骨、出出汗。你這脈象左關部弦緊，右關部鬱，偏緩。弦緊是你心中的事多，靜不下來，鬱緩是你身體沒有得到很好的體力鍛鍊。與其說你是操勞過度，倒不如說你並沒有充分地勞其筋骨。人要保持健康要求心要靜，而身要動。這樣即便是忙忙碌碌，身體也會很好。現在的人反過來了，身體沒得到充分的體能鍛鍊，心卻跟著時代潮流轉，妄念一個接一個，這就是病態。

他聽後，感觸很大，說來看中醫，不單是來吃藥，還教人修行練身。

老師給他開半夏瀉心湯加柴胡、白芍、川芎。才服三劑藥，頭痛胃脹都好了。

老師說：我們並不按頭痛的思路來治，而是調他的脾胃。半夏瀉心湯能調右關濡緩鬱，柴胡、白芍調左關弦細，川芎乃頭痛不離之藥也。這樣病人左關得到柔緩，肝氣能疏泄條達，右關寒熱調和，其鬱自散。

只知有勞，不知有逸

《景岳全書》上說**惟安閒柔脆之輩，而苦竭心力，斯爲害矣**。這是說那些身體上過於安逸的人，但又在心理上過於操勞，這是養生最大的弊害啊！現在很多人只知道有勞，而不知道有逸，他們只知道操勞傷身子，卻不知道安逸對身體也是巨大的損傷。

老師常打比喻說：一輛汽車買來，放在一旁不開，十年八年，它也變成廢鐵一堆。人們都知道去養車、洗車，對身外之物如此看重，爲什麼不知道保養身體，到大自然裡去呼吸新鮮空氣呢？

那些養寵物的人都知道，養小白鼠時，要放一個車輪在裡面，小白鼠會去踩輪子，這樣就不會因爲過度安逸，而把身體吃壞。如果把輪子撤掉，這些小白鼠會越吃越肥壅，還會精神焦躁，互相咬齧相殘，身體因得不到充分的鍛鍊，飲食不化，最終會因爲安逸，而把身子搞垮。

王心蕩，王祿盡

《黃帝內經》說**心者，君主之官，心動，則五臟六腑皆搖**。可見外界外象皆可動搖，唯獨此心不可輕易動搖。**太陽不動搖，八大行星才能各行其道；地球不動搖，世界萬物才能和諧生長；人心不動搖，身體才能百節通調，社會才能和諧發展**。

《左傳》上有個例子，話說一個諸侯王，他對夫人說：我最近心亂如麻，安定不下來，他的夫人很了不起地說了一句富有預見性的智慧之言：

王心蕩，王祿盡矣！

這是說：大王，如果你心中都動盪不安的話，那麼你所擁有的一切福祿壽，也都會消失。果然沒過多久，這諸侯王就去世了。

老住持的養生秘訣

老師說：你們別以爲保持身體健康，跟學習中醫，還有待人處事是完全不相干的事，其實它們都是一回事。你要是能把這裡面的東西弄通了，身體也好了，心性也平和了，學習也上去了。

學生問：怎麼能夠把調身體跟學中醫統一在一起呢？

老師說：你們可以多去讀古代的禪案，那裡面就有方法。

有個寺廟裡的老住持，每天上上下下，要打理全寺廟的事，老住持吃得不多，卻精神矍鑠。

學僧們都問老住持，有何修養之法？

老住持說：**終日俗物纏身，終日逍遙法外**。

學僧們豁然開朗，這修學就是這樣，**心安如大地，身動若流水**，每天要出坡跑堂，都是在做很多俗事，但每天的心卻安在道上，即便是在萬般俗事當中，也能保持心頭的清涼，這就是勞身靜心的養生修學之道。如果說忙忙碌碌會操勞過度傷了身子，那是因爲他還沒掌握勞身逸心的方法。

忙忙碌碌淩亂，操勞過度不斷。
若知勞身逸心，才能活得安然。
最怕心中動亂，身體安逸偷懶。
如是百無一利，終將身心摧殘。
但見寵物老鼠，能把車輪常轉。
再去參參禪案，住持事忙心安。

仰觀茫茫宇宙，太陽何曾亂竄。
八大行星飛轉，各行其道不亂。
俯察我們地球，地心不能動亂。
萬物生長無患，欣欣向榮好看。
人體亦如這般，心靜身動常安。
成就事業簡單，養生保健不難。

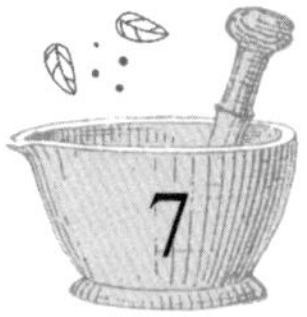

7

精力充沛，不知勞累？

養生更需要護短

有個退伍軍人過來看病。他並沒穿軍裝。

老師把完脈後說：你有風濕，以前是不是當過兵？

他很吃驚地回答說：一直都在部隊裡，幾十年都很少生病，這兩年退伍後，經常腰痠背痛。

老師說：腰痠爲腎虛之漸也，你要少勞累，多休息。

他說：我精力充沛，都不知道勞累，跑步十公里也不當一回事。

老師說：那你平時游泳嗎？

他說：夏天經常游泳。

旁邊陪他來的同伴說：游完泳後，還要灌兩瓶冰啤酒。

老師說：這就是病根，你精力充沛，不知勞累，不是好事。過度的運動，還不如不運動。當兵的人很多意志堅強，能扛著，其實身體已經跟不上了。所謂的鋼鐵的意志鋼鐵兵，要發揮身體的長處，這是好事，但你也要看到身體的弱點。

在部隊裡，你是發揮特長，勇猛能幹。但在平常生活中，卻要知道照顧自己的短處，養生更需要

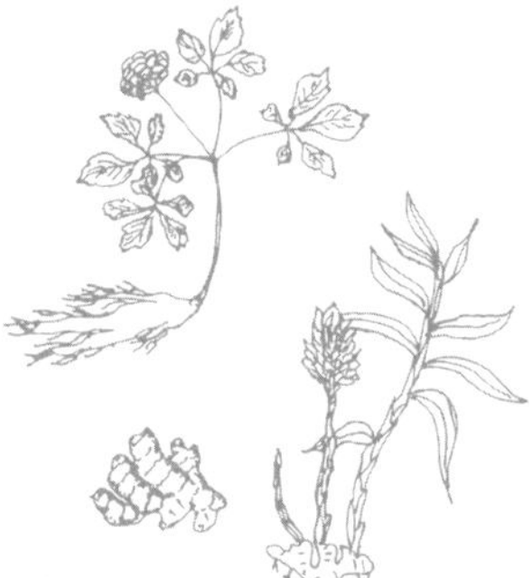

護短。再充沛的精血，也經不住不知疲倦的消耗。再強壯的身體，也抵不住冰啤酒的長期摧殘。這腰痠痛就是身體虧虛的信號了，以後要注意調整生活習慣。年輕時能做的事，年老未必適合。

人要懂得休息放鬆

還有一個老阿婆，自從得聞佛法後，常常法喜充滿，天天都對著電腦看大德法師的講經說法，一天要看八到十個小時，眞是精進勇猛，不知疲倦。

可半年下來，眼也花，膝蓋骨也不靈活，來找老師，老師只給她開了幾劑養筋湯就恢復過來。她還向老師介紹佛法的好處，述說聽經聞法的殊勝光榮。

老師跟她說：你年紀大了，不能這樣，弄壞了身體，佛也不願意啊！

老奶奶說：沒事，我精力充沛，不知勞累。

老師說：你記憶力減退，應該適可而止。

老奶奶說：因爲老了，記憶力不行，才要反覆地看。

老師說：佛講四大皆空，學佛不應學出負擔來，而應通過學佛減壓減負。這人啊，腦中有無數的資訊，你天天把外面的東西，往裡面裝，即使是善知識，也會成爲包袱，就像電腦的硬碟記憶體，你安裝越多東西，拷貝越多資料進去，主機就運行得越慢，最後當機了。人就那一個大腦，你把裡面塞得滿滿的，海量的資訊啊。即便都是有用的，也會將身體搞壞。

老奶奶聽了，才略有所悟。

老師說：學佛就是拿自己的身體當道場，身安而後道隆，你不知勞累，這精神很好，很精進，但由於過度勞傷身子，反而不是在進步啊。就像開車一樣，爲什麼開長途車的，總要停下來歇歇呢？一個給車緩一口氣，一個也讓人緩一口氣。不然的話，車子搞壞一次，人搞傷一次，你再去修車修人，反而影響了整個大局。這人吶，不管是幹什麼，學什麼，第一關鍵就是要懂得休息。不懂得休息放鬆，他就不懂得工作成長。不知道勞累，純靠意志在扛著，最終卻會累壞身子。

生病起於過用

又有一個武館的小夥子過來，他是膝關節練傷了，腰也弄傷了。

老師問他：你站樁蹲馬步，一次要多久？

小夥子說：一個小時啊，早上天還沒亮就要開始練。

老師給他開了膝三藥、腰四藥，這小夥子腰膝關節勞損就逐漸好轉，他又帶來武館的其他練武練傷的人來任之堂。

老師跟他們說：你們練武是爲了什麼呢？

他們說：爲了身體健康強壯啊。

老師說：爲了身體健康，就不應該蠻幹，得循序漸進，慢慢來，有不少練武的人，反而得了肝癌、心臟病，他們的內傷比一般人還要重，這是練過度的表現。

什麼東西都講究一個度，**過猶不及**。馬步不要蹲太低，練的時間和強度要因人而異，你們都按那個標準搞，都把身體搞壞了。我見很多老年人學太極沒學好，反而把關節練傷了。這拳術本來就是用來健身的，年輕人自逞精力充沛，不知勞累，也不懂得什麼叫做五勞七傷，所以有些人還在健身房裡面猝死。

現在過勞死都已經成爲時代熱門話題了。人們都知道要防腫瘤癌症，談之色變，卻不知道去防疲勞過度。畢竟得腫瘤癌症的人，相對要少很多，而長期疲勞過度的人，滿社會都是。何況腫瘤癌症，也是多年積勞所致，病人都在怕這個疾病的結果，他們卻沒有去重視這個起病的原因。

《黃帝內經》上說**春秋冬夏，四時陰陽，生病起於過用，此爲常也**。人如果不過用，身心是很難生病的。即使偶有不舒服，也很容易治好。如果是長期過用了，這種病，就不是一時半刻能夠調得過來的。

身強體壯數軍人，不知疲勞鋼鐵身。
游泳完後灌啤酒，風濕從此暗中生。
阿婆學佛心真誠，日看碟片如弦繃。
眼花腿麻筋骨疼，才知勞累久傷身。
小夥練武為強身，標準站樁要較真。

不知循序漸進法，即便太極也傷人。
發揮優勢事業成，固護弱點叫養生。
身安道業才隆盛，豈可過度費精神。

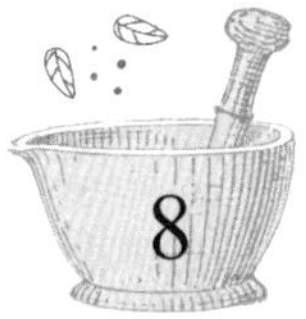

8 身體瘦弱，不幹體活？

人身如房

病人：大夫，我這麼瘦能不能幫我增肥？

老師：瘦人要增肥，先要胃口好。

病人：我胃口不錯，就是怎麼吃都不長肉。

老師：身體要強壯，一個就是要多鍛鍊，另外一個要少勞損，這叫開源節流，你一整天都做了些什麼？

病人：我的工作就是在電腦前處理資料。

老師：你少陰脈亢盛，每天都勞神費氣，過用心腦了，你這個瘦，要多幹體力活，少想事，心寬自然體胖。

病人：幹體力活能長壯？

老師：爲什麼不能？脾主四肢，通過鍛鍊四肢可以增強脾臟功能，脾又主肌肉，脾功能增強了，身體就容易長肉，這是相互的。

病人：我怕幹體力活太重，傷了身子，我只要一運動就上氣不接下氣，出汗很多，所以我都不敢

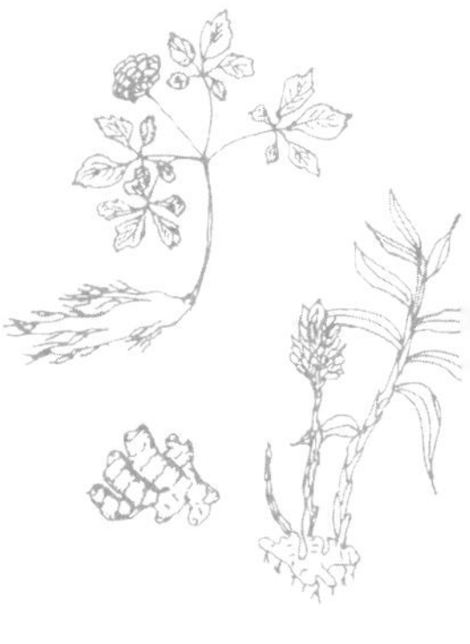

去運動。

老師：適當地出汗對身體有利無害，中風的病人如果不愛運動，身體會癱瘓得更快。

病人：大夫，那我現在身體怎麼樣？

老師：你的身體就像十年八年的老房子一樣，布滿塵垢，氣色都不通透，你需要把窗戶汗孔打開，讓陳腐之氣排出體外，這些惡氣不去，生機就不來，不然再過幾年，你就會得大病的。**你想一想，如果買一輛 BMW，放在車庫十年八年不開，它就會變成一堆廢鐵**。

病人：但是體力活太累了，我從小就很少做。

老師：就是因爲你少做才覺得累，少做身體才長不壯。體力活對於懶惰的人來說有千般藉口不去做。

對於勤奮、熱愛身體的人來說，他只有一個理由，就是只要對身體好，我就去做。你要是下定決心了，趁現在還年輕，做個幾年體力活，身體早不是現在這個樣子了。

人這身體，你一年不動兩年不動，那些經絡血脈就像久不疏通的河道一樣，淤泥越來越多，流量越來越小，河道越來越窄，經脈裡的氣血越來越少，人的精氣神就越來越不好。本來你今年能夠扛個五十斤的，明年就變成只能扛四十斤，後年就變成三十斤了。

所以我說不愛運動就是慢性自殺，健康的人都愛運動，而且努力去運動，生病的人都在逃避運動，而且有千般藉口不運動，這樣就進入惡性循環了，身體越不動，疾病越重，疾病越重，越不想活動，如此在這個怪圈裡出不來，人就是自己把自己的身體弄壞的。

掃地與擦桌，皆可去病魔

病人：那我做什麼體力活好呢？我的工作都沒有體力活。

老師：你只要用心去找，都會有，掃地、擦桌子是體力活，買菜、做飯也是體力活，散步、爬樓梯也是，這鍛鍊運動跟生活是統一的，不要把它們分開來，不要認為做家務就不是在鍛鍊。

說完病人點點頭，老師再幫病人摸脈，說：這個脈很典型，寸關尺左右六部脈皆鬱。

寸脈鬱，頭頸不利，久對電腦的人都是僵的。

關脈鬱，整個上肢、胸脅部缺乏舒張，肝鬱脾滯，鬱悶愛嘆息。每天坐在電腦旁幾個小時，出去外面必坐車，這筋骨都沒拉開來，所以走起路來腳很沉重。

老師叫我們參悟鬱脈是怎麼形成的，如果知道怎麼形成的，就知道怎麼去治了，百病皆不出此法。《呂氏春秋》曰**流水不腐，戶樞不蠹，動也。形氣亦然，形不動則精不流，精不流則氣鬱**。

這是說水流動了就不腐臭，門經常開闔，就不容易被蟲蛀，這是運動的好處，身體形氣也一樣，常運動就能使氣血上下流通，獲得健康，不常運動人體的精微物質就會鬱滯不通，最後生病。

所以老師說現在為什麼那麼多人愛生病，亞健康，這不愛運動就是很重要的原因。不愛運動也是鬱脈形成的根本原因，我們用藥就是讓它上下氣機對流起來，解除鬱滯，**不患鬱之不解，而患鬱之復來**。**不患病之不去，而患運動鍛鍊的習慣沒有養成**。

用藥來解鬱並不難，難的是幫病人解開後，他又不愛活動鍛鍊，老待在電腦電視旁空想，不久又重新形成鬱脈。

所以華佗在創五禽戲時說道**人體欲得勞動，但不當使極耳。動搖則穀氣得消，血脈流通，病不得生**。可見運動幹活才是消除鬱脈的長久之法。

古人云：體有不適，起一禽之戲，怡然汗出，病氣若失。導引運動之法，得微汗出，就等於中藥解表。所謂諸症當先解表，善治者治皮毛，既然得病了，沒有人規定治病非得用藥物，藥可解表，運動也可解表，天天微汗，不就等於天天解除表邪嗎？何病之有？

別為身體瘦，逃避體力活。
正因不去做，體質才更弱。
別為用腦多，不幹體力活。
這都是藉口，無心去琢磨。
掃地與擦桌，皆可去病魔。
身體本不錯，只因太懶惰。

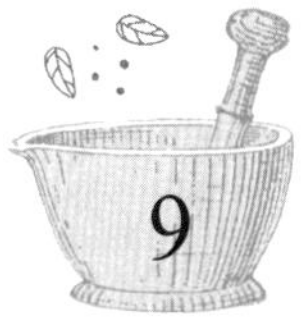

晚上熬夜，白天補睡？

熬夜賺錢，虧本買賣

十堰當地有個開麻將館的婦女，四十來歲，臉上長了很多斑，皺紋也比較多，頭髮也經常掉落。

她來問老師說：有沒有治掉髮的藥？

老師說：頭髮長出來要靠睡覺，藥不能代替睡覺。

她說：我晚上熬了夜，但我白天都補睡回來了，每天都有九個小時的睡眠，不缺少啊！

老師說：沒有這麼簡單的，顛倒黑白，就是顛倒陰陽，顛倒陰陽，陰陽就會不調和，不調和就會生病。白天本來該醒著的，你卻去睡覺，晚上本來該睡覺的，你卻醒著不睡，這樣折騰不了多久，你月經就全亂了。

她說：我現在都沒月經了。

老師說：才四十多一點，卵巢就早衰，這都是熬夜熬出來的，你裡面都虧空了，外面頭髮能不掉嗎？聽我的話，不要開麻將館了，把麻將館賣掉，把健康找回來。你現在賺再多錢，也是在虧本。

她聽了老師的話，晚上試著早點睡，把麻將館交給別人看，這樣身體才慢慢恢復過來。

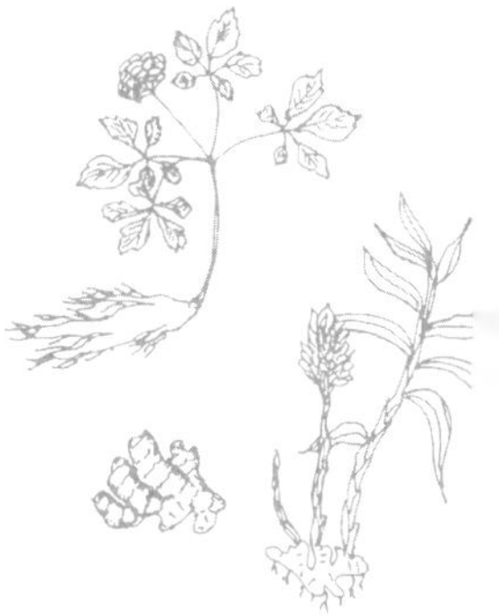

一日不睡，十日不醒

我們問老師，為何現在任之堂的生髮丸那麼多人要，很多人都有不同程度的掉髮？

老師說：這是時代造就的，熬夜是掉髮的一大原因。到了十一點多還不睡，就會大耗肝血，肝藏血，髮為血之餘，晚上睡好覺，才是最好的生髮丸，沒睡好覺吃再多的生髮丸都白搭。很多女性，你們看她臉上長很多皺紋跟斑，平時掉髮也很嚴重，一問她，不是因為平時焦慮過度，就是因為熬夜太多。

一些婦女生完小孩過後，不同程度都得了失眠。有一位女性患者，產後乳少，不論怎麼用催乳的辦法，乳汁仍然不足。

老師給她把完脈後說：你這個很簡單，就是心靜不下來，沒睡好覺。

她說：我白天把覺補回來了，晚上孩子鬧沒法睡。

老師說：白天不能補晚上的覺，民間叫「**一日不睡，十日不醒**」，你只要一天沒睡好，接下來好多天精神都不足。沒那精氣神，怎麼會有乳汁呢？

然後老師給她開了酸棗仁、夜交藤之類安神靜氣的藥，讓她好好睡幾個覺，果然乳汁就多了起來。

可見在通乳方裡面，加上助睡眠的藥，就能加強通乳的效果，因為乳汁它得有來源，沒有來源它怎麼通都出不來，晚上睡覺就是最大的來源，因為白天屬陽，晚上屬陰。《黃帝內經》說**人臥則血歸於肝，精藏於腎。凡精血這些陰性物質都需要在晚上造出來。**

我們沒有看到有哪個常熬夜的人，臉色還能保持紅潤的，不是萎黃就是蒼白，怎麼打扮化妝都掩蓋不了。所以說，想透過白天補睡覺來挽回晚上熬夜的損失，這也是不可能的。傷了就是傷了。

晚上熬夜，如魚缺水

又有一個年輕小夥子，很瘦，想要增肥，臉上都沒什麼血色，他的工作就是晚上在工廠裡看場地。他人總是煩躁得很，手心掌心也發燙，按他的話說，就是他得了焦躁綜合症，整天神經都興奮得很，繃得緊緊的，所以人長不胖，都暗耗掉了。

老師說：你趕緊換個工作，顛倒晝夜，就要付出健康的代價。你一個月才多少工資，叫你把身體賣給老闆，一千萬你都不肯幹，爲什麼卻要爲了賺那點錢，而長期損傷自己的身體呢？這樣不是變相地把自己的健康賣給老闆嗎？

小夥子問：爲什麼我老覺得很煩很躁？

老師說：你晚上覺都沒睡好，陰分傷得厲害，陽氣得不到濡養，它就會焦躁。你心中有一團火氣，《黃帝內經》叫**冬不藏精，春必病溫**，人體的秋冬天就是晚上，春夏天就是白天。晚上熬夜耗傷氣血，不能很好地收藏，那麼白天人體就會很溫熱、很煩熱，就像沒水的池塘中的魚一樣，水越少，魚越煩躁焦慮得亂跳。

我們聽了後，就明白爲什麼會陰虛火旺，熬夜的人心特別煩熱，特別躁，原來道理都在這裡。本來氣血晚上要藏的卻藏不了，所以白天才顯得心浮氣躁。就像一個人沒有本錢沒有技術，卻去闖蕩江湖一樣，心中自然急躁得很。當他資本充足時，他自然信心把握十足，不會煩躁焦慮。

按時睡眠，養生良藥

中醫治病，很多時候是幫病人真正找出病根子，比單純用藥更重要，用藥是挽回損失，找出病根，把熬夜的習慣調過來，卻是根除疾病。

《黃帝內經》說**陰陽四時者，萬物之終始也，死生之本也，逆之則災害生，從之則苛疾不起，是謂得道……，從陰陽則生，逆之則死，從之則治，逆之則亂**。

我們如果以白天黑夜來分陰陽的話，顛倒晝夜，就是逆陰陽，逆陰陽，周身氣機沒有不混亂的。按時作息，就是順陰陽，順陰陽，身體就很好調治了。逆陰陽的病人，煩惱災害源源不斷，順陰陽的病人，疾病都很少。

所以古人非常重視起居有常，睡眠勞作必須有規律，而且要符合天地的道。白天勞作，夜晚休息。可見按時睡眠，其實更是一味良藥。善養生者，沒有不把睡眠當做頭等大事來重視的。故曰：**善攝生者，臥起有四時之早晚，興居有至和之常制**。

晚上不睡覺，白天補睡眠。
這般陰陽顛，種種疾病顯。

髮脫在額前，長斑在顏面。
卵巢早衰了，皺紋爬上臉。
生完孩子後，夜晚少睡眠。
乳汁日日減，化生沒來源。
只有把神安，好好睡眠先。
乳汁能生化，自然如湧泉。
上夜班青年，煩熱每一天。
晚上精不藏，白天陽不斂。
如同少水魚，焦躁總不減。
要想它安靜，除非池水全。
補水不靠藥，補水靠睡眠。
睡好精神足，最是美容顏。

10 晚上微醉，正好入睡？

有個女性患者才五十歲，就中風了，腳不靈活，手還發抖。

老師叫她伸出舌頭，舌頭都會顫抖，便說：看，這就是風象。風性主動，在人體屬肝，能夠搖動肢節。

冷酒常飲，中風手抖

喝了幾次的湯藥，手抖是好些了，病人就想知道，怎麼還不算太老就中風了？

老師問她，平時是不是老愛生氣，有沒有飲酒的習慣？

病人說：倒沒有經常生氣，但晚上喜歡喝幾杯小酒。

老師問她，爲什麼要喝小酒呢？

她說：晚上半醉，剛好入睡。

我們問她，那酒有沒有燙熱來喝？

她搖頭說：哪有那個閒心。

老師說：以後要把酒戒了，喝冷酒最容易生痰濕，你早上起來，覺得痰老吐得不乾淨，這些痰堵在經絡裡手就抖，堵在腦裡就腦梗塞。

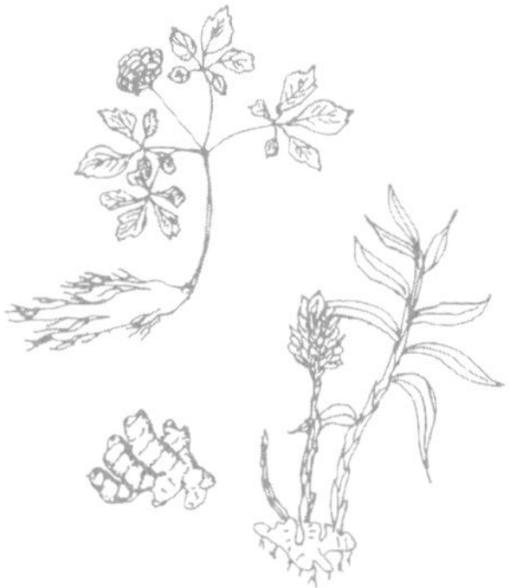

以前誰勸她少喝酒都勸不了，這回經過中風後，也算是在生死關頭走了一遭，沒有怎麼特別勸她，她自動就不再飲酒了。

老師說：如果世人都有這覺悟，那可以免多少災病，可他們總是在得了大病後，才反思過失，痛加悔改。眞是與其病後才服藥，不如病前先預防。

爲何飲冷酒會生痰濕，還會動風呢？這是因爲飲酒，特別是晚上飲酒，身體陽氣本來就收藏，不足以把酒性煉化，酒氣凝結在臟腑裡面，壅堵經絡更厲害。

《紅樓夢》裡的酒文化

在《紅樓夢》裡頭，有很多關於傳統飲食文化的描述，其中就有酒文化，而曹雪芹也對飲酒有深入的研究。曹雪芹生性愛飲酒，喝酒時，他講究要先把酒燙一下，也不暴飲。他是反對直接喝冷酒的。《紅樓夢》裡頭有個情節，賈寶玉只愛喝冷酒，旁人就勸說道，這可使不得，吃了冷酒，寫字手打顫兒。

這可是經驗之談，經常有病人來任之堂，掛號寫名字時，寫到手都在打顫。我們一問，很多人都有飲冷酒的習慣。

這凡是手打顫的，就不能喝酒，更何況是冷酒呢？這打顫就是動風的先兆。酒燙熱了，還會好一點。

我們看，冷的爲何更容易動風？大自然秋冬天涼冷，萬物都會收縮打顫。我們迎立在寒風中，也會不自覺地打寒顫。

曹雪芹借寶釵的口補充道：寶兄弟，虧你每日雜學旁收的，難道就不知道酒性最熱，要熱吃下去，發散得最快。要冷吃下去，便凝結在內，拿五臟去暖它，豈不受害，從此還不改了呢，快別吃那冷的了。

《紅樓夢》裡，寶玉認爲言之有理，便馬上放下冷酒，叫人燙了再來飲。原來這酒性它是熱的，但酒體卻是濕冷的黏滯的。如果冷飲就要消耗五臟陽氣去溫暖它，常此冷飲的人，五臟陽氣就會衰少。

看很多飲酒的人，到後來都是一副疲倦、懶散、少氣的形象，人們稱之爲酒鬼，這是他們身體臟腑已經運化不了酒的緣故。

自飲長生酒，逍遙誰得知

老師說：現在人都不講究了，不單暴飲而且還要把酒冰鎮著來喝，這是在戕伐著自己的陽氣，還有什麼能比這個傷身體更快的呢？

談到飲酒，這裡順便提一下，中醫裡頭飲酒的講究，第一就是量要少，量少活氣血，量大亂性情。

第二就是要燙熱了飲，冷酒傷陽氣，鬱滯經絡，生痰濕。燙熱了，可以減輕酒的弊端。

第三就是傳統道門飲酒的秘法，即千口一杯飲，此五字也是道門修煉的不傳之秘。古人會保養的，喝酒時，絕不是牛飲暴飲，而是一小口一小口地抿。

他們形容飲完一杯酒，要花一千口。不是說眞要飲到一千口，而是越多口，呑越多唾沫進去，酒性能夠煉化得更加透。這千口，已經不侷限在飲酒了，而是在飲舌下的唾液，古人叫玉泉甘露，長生酒。這可是生命的源頭啊！

呂洞賓《百字銘》上提到「**自飲長生酒，逍遙誰得知**」，就是這道理。

我們想一下，爲何燕窩那麼貴重，那是燕的唾沫積成。而人體自有最上等的「燕窩」，就是人口腔中的金津玉液。人如果能使津液常呑，時而咽之，對身體極有好處。分爲無數口把酒喝完，那喝進去的金津玉液比酒還多，這些金津玉液，借著酒之力，便是通行五臟六腑，灌溉經絡百骸。「**在心化血，在肝明目，在脾養神，在肺助氣，在腎生精**。」

所以說，會飲酒的人，他不是飲外面釀的酒，而是飲自己的長生酒，即便是喝水，一杯也分爲多口飲下，呑下跟水一樣多的唾沫，那你每天就等於在吃「燕窩」。這人身自有大藥，誰解其中妙啊！

> 晚上微微醉，正好能入睡。
> 涼酒不燙熱，動風方追悔。
> 五臟陽氣虧，雙手顫巍巍。

痰飲生脾胃，又能去怪誰。
道門服食法，酒不可貪味。
量小溫熱飲，千口吞唾水。

11 吃飯說話，又看電視？

食不言，食不視

現代人現在都習慣邊吃飯邊看電視，甚至在飯桌上高談闊論，他們以爲這是很平常的事，並且說很多問題都可以在飯桌上解決。

其實，健康的問題，很多也是在飯桌上產生的。當然也可以從飯桌上解決，就是要反其道而行，把吃飯說話看電視的迷思打破，養成食不言、食不視的習慣。

廣州有個開車的司機，他經常到外面出貨，每天要接很多電話，經常邊吃飯邊打電話，甚至一邊吃飯，一邊跟朋友聊天。

有一次他覺得脅肋有些脹痛，便到醫院檢查，醫生問他平時是不是容易反酸打嗝，胃部一吃多一點就脹。他點了點頭，醫院檢查的結果是膽汁逆流性胃炎，伴膽囊壁毛糙。

他不想吃西藥，想讓老師給他開中藥，他說他從小到大很少吃西藥，一吃西藥胃就不舒服，想先用中藥調調。我們就給他開溫膽湯原方，溫膽湯不僅是降膽的，它更能夠降胃腸，不管是膽汁逆流性胃炎，還是膽汁逆流性食道炎，不管是反酸打嗝還是胃脹，只要胃脈關部鬱滯，上逆不降，這溫膽湯下去都管用。

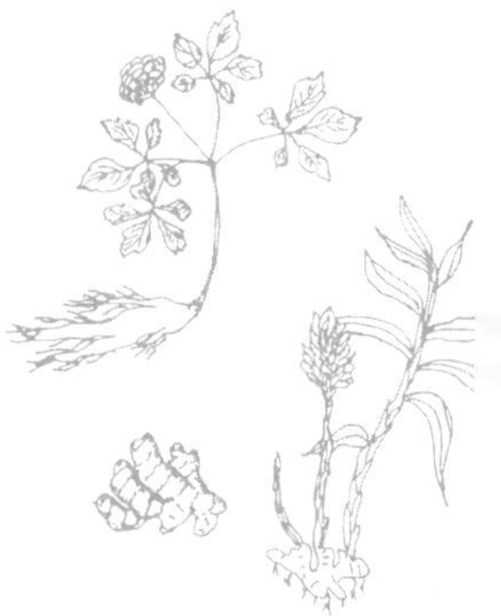

病人吃完三劑藥，脅肋不脹，也不反酸打嗝了，認爲這中藥太神奇了。

胃炎的三點建議

可一個月後，他又火大地來反映說老毛病又犯了，該怎麼辦？

農村有句俗話叫做「翻病沒翻藥」，意思是你老毛病再犯後，用同樣的藥，效果就沒那麼好。這時我們就跟他說：一次兩次犯病用藥可以調，但是平時老愛犯的慢性疾病，大都跟平時的生活習性分不開。

你要記住幾點，你身體就會好得徹底些，他問是哪幾點呢？

我們跟他說：一個是食不言，第二個是食不視，第三個是食不過飽，好吃不多吃。

他猶豫了一下說：這三個都是我最不容易做到的。

我們跟他說：你的膽汁逆流性胃炎，就是生活細節沒有注意好犯的。你這些最不容易做到的，你把它改過來後，身體就容易恢復得快。一個身處病苦之中的人，只要逆改劣習，就是在瓦解病因。

他聽完後，採納了我們的建議，吃飯的時候少說話，晚上吃飯時也不開電視、不開電腦，儘量吃到七分飽。

一個星期後，他又打電話來說：這幾招眞靈，我沒吃藥，也沒有再犯過病，我要把這方法告訴其他朋友。現在我家裡都養成這習慣了，以前吃飯時間一定是邊吃飯邊看新聞的，而且還要全家人在那裡討論一天的事，現在都通通放在吃飯後再講。這樣我們都覺得胃很舒服。

這又是一個沒有通過服藥卻利用調整飲食習慣而讓身體健康的案例。其實這種良好的飲食習慣，並不是我們創造的，早在中國古代，就認爲吃飯時說話是不健康的，所以孔子主張「食不言，寢不語」。

吃飯說話、看電視與上越脈

爲什麼食不言對身體健康有那麼多的好處呢？原來你吃飯時安心吃飯，沒有說話，這時食物就會因爲你的專心致志，細嚼慢嚥，順暢地降到胃腸去，徹底消化吸收。

但是如果你吃飯時，一邊往嘴裡塞東西，一邊說話、看電視，胃腸消化道原本需要保持充血狀態，要調動大量的氣血，去分解消化吸收食物，但你一說話，一看電視，就通過嘴巴跟眼睛來同胃腸道搶氣血，這樣使得本來該流向胃腸道的氣血，更多地流向了眼睛，流向了腦袋，流向了嘴巴。氣血就形成一個上越上調的勢，在人體脈象上就表現爲上越脈。

上越脈的意義就是胃腸消化道降不下來，久而久之，食物擱在胃裡，不能很好地通降，胃就開始不和了。因爲胃以降爲和，你不讓它順降下來，它就不舒服。就開始脹痛、反酸、噯氣，進一步就變爲淺表性胃炎，糜爛性胃炎，甚至嚴重的會變成胃癌。

越忽視飲食上的迷思，越不去糾正，這疾病發展的趨勢就越難以扭轉。我們發現，那些能夠治好自己病的人，大都是可以在日常生活中改劣習，糾正各種養生迷思的。

吃飯愛說話，又愛看電視。
養成習慣了，以為沒啥事。
自從胃脹後，反酸不舒適。
三劑溫膽湯，隨手把病治。
不久病復發，問這是為何？
吃飯不安靜，總是看電視。
氣血該養胃，卻被調走了。
這樣消化差，怎會不復發？
從此食不言，增長了見識。
不藥把病治，推廣他人知。

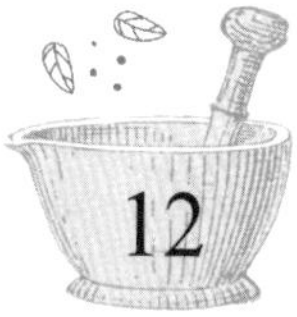

12 散步說話，睡前聊天？

散步說話也是個迷思

有一次浙江過來一批病人，他們一起跟老師去爬山。有幾個病人特愛說話，一路上邊爬邊談天論地。最後這幾個病人最累，其他說話少的病人越爬越精神，而這幾個總是不斷說話的病人，越爬越覺得腿腳沉重跟不上。

同樣的活動量，爲什麼會差別那麼大，而且都是年輕人，身體正是朝氣蓬勃的時候，難不成未老先衰了？他們紛紛不解地問老師。

老師跟他們說：運動散步爬山，不能多說話，你本身神就聚在腳下，要看好路，而說話又把氣血往大腦嘴巴、往上面調，這樣上下在爭奪氣血，散步爬山得不到放鬆鍛鍊，而且還因爲大量說話耗氣，容易感到疲倦。

他們把老師這句話聽進去了，以後爬山走路時，就少說話，結果人越走路越帶勁，這都是氣血集中於一處的好處。氣血分散了，兩頭虧耗都累，一在嘴巴大腦，一在下面腰腳。你把氣血集中到一處，純作用於腿上，這樣兩條腿越走越輕快。正應了古人詩中所說「閒庭信步，如白雲流水」。

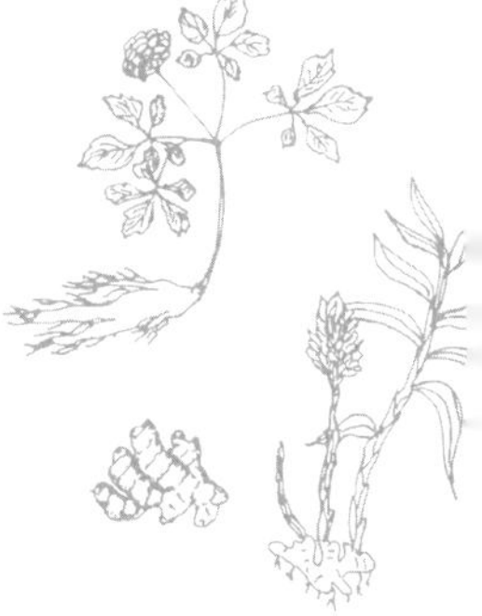

《遵生八箋》中的散步法

富康社區周圍很多老年人，晚上飯後都喜歡出來散步。原本散散步，飯後百步走，是一件好事。但我們發現，他們三五成群在一起散步時，主要的目的不是鍛鍊身體，而是邊走邊聊家常。這是很耗氣的行為，相信不僅在富康社區如此，全國各地很多地方都普遍存在這種現象。大家都認為散步是鍛鍊身體，卻不知道散步的時候，開口說話反而是在耗氣，傷了身體。

所以古代的《遵生八箋》上說：

凡行步時，不得與人語。欲語須住足，否則令人失氣。謂行步則動氣，復開口以發之，氣遂斷續而失調也。雖非甚要，寢食而外，不可言語，亦須添此一節。

散步者，散而不拘之謂，且行且立，且立且行，須得一種閒暇自如之態。盧綸詩「白雲流水如閒步」是也。《南華經》曰「水之性不雜而清，鬱閉而不流，亦不能清，此養神之道也，散步所以養神」。

可見散步也要專一，不能夾雜其他，夾雜就會擾亂人周身的一氣周流，導致身體機能失調。

《老老恆言》裡的寢不語

前面提到食不言、散步不言，其實還有一個最重要的就是寢不言，說白了就是睡覺時不要聊天。睡覺聊天也是一個養生迷思，它會影響到睡眠的品質，使神志難以收斂住，不能深度放鬆。所以對於各類失眠煩躁的病人，老師都有一個醫囑，就是平時少說話，睡覺前止語。

但是我們發現，這個習慣很多人從高中大學裡就養成了。大家晚上回到寢室裡，即便關上燈，躺在床上，不說個半小時話，也不輕易睡覺，甚至還美其名曰「臥談會」。

想起當年我們讀大學時，一到熄燈的時候，大家就說臥談會開始了，這裡面談的不是學醫的事兒，而是一天的見聞是非，跟大家以前的經歷，都是無足輕重的話題。

我們以爲只有男生宿舍才這樣搞，後來一問她們女生，她們的臥談會更厲害，有時一聊就聊到深夜。談笑風生，不累不睡啊！年輕人有資本，所以敢去拚耗。其實這種不良習慣一旦養成後，是很虧耗身體的。

這種小習慣，無疑是偷竊人體精血的大盜啊！很多人生病了，得慢性病，怎麼也反省不到這關節上，他們不知道古人立「食不言、寢不語」這種規矩的眞正意義。那可不是古人沒事找事，而是古人從一輩子的養生角度來看，是在保護人們的健康啊！

《老老恆言》裡頭有段話，就是專講睡前不可聊天的，我們看一下：

剪燭夜話，此少壯之常，老年若不檢束，愈談笑愈不倦，神氣浮動，便覺難以收攝。《鮑氏皇極經世注》曰：人之神，晝在心，夜在腎。蓋腎主納氣，談笑則氣不納，氣不納則神不藏，所以終夜無寐，談笑亦足致之。

可見，這個無形的生活習慣不注意的話，暗中要傷人多少氣血啊！

男女話多導致的疾病

現在為什麼很多人神定不住、心靜不下來？老師說，他們一到晚上都愛看電視、上網、打麻將、談天說地，晚上本來就屬於收藏靜養的時候，如果不斂心神，不斷耗散，睡眠是不可能達到高品質的。即使早睡也沒用。

有人說，女人話多，白帶偏多，男人話多，容易尿頻尿急，前列腺出問題，特別是晚上話多。這話多跟白帶異常、尿頻尿急有什麼聯繫呢？他們看起來好像風馬牛不相及。

其實我們只要用中醫的基礎理論去思考，心中便釋然了。中醫認為脾開竅於口，脾是中焦，主的是中氣，而說話動用的是口，話多傷中氣，它傷的便是脾。

脾中氣一傷，它會有什麼結果？對女性而言，不單白帶偏多異常，而且容易發生子宮、胃下垂，四肢乏力，肚子周圍腰圈容易長粗，水濕代謝不暢。這都是愛說話、睡前愛聊天的女人容易犯的病症，因為脾往上升舉的功能受傷後，水濕就會紛紛往下降，運化不過來，故而有這些病症。

至於老愛說話的男人，為何容易尿頻尿急、前列腺增生、長啤酒肚、走路困重呢？這也是同樣的道理，大量說話，耗傷了脾的中氣，中氣升舉不上來，濕邪都鬱在中下焦，造成各種中下焦病變。

有人問，這說話是人之常情，難道對健康有這麼大損害嗎？

其實，說話過多或說話的時間不當，雖然是一個小問題，但小迷思長久地去觸犯便是大問題，好比千里之堤毀於蟻穴一樣，你再怎麼穩固的河堤，最終卻因為一個小小的螞蟻巢穴而崩潰。就像滴水可以穿石一樣，小迷思屢犯不改，持續日久也會以磨損身體為代價。中國古代道家養生很看重這點，認爲「開口神氣散，意動火工寒」，他們不單吃飯睡覺散步要收口攝意，就算是平時也絕不多言，所以能活到高壽。

散步身體好，說話反不妙。
上將中氣耗，下將雙腿勞。
再怎麼鍛鍊，如何會有效。
睡前聊一聊，隨意地談笑。
以為無所謂，不知神動搖。
即便是早睡，氣血也不調。
迷思不在小，穴蟻忽視了。
不知毀長堤，終是小處招。
走路口不言，便是養生寶。
睡前不聊天，養神為最妙。
這樣一調整，身心皆順了。
問題自身找，健康無煩惱。

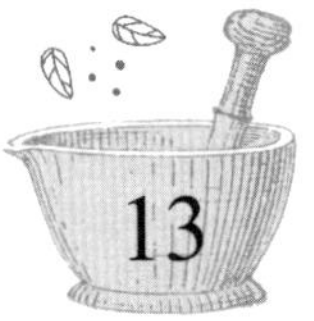

13 怒火吵嘴，對身無害？

夫妻雙雙得癌症

有對夫妻，從上海過來，結婚八年也沒有孩子，因爲結婚後一直吵了八年架，結果男的得了胃癌，女的得了乳腺癌跟子宮肌瘤。

我們幾乎不敢相信這麼年輕的人，三十多歲的一對夫妻，怎麼可能同時得癌症呢？但他們把檢查報告拿給我們看時，就由不得我們不信。

老師說：沒什麼好吃驚的，醫院裡長腫瘤躺著的年輕人越來越多了。

他們在動完手術後，還一直吵鬧不止，即便在任之堂看病，他們坐在一起一言不合，也鬥起嘴來，相互抱怨對方的不是，甚至揭露對方的短處。

老師拿《化性談》給他們看，他們看不進去也無動於衷。

最後老師還是把他們訓了一頓，說：你們如果連死都不怕就沒必要來找我看病，我也沒必要開方給你們。你作爲男人，一點度量都沒有，跟女人吵個沒完沒了，像什麼男人。你作爲他的妻子，溫良恭儉讓，就一個禮讓都做不到，還老挑丈夫的刺，究竟你是一家之主，還是他是一家之主？

這番話說得他們不敢吱聲，最後老師說：你們都改改脾氣吧，這樣可以少吃些藥，很明顯你們這

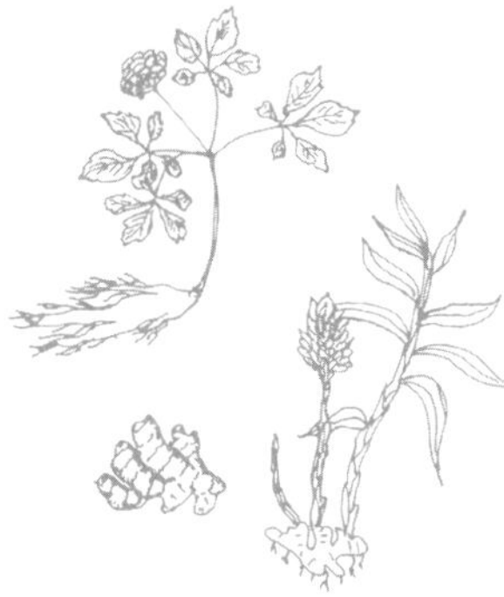

病不是別人傳染給你們的，是你們咎由自取，鬥氣鬥出來的。你們不可能今年切了乳房、胃，明年再切肝切膽，人生搞成這樣，又有什麼意思呢？

怒則氣上

確實，當代人嚴重低估了憤怒對人身體的傷害，總以爲生病了就是醫生的事，沒想到自己的性格才是罪魁禍首。

《黃帝內經》說**怒則氣上**，一怒，周身的氣血都逆流了，胃氣逆上，降不下來，剛開始就會表現爲噯氣、反酸、食不消化，久了就是胃潰瘍、萎縮性胃炎，甚至胃癌。肝氣、子宮氣逆，經血就不能很順暢地往下排，剛開始就是乳房脹痛、痛經、月經不調，久了乳腺癌、子宮肌瘤紛紛都來。

現代醫學研究也表明，一個人長期處於憤怒緊張的情緒中，各類癌症、心臟病的發生明顯要高出好多倍。宋朝的邵雍有句至理名言，說**百病起於情，情輕病亦輕**，這個情就是七情六欲的情，包括喜怒憂思悲恐驚，而七情中「怒」傷人最重最頻繁。

《戒怒歌》

現在還有很多人都認知不到這一點，以爲生生氣、吵吵嘴那是個性的伸張，對身體沒什麼損害，這是由於他們還沒有看到深層次的東西。

明代文學家胡文煥有個很出名的《戒怒歌》，寫得非常有氣勢，而且相當耐人尋味，不僅從中醫養生角度來看怒氣對身體的傷害，還指出這怒氣對人生、事業的影響，《戒怒歌》曰：

君不見，
大怒沖天貫牛鬥，擎拳嚼齒怒雙眸。
兵戈水火亦不畏，暗傷性命君知否？
又不見，
楚霸王，周公瑾，匹馬烏江空自刎。
只因一氣隕天年，空使英雄千載忿。
勸時人，須戒性，縱使鬧中還取靜。
假若一怒不忘軀，亦至血衰生百病。
耳欲聾，又傷眼，誰知怒氣傷肝膽？
血氣方剛宜慎之，莫使臨危悔時晚。

這首《戒怒歌》沒事時常誦幾遍，使人眼界頓開，戒怒於無形。**三千年讀史，不外功名利祿，八萬里河山，終歸詩酒田園**。

再想想楚霸王、周公瑾這些英雄人物都在怒火中吃了大虧，我們又有什麼好怒的呢？這嗔怒，表面上是爭了氣，實則是得了病，暗中還在耗損性命，想想世間有什麼東西能重於性命的呢？如果沒有，不妨付之一笑。

小小瑣事太認真，何談夫妻感情深。
一言不合怒火燒，不顧疾病日日增。
耳聾眼傷百病生，皆緣怒氣不減分。
誰人識得戒怒歌，不是仙神勝仙神。

14 人在江湖，身不由己？

一筆生意一場酒

有個工廠的經理，因為生意上的事，經常要應酬喝酒，有輕度脂肪肝，頭暈、腰痠、腰痛，六脈弦滑，肺脈亢盛。

第一次來任之堂時，身上還帶著一股酒氣，他說最想治療他的腰痛。

老師說：你這個病是應酬太多了，要把應酬減少下來。拿命去換錢，不值啊！

老師一句話好像說到了他心坎上去，他苦悶地說：唉，沒辦法啊！人在江湖，身不由己。生意做成了，用酒來慶祝，生意做不成，還得拿酒去拉關係、賠笑臉。一筆生意一場酒，有時我一個晚上要安排跟三個客戶喝三場酒。

我們一聽，暗中嘆氣搖頭。

老師跟我們說：這脈象，再仔細琢磨，精血還是不足，虛實夾雜，這脂肪肝下一步就是肝硬化了。你說你把自己折騰成這樣，又圖個什麼呢？

老師給他開了龍膽瀉肝湯，只服用三劑藥，腰痛口苦脅脹立即緩解。

病人回來複診時說：醫生，還是你這裡的藥厲害，我喝完這幾劑藥後，陰囊都不潮濕了，小便也

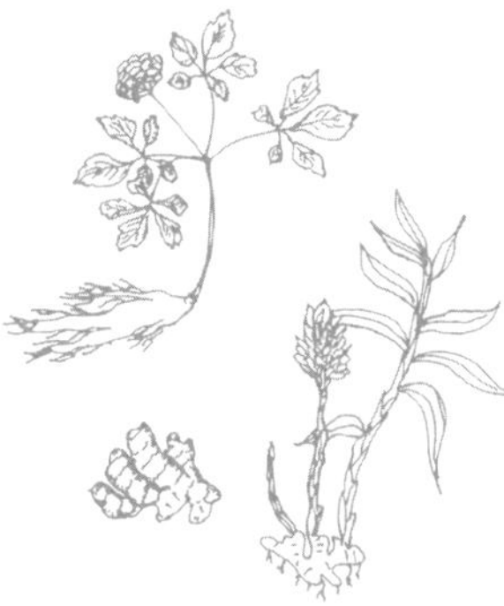

不黃了。

老師說：身體是你的，我只負責修理，你如果不把這觀念端正過來，少應酬，那你以後的健康之路還坎坷呢！

病人好像也沒當一回事，半個月後，又是同樣腰痛過來治療，渾身沒勁很疲累。

老師一摸他的尺脈說：尺部空虛，精血嚴重虧虛。熬夜、房勞、飲酒，三管齊下，五臟六腑壞得很快，健康怎麼不一落千丈。

病人說他大便不成形，而且開始耳鳴眼花。

老師說：人身體的正氣是有限的，你只知道去用，而不知道去存。你一輩子的酒都讓你這幾年喝光了，再搞下去，要出大問題。**你想想，一個肝幾百萬，你喝壞了，要賺多少錢才能換得回來，你既然懂得做生意，爲何不好好算計算計**？這健康就是一筆最大的財富，把身體折騰壞，就是人生最大的虧損。

自己才是身體的主人

他說：在公司裡，大家要這樣拚，我們也沒辦法。

老師說：實在沒辦法就換個工作，換個工作，把命撿回來，還有什麼事比這更重要的呢？你們就是沒有這個認知，還沒到那程度。在醫院裡面肝癌的病人，當他一拿到檢查報告看了後，所有酒他都立即戒掉，不用醫生勸，他可以戒得滴酒不沾。所以說不是身不由己，而是沒到那份上。

我們看病人聽後，若有所思，知道他也是個聰明人，這句話別人說出來，他可能聽不進，但是醫生的話，加上他現在的病痛，足以讓他清醒。

老師又說：**人是自己身體的主人，一個人若要墮落，有千般藉口，身不由己就是很多人最大的理由；一個人若要健康，有萬種方法，人在江湖也能不落俗套**。我命由我不由天，你以前是個業務員時，可能說身不由己，但你現在已經是經理了，完全有能力去改變更多的事。

以前我跟一個主管吃飯，這主管也跟我說他身不由己，我就跟他說，主管啊，當你還是員工時，你要被領導，看起來身不由己。你現在已經是公司的高層主管了，由你去管理別人，怎麼還身不由己呢？你完全可以提倡健康的生活應酬方式，爲什麼一定要到酒館餐桌上去談生意呢？爲什麼不可以到山裡去呢？

人不怕江湖渾濁，就怕自己內心不堅定。想要健康，當下就要做起。

人在江湖不由己，應酬喝酒傷身體。
不到病重不去理，總將醫囑當兒戲。
待到大病才清醒，怎麼可能來得及。
我命由我不由天，健康當下要做起。

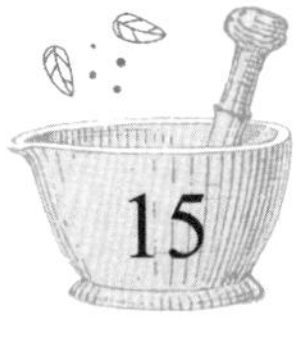

江山易改，本性難移？

杯子與池塘的胸懷

任之堂有很多老病人，所謂老病人，就是他們得的病複雜、頑固、多樣，而且得病的時間也比較長。他們來任之堂調理，身體恢復到差不多時，不久又有其他毛病犯了。

比如一個高血壓的中年婦女，脾氣暴躁、頭痛脅脹、口苦咽乾，晚上煩躁失眠，乳腺增生、子宮肌瘤、腰痛……，這一大堆病症，常常讓醫生難以下手。她在很多醫院都看過，很少有吃超過五劑藥的，最後來任之堂調理，成爲任之堂的老病人。

她說：這裡大夫的藥，吃了讓我的氣比較順。

有一次她來複診，老師摸到她六脈弦硬，便說：你又吵架了嗎？

她氣憤地說：我不吵，她不把我當回事。

原來這婦女跟鄰居鬧了矛盾，爲的就是家邊的那點小地方，究竟給誰放東西。一直以來，她們雖然互爲鄰居，卻互不相讓，常常因爲小事而怒目相對。

老師說：百病皆生於氣，你這一氣，降壓藥又白吃了，你這一氣，還得花錢來吃順氣的藥，爲了這口氣，要花費的錢財還不少，你說這氣值不值啊？

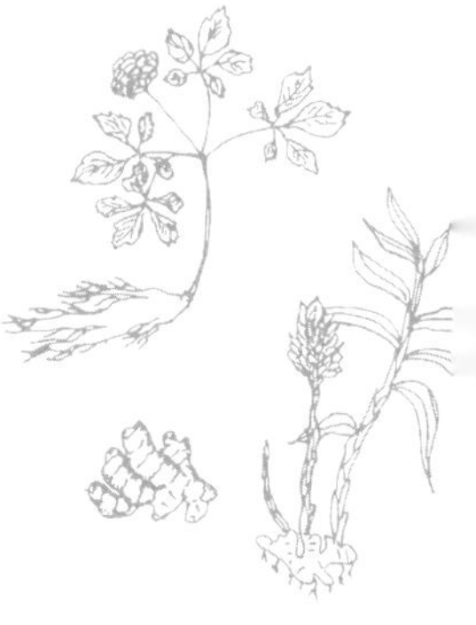

婦人靜靜想了一下說：她沒惹我，我也不發火，大夫你每次都叫我改，江山易改、本性難移，你又不是沒聽過。

老師說：這本《化性談》你拿回去看，**人之初、性本善，本性是善的，我們不移它，只是現在你們都把偏性誤當做本性了，偏性就像蒙塵的鏡子一樣**。

不是叫你改性格，幾十年的性格確實不容易改，但叫你要智慧地去生活。你現在可能會爲一件小事吵嚷，而幾十年後，反過來看，你可能就會付之一笑。在這地球上的任何事情，在宇宙看來都是微塵，你只需要把眼界放大一點，氣量放寬一點，別人氣不到你，你也可以快快樂樂地活著，不用吃藥受苦遭罪。

婦人聽後，若有所悟。

老師繼續跟她說水杯跟池塘的故事。

一杯水，你滴入幾滴墨汁，它全黑了。而一個大池塘，你倒入一瓶墨汁，很快就被它稀釋開了，看不到有半分黑墨。因爲池塘的水，它是包容的，它是廣大的，它是對流的。人的心胸智慧如池塘，它就會把這些如同墨汁般的怨言化於無形；人的心如杯水，那就連像點滴墨汁般的惡語怨言都沒法化解，耿耿於懷。

婦人說：那我該怎麼辦？

老師又說：你去向她道歉。

婦人說：向她道歉，就能治好我的病嗎？

老師說：道歉不能治好你的病，我都幫你治好。**你讓她三分，她讓你一尺；你敬她一尺，她敬你一丈。**

這婦人把老師的話聽進去了，老師叫她回去找些橘葉來泡茶喝，身體很快就恢復過來。看似這個病人有高血壓、頭痛、耳鳴、乳房脹、腰痛、脅痛，都是不同的病，但中醫卻看到相同的因，只要是從氣上得的，皆可從氣上消。

六尺巷的故事

中國古代有個六尺巷的故事。

清朝，張英，貴爲朝中宰相。而在他老家桐城，有個姓葉的鄰居，擴建府第，佔用了張家的三尺地面，還咄咄逼人。這樣，張英的夫人就修書一封，派人送往京城張英手中，希望張英出面干預。

張英看信後，立即作了一首詩：

千里修書爲道牆，讓他三尺又何妨？

萬里長城今猶在，不見當年秦始皇。

張夫人看了後，也深明事理，就不再爭鬧。而當鄰居葉家得知後，也深受感動，立馬將牆主動退後三尺。

於是，從此，張、葉二家的院牆之間，就形成了一條寬大的巷子，這就是至今都爲人樂道的「六尺巷」。這件事在桐城與京城都傳開來了，眾人無不稱讚叫好，都誇讚張英待人寬厚，有長者風範。

可見「**爭一爭，行不通；讓一讓，六尺巷**」，人與人之間，其實就是這樣，你寬厚待人了，人也就寬厚待你。

古人說「**惟寬可以容人，惟厚可以載物**」，在醫生看來「**惟寬可以益壽，惟厚可以延年**」。寬厚二字，可以化干戈爲玉帛，在南天寺裡面，有句詩，叫做「**寬其心，聽天下之怨言**」。

雖然說脾性是長期形成的，但如何更圓融地處人待物，卻時時可以調整。很多病人對沒辦法處理的糾紛，就說自己江山易改、本性難移，這也是一個認知迷思，你心都不想去移它，怎麼可能移過來。你心想要它變好時，幾句良言善語，就可能一破僵局。

江山也易改，本性卻難移。
誰說不能移，只因心有氣。
心小如杯子，墨汁污染易。
心大如塘池，隨風消散去。
但看六尺巷，讓讓都不擠。
傳為千古話，這才是鄰居。
人要有智慧，人要能明理。
健康快樂活，比啥都有趣。

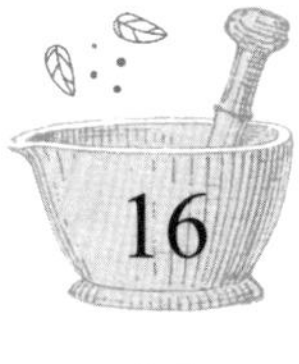

16 談到養生，老了再說？

拿命賺錢，拿錢買命

廣州有個病人得了白血病。他剛要退休，才發現病已入骨髓，從發現到死亡，連做了放化療，而且還是最好的醫院做的，不到半年，就去世了。

他在放化療期間，一直都耿耿於懷，說：爲什麼那麼多人，偏偏這病就輪到我。我拚搏了一輩子，就想退休後享享福，練練太極、養養生，怎麼就不能呢？

現在很多人都有這個觀念，當談到養生時，他們都說等到老了再說吧！練字、打太極、遊公園，那是老年人的活動。

老師跟他們說：養生是一輩子的事，怎麼能夠說是老人家的事呢？**老來疾病都是壯時招的**。很多慢性病，它都是一個過程，病人看到疾病的結果，事後才感到可怕，想起養生；而醫生看到疾病的起源，便能夠在疾病之前，進行保健養生，防微杜漸。

又有一個病人，高血脂、痛風，來看病時還滿嘴酒氣，老師把了脈說：你剛喝過酒，不適合看病。

他說：昨天晚上喝的。

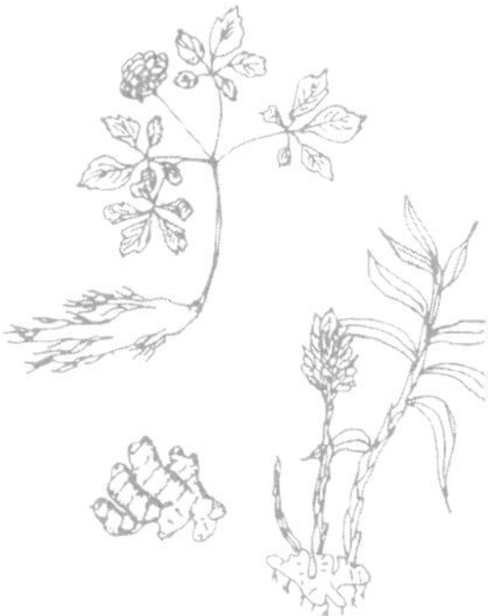

老師說：那更不行了，你整個消化道功能都很差了，昨晚喝的酒，今天還排不出去。

他說：為什麼我今年覺得特別疲勞，怎麼睡都不精神？以前喝酒喝得很盡興，現在生意做成了，也喝得很苦悶，好像酒都沒有酒味了。

老師說：你的肝已經傷得很重了，不能再喝酒了。再喝下去，把命都賠上了，戒掉酒，多學學養生。

病人說：戒酒就不大可能，現在還不是談養生的時候，要談養家。要買房子買車，孩子又要讀大學。

老師搖頭說：這不單是你個人的問題，而且是個社會的問題，拿命換錢，拿錢買命，這是一個惡性循環。你看那些風風光光的人，他們吃香喝辣，開名車住別墅。其實表面風光，暗裡內傷。

你們天天應酬，好像很體面，這不是在比體面，而是在比摧殘身體；不是在比享受，而是在比誰到閻王那裡報到得早。我這話說得有點重，但我不是批評你。從腫瘤、心臟病猝死，到癌症、白血病，活不過半百的人多得很。

病人無奈地說：我也知道，現在這幾年中年猝死的人很多。

老師說：賺錢拿命去拚、拿健康去換，這本身就不划算，就是在大虧錢、出血本。你別以為身體強壯扛得住，等到老了再來談養生。當木腐朽的時候，你再想讓它恢復生機就太晚了。你一個肝值兩百萬、一個心臟值一百萬，給你三百萬你也不能把心肝賣給別人是吧？那麼你現在賺的洋房加轎車，能值一千萬嗎？你的身體算起來，怎麼也不止一千萬啊！

病人聽後，感觸很大，說他會儘量戒酒。

老師說：你說儘量就是還給自己留餘地，不能給自己留餘地，該戒的就要果斷地戒。

人要有時刻養生防病的意識

有一個醫生跟老師一起去遊武當山，老師跟這醫生談到上面說到的人命值千金的話題。這醫生聽後，感嘆地說道：這段話如果能夠讓天下人都知道的話，可以救很多人，比單純治療用藥還管用。因爲養生是防病於未然，而治病則是起了火才去救。小火還可以一救，如果是熊熊大火那就沒法救了。俗話說「星星之火可以燎原」，同樣小小病痛、小小惡習，足以亡身。所以說養生是不是老年人的事呢？

我們在任之堂見過最小的高血壓、高血脂的病人，不超過十歲，照這樣看來，不要說是要到老來談養生，就怕是要活到退休都不容易啊！

曾有一個病人，他剛過六十歲時，拍拍胸脯、笑著說：終於闖過了這一關。

六十歲在古代是上壽，就是說上了壽命了，即便死去，也不叫夭折了，也不會給祖宗抹黑了。

這老爺子也怪有趣的，他對自己的身體瞭若指掌，知道多年的應酬，已將自己搞得遍體鱗傷，所以活多久都是在聽天由命。然而對於善養生者來說，卻不會有這方面的擔憂。孫思邈說「**我命由我不由天**」，就是說自己要善於保護好自己的身子，而不是怨天尤人。

一個國家要強大，它的國防很重要；一個士兵要能上戰場，他平時的操練很重；一個演員要到臺上表演，他台下練習的功夫很重要；對於想要活到天年的人來說，平時的養生保健很重要。

到病了、到老了再說，那只會是悔之已晚了。人不知道積精全神，從小就養成養生保健的習慣，到老後就會慌了手腳。

故《黃帝內經》說善治病的人，不到病重了才去救治；善於撥亂反正的人，他不在動亂的時候才大展手腳。當病已成後，再去用藥、再想到養生，就像一個國家動亂後，才想到國防、才想到自強。這就如同渴了的人才想去打水挖井、餓了的人才想到去種莊稼、戰鬥的時候才想到要去鑄造兵器，這不是爲時已晚了嗎？

養生不必到老年，小孩保健當為先。
童子有智又有慧，一生受用命壽全。
飲酒應酬將身踐，拿著健康去換錢。
與其病後無藥醫，不如預防在病前。

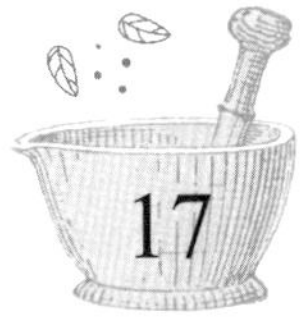

17 退休不作，應該享受？

腸心腦綜合症

人家常說老來福，到了退休年齡，就該享福了。勞作了一輩子，好不容易熬到了退休，很多老人都想，我該放下工作，不幹活了，盡情地去享受吧！

可我們發現，來老師這裡看病的很多退休老人，他們非但沒有享受到，反而因爲病苦而鬱悶不堪。

他們很多人身體都不如退休前工作時的狀態，平時又沒什麼大事，總覺閒得慌、悶得慌。

有個老人，剛退休幾年，他是一個體育老師，身體非常強壯，他一退休，就想要周遊全國，並且付諸行動，花了四年時間，自己騎摩托車到全國各地去旅遊。

南下廣東、西至西藏，去了很多地方。去年就開始周身不舒服，頭暈幾次還昏倒，在醫院裡面所有檢查都做了，心腦也沒查出什麼問題，但就是氣上不來，病怏怏的，跟退休前一比，天壤之別。

他老找老師看病，說自己有嚴重的頭暈、胸悶感，老師說：你的心脈還好，腸胃卻不太好。

他問爲何胸悶頭暈得這麼厲害，還有酒糟鼻。

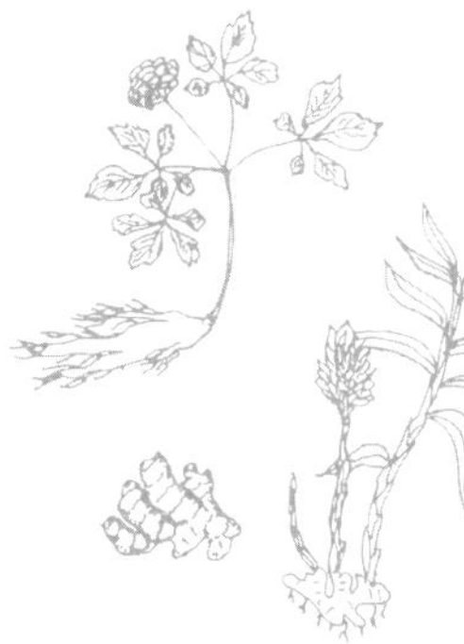

老師說：**頭痛耳鳴，九竅不利，腸胃之所生也**。你長年到外面旅遊，消耗大量精氣神，腸道沒有動力，腸道的動力減弱後，氣血、水穀精微不能上達心胸，所以才頭昏胸悶，這不是單純的心臟、腦的問題。如果要擬個名字，我們可叫「**腸心腦綜合症**」，用藥是降胃腸、強心臟。而用外治法也是先疏通腳部的陽明胃經，再拍打手部心包經，也是降胃強心寬心的思路。

想不到病人經過一段時間的疏通經絡外治法治療後，頭暈胸悶感全部消除，跟他同來的妻子都很吃驚，折騰了一年多的病，這麼快就緩解了。

老師跟他們說：退休了不是什麼事都別幹，也不是無節制地去享受旅遊。打打太極、健健身、練練書法，這些都是保養身體，享受生活之道。適當地外出旅遊也可以，但過度了，把身體搞垮，就失去了旅遊的意義。

人越幹活，活得越精神

又有一個老人，剛退休兩年，兒子也孝順，他沒有別的特別愛好，就是喜歡坐在椅子上看電視。看累了，就躺在床頭上看，眼睛倒還沒先花，但不久兩個膝蓋部痛得不能動了。

其實，老人家不知道，累了是身體需要休息的信號，而不應勉強躺在床上接著看，這好比睏了累了的司機一樣，再開下去，十有八九就要出交通事故。

老人家到各大醫院去檢查，結果是膝關節退化性病變，吃了不少鈣片也沒調整過來，於是來找中醫治療。

老師說：他這不是骨頭的問題，而是筋跟肌肉的問題。肝血不養筋，陽明胃經壅堵，**陽明又主宗筋，陽明經一堵住，肌肉關節都不行**。

老人家問，爲何他才六十來歲，這關節就快廢了？

老師說：你一年看的電視，比他們十年還多，不廢才怪。多看電視，一個是久視傷血，一個是久坐傷肉。你的肝血跟脾胃所主的肌肉，都傷得厲害。加上鬱在家裡，久臥傷氣，老年人該犯的養生迷思，都讓你給犯了，回去把這幾點都戒掉。

於是，老師給他開了養筋湯加健脾胃的四君子湯，第二次複診時，膝關節就沒那麼痛了，再吃幾劑藥，臨床症狀就消失了。

老師說：老年人最怕無所事事，無所事事，然後坐著躺著看電視，就是在折壽。要多去幹活才能延性命，人活著就是要多活動，退了休也別想著去享受，人越幹活，活得越精神。人越想貪圖享受，活得就越鬱悶。

吃多少做多少都有一個平衡

還有一個老人，是一個農民，一輩子耕田種莊稼，身體硬朗得很。八十多歲的身板，自個兒還可以種幾畝地，有花生有黃豆有蔬菜，不單自給自足，還有多餘的給鄉里鄰居。

他的兒子在外面賺了大錢，叫老爺子別再種地了，說：老人家辛苦一輩子，該享享福了；再說了，兒子們又不是供養不起你，不要讓鄉裡人笑話，這麼老了還要去幹活。

但老人家不聽，說：我幹活不圖什麼，圖個好受。不幹活，身體早就不行了。你要是想讓我再多活幾年，就不要管我。

兒子卻說道：哪有可能，有吃有住，犯不著去吃那個苦，這樣身子才會更好。

於是家裡人就把老爺子的鋤頭、鐮刀通通都收起來，不讓老爺子再去耕種了。讓老爺子住上高樓，離開老屋平房；讓老爺子吃上海鮮魚肉，少些五穀雜糧。

鄉裡人都以為做兒子的孝順，想不到還不到半年，老爺子就不行了。只享受物質生活，卻沒有勞動，老爺子中風癱瘓在床上了，沒幾個月就過世了。

這是一個真實的事例，甚至在當地的村民中間都引起了一陣反思——老年人究竟該享受物質生活，還是堅持勞動？

人們都認為到了年紀該享受生活了，殊不知人身體**吃多少做多少都有一個平衡**，你多勞動胃口就好些，而且也健康；你少勞動，甚至不勞動，只想待在家裡享受物質生活，不久就沒了胃口，身體也不舒服。可見人活到老不單要學到老，而且要做到老、要幹活到老。

南懷瑾老先生說過**洪福不如清福貴**，這句話意味深長啊！

老年人身體比較弱，幹不了大活，小活還是不能斷的，拔拔草，鋤鋤地，勞其筋骨，出其臭汗，便是延年益壽方。看看電視，大魚又大肉，便是多病損命路。

可見退休並不是讓身體不工作、不幹活，退休只是把爭鬥得失之心放下來。《孔子》說人年之老，戒之在得。而身體卻仍然要自強不息，不能休。一退休，就癱瘓廢用了。《進化論》上有個說法叫「用進廢退」，你什麼不幹，就好比一把新鐮刀不用，沒多久就鏽得不能用了。

一日不作，一日不食

古代最有智慧的大禪師，即使到了八十歲，仍然稟行著中國最傳統最優秀的農禪作風，叫做**一日不作，一日不食**，這八個字具有最深刻的養生意義。有個叫百丈的老禪師，德高望重，八十多歲，還經常跟弟子徒孫們出坡耕作。弟子們認爲老禪師年紀大了，不該再受這些苦，於是把老禪師的鋤頭、簸箕統統藏起來，不讓老禪師出坡了。老禪師就把雙腿一盤，也不吃也不睡。

弟子問師父：爲何？老禪師說：一日不作，一日不食。

弟子們趕緊把鋤頭、簸箕找出來交給師父，這樣又可以在山坡上看到師父勞動的背影了。

其實在中國古代，就沒有退休這個字眼，俗話說：吃苦了苦、享福消福。明智的老人都會安排適當的體力活來幹，目的就是爲了活得更舒坦，而不會要求多享受。吃自己的飯，滴自己的汗，自己的活自己幹，這是中國一脈相承的自強不息精神，也是很重要的一條養生之法。

退休不工作，應該去享受。
花了四年多，全國去旅遊。

精氣神用透，強壯變病弱。
才知玩過火，步步皆是錯。
又如看電視，一天未停過。
先是凳上坐，再是床頭臥。
關節退行變，皆由不勞作。
才知壞習慣，對人害處多。
又有個老頭，活到八十多。
兒女都孝順，要他不幹活。
住房在高樓，飲食皆魚肉。
從此身癱瘓，一年活不過。
人要活灑脫，不該圖享受。
如同新鐮刀，不用鏽反多。
人要勤勞作，氣通血才活。
延年至高壽，退休活還做。

18 飲食健康，必然健康？

健康長壽的枝末

有人說，吃上農家菜就是健康；有人說，喝上最好的山泉水就是健康。所以現在城市裡的人都流行吃農家菜，喝礦泉水。

對於我們從鄉村裡面初到城市的學生來說，感覺落差最大的就是空氣和水，所以很多人跟著喝瓶裝水。而有些大城市的市民他們節假日還開車到一些郊野山上去汲取泉水，成桶成桶地運回城市飲用。

他們認爲很多近山的村莊老人高壽是因爲經常入山去揹水，天天喝的是山泉水。但事實上他們喝了山泉水也沒有讓身體徹底健康過來，**原來他們只看到健康長壽的枝末，沒有看到主幹**。

沒有一個健康長壽者是懶漢

我們也多次跟白雲山腳下的老人們到白雲山裡面去揹水，很多七、八十歲的老人還天天揹水，而且精神矍鑠，還在山裡頭鍛鍊身體，所以他們的健康長壽源自於每天適當的出汗運動，還有山中清新的空氣、綠色的樹木跟鳥語花香。這樣跟大自然緊密溝通，自然就長壽。**這些長壽的健康老人們，要**

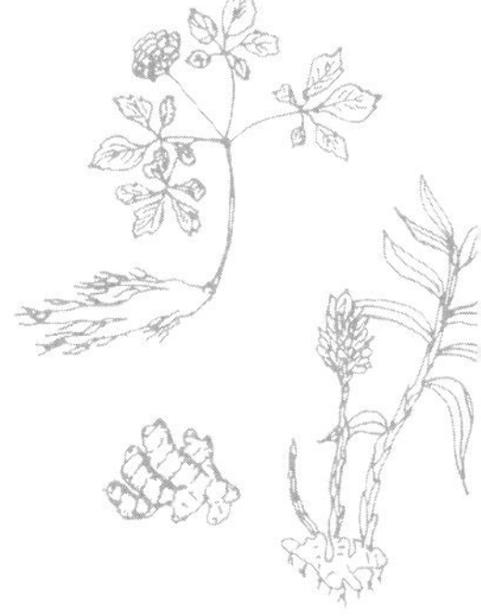

嘛愛運動鍛鍊，要嘛愛勞動幹活，沒有一個健康長壽者是懶漢！

如果只知道坐著享受，即使用自己的金錢買到山裡最好的礦泉水、郊野最好的農家菜，沒有自己運動，自己出力、出汗，也很難達到健康長壽。

所以老師常帶我們去爬山，說山中就有健康之道。採藥揹水就是在勞其筋骨、強壯脾腎；呼吸最新鮮的山林之氣就是在淨化肺功能；滿眼都是綠色藥草，就是在養目養肝；在山中心靈就像鳥入深林，魚歸川海一樣，自由無爭，輕鬆快樂，就是在養心。這樣每次入山或採藥或揹水，都是在給五臟六腑做一次大鍛鍊。

飲必山泉水，食必農家菜，
缺了勤鍛鍊，健康也不來。

19 寧可穿少，也要吃好？

吃素的利益

有個農村的婦人，四十來歲，身高一六〇不到，卻有將近一百公斤，她有嚴重的胃病、肥胖症，爬山走不了多遠就氣喘如牛。

老師叫她一定要吃素。

她吃驚地說：我以前什麼都吃，我們是餓過來的，寧可穿少點、穿差點，也要吃好。

老師說：現在不是饑荒貧窮年代了，吃健康比吃好更重要。你這身體如果能減個十幾公斤，病就好得快。

每頓必吃飽的她問老師：吃素會不會營養不夠？

老師說：你看我吃一年多的素，身體不是一樣有精神。回去你先吃段日子，好處多多。

後來她有意識地通過減少飲食來控制體重，身體明顯比剛來時要舒服，她才相信人其實需要吃的東西不多，但由於欲望太多，而吃進去的東西普遍都偏多，讓身體不堪重負。

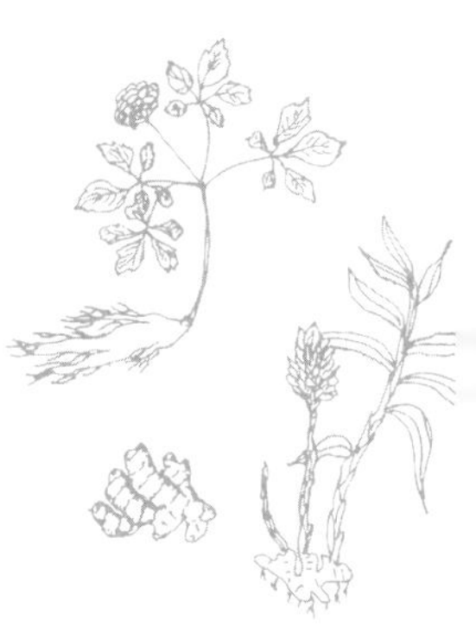

由海水優養化想到的

老師說，「寧可穿少，也要吃好」這是幾十年前的口號，放在現在也要修改了。五六十年代，肉是憑票供應的，而且給的份量也是有限的。對於饑寒年代的人們，適量吃好吃飽一些，才有力氣幹活。

但對於我們這個時代，普遍人們幹的體力活，不及以前農村人的十分之一，但吃進去的營養，卻是他們的好幾倍。這樣的「身體優養化」，很容易把身體搞垮。

好比海洋優養化一樣，由於產生大量的海藻，消耗海中大量氧氣，使很多魚紛紛死掉。

我們人體的細胞，就像養在身體這片大海裡的一條條小魚。大量的飲食塞到胃腸，使五臟六腑的氣血都聚在那裡；胃腸道充血，人體頭腦四肢就相對缺氧、少氣血。所以吃飽吃撐肥胖的人，老覺得沒勁，心慌氣短，記憶力減退，沒走多遠就喘氣、汗大出，好像超重的汽車爬坡一樣爬不動了。

一時的缺氧，身體會調過來，可長期缺氧，必然導致身體機能減退。

孩子爲什麼愛鬧不聽話

有一個母親帶她小孩過來看病，她說：爲什麼我的孩子老是煩躁愛鬧，不聽管教？

老師說：從我們醫生角度來看，你是沒把孩子餵養好。

她說：怎麼沒餵養好，冰箱裡的水果、牛奶，從來都不缺。什麼有營養，我就給他買什麼吃。

老師說：這就是了，你把他吃壞了，吃得像小胖子一樣圓滾滾，氣血鬱滯在肚子周圍，不肯上到大腦來，他怎麼能長記性、怎麼能長智慧？這麼小的孩子，就有膽囊炎，這是長期營養過於豐富導致的啊！

她說：那我該怎麼辦？

老師說：你想想，他吃一個雞蛋，就相當於你吃五個雞蛋；一日三餐都讓他吃一兩個雞蛋，等於你每天都吃十個雞蛋。如果讓你每天吃十個雞蛋，你身體早就堵得不行了，你會好受嗎，你能不煩躁嗎？你要給他多吃素。

她說：孩子就是不愛吃青菜。

老師說：問題就出現在這裡。以前農村裡面養豬，純用飼料養的豬，雖然長得很快、很容易胖，但很容易得病，也很容易死掉。這些豬拉的大便都是偏黑偏爛的。

而另外用蔬菜粗糧養的豬，身板長得扎實，拉的大便，一條條的，又粗又大，這種豬生命力很頑強。哪像現在一場流感過來，豬都成片倒下。

還有養魚，飼料如果放得越足，魚吃得越多，看起來長得也越快，但天氣一個變化，這些魚很容易大面積死亡。所以要拚命地往魚塘裡增氧，很多時候增氧機也解決不了問題。

但以前的漁農，他們只給魚餵養青草，魚不會吃得太飽，長得看似慢一點，但一年到頭，基本不用人們去費心，天氣變化也不用擔心滿塘魚會死掉。那個時候根本沒什麼增氧機，而魚卻養得很有活力。

在養殖裡頭，飼料跟青草搭配，就相當於葷素搭配一樣，不多配一些素的，牲畜就容易得病養不好；小孩子要健康成長也是一樣，不是吃得高檔、吃得飽就是好，而是要節制欲望，少葷多素。

開一道疾病之門

我們這個時代，多半不會餓壞人，卻會因爲胡吃海塞，吃得人五心煩熱。現在每天來看病的病人，一半以上都有中焦鬱滯，手心也熱呼呼的。

所謂臟腑臟腑，臟要藏精氣，少消耗；腑要常空，保持通暢狀態，如果胃、腸這些應該常空之腑總是梗塞在那裡，孩子們能好受嗎？所以過度餵養的孩子，普遍抵抗力都偏低。正所謂過猶不及，營養過剩，還不如營養稍微差一點。

現在城市裡面很多人都養寵物狗。經常養狗的人知道逢年過節時，狗容易發病甚至死亡，因爲那個時候有大量肉食可以吃，狗根本不知道節制，丟多少吃多少，營養一富足，狗最容易發腸胃炎。腸胃炎是狗的致命傷，不及時治療，很快就會死去。

所以養狗的人，都明白越是逢年過節，食物越是豐富的時候，越不能給狗多吃，寧願把食物擱在冰箱裡，或者丟掉，都不能給狗餵得過飽，否則就是送牠們喪命，這是從實踐得來的經驗教訓。

而我們貴爲萬物之靈的人，在餵養孩子時，常常就忘了這點。冰箱裡面什麼東西都有，孩子任他愛吃什麼吃什麼，沒有節制。這等於給孩子開了一道疾病之門，病從口入。孩子哪像大人一樣有自制力，不教他、他就會無止境地滿足口腹之欲，把肚子吃得圓鼓鼓的，到正餐的時候，就什麼都不吃。老師常說「零食養病、主食養命」，又說「**十分飽乃害病因**，**三分饑能養身心**」。

很多父母很愁苦，爲什麼孩子不時就感冒，從來沒給他缺過營養啊！問題就在這裡，人體消化道除了需要營養，更需要空間，你沒給它空間，它運化就慢，吸收就差。久而久之，身體能好嗎？

穰歲多病，饑年少疾

孫思邈在他的《千金要方》中提到一個道理，叫做「**穰歲多病，饑年少疾**」，什麼叫做穰歲，就是指豐收之年，這兩句話也是智慧之言。豐收之年，人們普遍食品豐足，結果卻宿食難消，胡吃海塞，導致疾病不斷，故人多疾而夭；饑荒之年，人們節儉食物，辛勤勞作，這樣疾病也相對較少，故人少病而壽。

禪門中有句話叫**疾病以減食為湯藥**，又說**人以少食為養生術**。老師說：現在普遍生活富裕，不用擔心會餓著，要擔心撐壞，這個時代撐出來的病越來越多，所以最好的飲食養生就是晚上吃素，平時飯到七分飽。現在的人也沒有以前體力勞動那麼大，很多吃進去的食物都消化吸收不了，那麼吃再多都是一個負擔，還不如吃少一些，消化徹底一些。

飲食原則上，我們最好「**量出為入**」。怎麼量出為入呢？就是你付出多少，你就攝入多少、吃多少。就像今天我活幹多一點，多爬了山，出出汗，食量自然就增加了；如果都窩在家裡，什麼事都沒幹，就要少吃了。這樣**出入平衡**，**才能出入平安**。

寧可穿得少，也要吃得好。
這是舊觀念，當今卻要拋。

肥胖的婦人，頓頓必吃飽。
能吃是福氣，不料得三高。
身體超載了，走路不耐勞。
中年便衰老，後悔藥哪找。
小孩愛吃飽，心中老煩躁。
食物不能消，抵抗力差了。
學習跟不上，不是沒補好。
拚命給營養，實在沒必要。
家長心莫焦，但看魚吃草。
真正生命力，不在於飼料。
再看豬食槽，粗糧養得好。
餵食不過飽，病邪哪能擾。
又看寵物狗，過年令人愁。
稍飽腸胃炎，不治命喪了。
減食是湯藥，人人要記牢。
這些是常識，誰解其中妙。

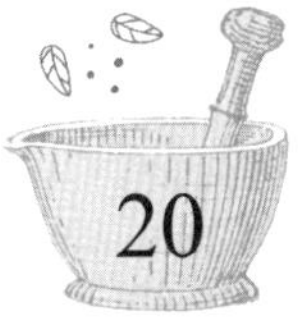

20 早餐沒吃，晚餐吃飽？

有句俗話，叫做「早餐要吃得像皇帝，晚餐要吃得像乞丐，午餐要吃得像平民」，這樣就是養生了。

現在由於城市裡面快節奏的生活方式，導致很多人養成早餐沒怎麼吃，晚餐卻吃飽吃撐的習慣，結果年紀輕輕就患了胃病，剛到中年「三高」就來了，這跟不良的飲食習慣是分不開的。

《飲膳正要》上說「**朝不可虛（空腹），暮不可實（飽食）**」，這是說凡早上都要忌不吃早餐空腹，而晚餐則要忌飽撐。

三餐與三高

有個中年人患糖尿病，來到任之堂。

老師用了一些健脾化濕的藥，他吃完後複診有好轉。

他說：以前雙腳上樓梯特別沉重，整天都沒精神，還以爲吃的營養不夠，但聽余大夫說要儘量素食，吃七分飽，我現在晚上都這樣做，明顯感到人比以前輕鬆精神。

老師說：你這糖尿病肯定是有原因的，這病不是別人傳給你的，是你自己把身體搞壞的，從哪裡出錯了，還得從哪裡糾正過來。

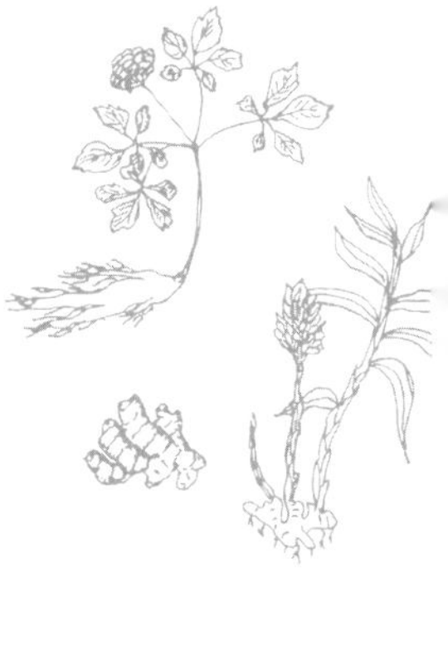

你們都喜歡晚上出去吃喝應酬，不飽不休，不醉不歸。這樣搞幾年，沒有哪個人的身體不搞出「三高」來，現在你晚餐減食吃素，就是給身體減負，自然身體會慢慢康復。

想不到病人僅僅改變了一個小習慣，即晚餐吃少吃素，身體就比以前輕快精神多了，說明小習慣卻可以影響到身體的大健康。

飲食之患

老師說「早餐宜吃飽，晚餐宜吃少」的這種飲食方式是從《黃帝內經》來的。**《黃帝內經》說「日中而陽氣隆，日西而陽氣已虛」**，也就是說，早上吃飽，陽氣足，臟腑消化力強；晚飯要吃少，陽氣虛，臟腑不耐飲食。所以早上陽氣足、消化好時，沒吃進食物就容易患胃病；晚上陽氣不夠，又吃很多，消化不動，久了就是「三高」的根源。

白天消耗大，所以吃早餐是大補；夜晚消耗少，臟腑消化力減退，所以晚餐飽食是大堵。現在很多人生病，如果去看他們的飲食習慣，大都有問題。早餐不吃就去上學工作，於是消耗身體儲存的精血，而晚餐能夠靜下來吃飯了，就吃得非常豐盛，造成臟腑很大的負擔，這樣便成了大堵。一來一去，早上耗傷了正氣，導致本虛；晚上又壅堵住臟腑百脈，導致標實；所以本虛標實成爲時代病的一大特點。這樣下去，身體就慢慢不行了，亞健康也就越來越多。

所以孫思邈在《攝養枕中方》中說道「**萬病橫生，年命橫夭，多由飲食之患**」，他又在《千金翼方》上說「**一日之忌者，暮無飽食；一月之忌者，暮無大醉。夜飽損一日之壽，夜醉損一月之壽**」。

早餐不可少，晚餐不可飽，
此是養生法，心中要記牢。

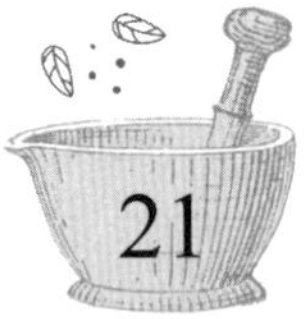

21 身體要好，補藥勿少？

尚補成風危害多

有位老阿婆，渾身沒勁，腰痠腿疼，火氣又大，聽人說年老體弱要及時進補，身體想要好，補藥不可少，於是買了鹿茸來吃，想把風濕治一治，結果風濕沒治好，反而吃得頭暈目脹，眼睛乾癢，痰濕上泛，胃也不舒服。

老師一摸脈便說：陽火化風，脈躁不安，雙寸上越。不問體質，不察脈勢，盲目進補就像火上澆油。於是開了潛陽伏火的藥物，把熱火引下來。

病人複診時覺得身體有所好轉，便想請老師推薦一些補品。老師說：爲什麼要補呢？

病人說：人老體虛不補不行啊！

老師說：現在人們生活水準並不低，雞鴨魚肉想吃就有，這渾身沒勁不是營養不夠，而是身體不能充分消化吸收，能消化吸收，蘿蔔白菜是大補，不能消化吸收，人參鹿茸反而是大毒、大堵。

確實，當今時代，全民崇尚進補都快形成一種風氣了，電視裡面補藥廣告滿天飛，餐飲行業爲迎合這種進補心理也推出各類養生滋補藥膳，把人參、鹿茸、蛇皮等加進去來吸引中老年人的目光。

有個來治不孕的男子，自己也泡了不少壯陽酒，問老師還有沒有更好的壯陽法。

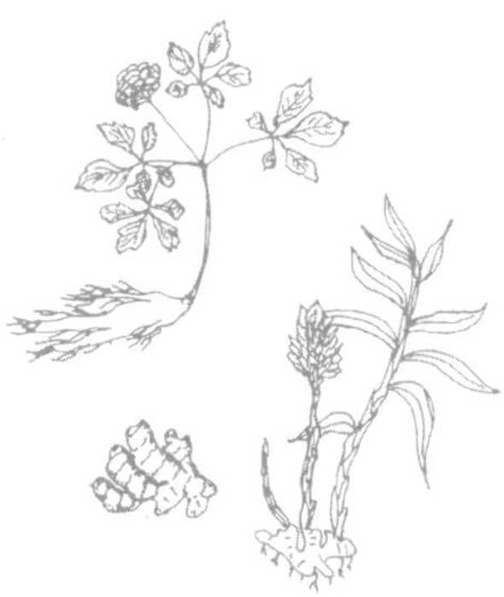

老師搖頭說：那些東西你就別吃了，如果壯陽酒管用的話，就不會有那麼多陽痿不孕症了。你現在身體需要藏，需要多休養。

當令蔬菜最好吃

病人問，那我該吃哪些來調補呢？

老師說：你還沒明白我說的意思。你看一下你自己的氣色，一臉濁氣，紅中帶紫，腸道不通，血脈不暢，補藥進去只會加重身體負擔，粗茶淡飯才有助於腸道通暢，多運動才能夠充分消化吸收食物，流通血脈。只有你能動，精子它才能動，你都懶惰不愛動，精子活力能高嗎？

至於吃什麼最好，老師便說：吃當令的蔬菜就是最好的。

老師春天帶我們上山去採挖野菜，如苦辣菜、大薊、蒲公英等，這些野菜涼拌或醃製非常爽口，人吃了很清爽。

這裡推薦一個養生小菜，這是很多高壽老人養生的經驗之談。他們建議人們多吃由新鮮的蘿蔔與蔬菜的芽尖或春天的野菜、經短時間醃製出來的鹹菜。

這蘿蔔能下氣降濁，新鮮的嫩芽或春天的野菜最具有升發之氣，能升清，所以別小看這家常小菜，幾千年來能夠爲老百姓所喜愛，肯定有它的道理。

平淡之極乃爲神奇

古人云**百姓日用也不知**，老百姓最普通最平常的飲食之法，其實就是最健康最長久的。所謂**天下無神奇之法，只有平淡之法，平淡之極乃爲神奇**。

《陰符經》又說**食其時，百骸理，動其機，萬化安，人知其神而神，不知不神而所以神也**。

就算是普通的蘿蔔白菜，能順其節令而食者，就能讓人百骸疏理，五臟通調。這裡面的升清降濁之道，人們往往忽視而不知。

所謂六腑百脈通調，疾病不治也安。能夠令身體通降順暢，蘿蔔鹹菜也是大藥。

體虛之時先別補，想想身體為何虛。
片面迷信藥神奇，養人還靠粗茶米。
參茸狗鞭壯陽酒，欲把周身氣血濟。
反傷身體空費力，不如鹹菜蘿蔔法。
六腑通調百病袪，始信平常是真理。

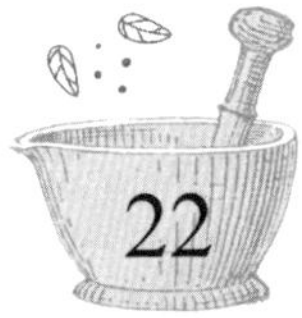

22 酒醉飯飽，那才叫好？

飽食大飲，多得痔瘡

有個患痔瘡的病人，才三十多歲，常跑業務，應酬很多，兩年來一直爲痔瘡所苦惱，一有便血，就上醫院治療。

有一次他突然想找中醫試試，便來到任之堂。

老師問他，大便出血是黑的還是紅的？

他說：是紅的，而且一出血肛周就痛得不得了，我都吃了不少治痔瘡的藥，怎麼老治不好？

老師說：你雙寸脈亢盛，治病要從整體來看，痔瘡只是一個部分，背後卻是肺熱借著大腸痔瘡往下泄，你這肺熱沒降下來，痔瘡就會反反覆覆難好。

他說：那我該怎麼辦？

老師說：吃藥唄！

於是給他開了乙字湯五劑。乙字湯是治療痔瘡的專方，但凡是肺熱亢盛、大腸濕毒重，一般乙字湯下去，幾劑就見效了。這在來任之堂的很多痔瘡病人身上都得以驗證。

果然，病人吃完兩劑藥，就說從來沒有這麼舒服過。肛門疼痛出血都好了，大便也很順暢，不會

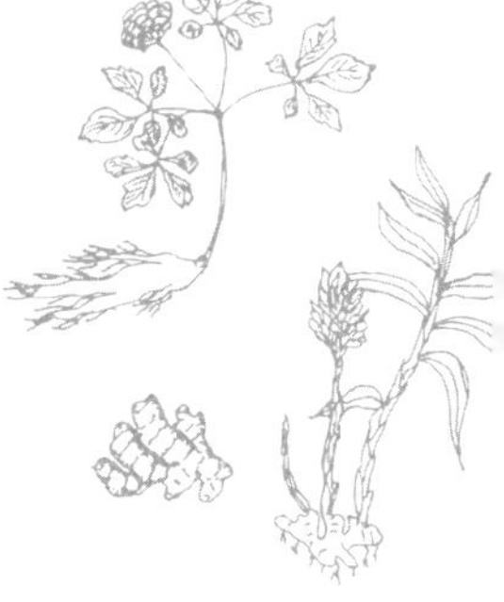

黏黏膩膩，膠著不清。

可過了一個月，病人又來說：痔瘡又犯了，能不能根治啊？

老師一摸他脈，還是雙寸上亢的脈象，有是脈用是藥，按原方吃了又好。

第三次又是一個月後的事，他乾脆就不來了，因爲要忙於應酬，跑業務。他叫他朋友過來，直接按這方抓藥喝了也管用。

第四次他又來了，問老師他這痔瘡爲何越來越容易反覆？

老師說：你要少應酬，飯要吃半飽，最好不要喝酒，暴飲暴食對身體不好。

他說：酒醉飯飽，那才叫好。

原來他這幾年晚上都是這樣過來的。

老師聽了搖頭說：你都不把自己身體當回事，來找我又有什麼用呢？你現在即使再會應酬做生意，拿再多單子，你將來得個腸癌肝癌，什麼賠進去都不管用。酒醉飯飽，如何是好？

我們再看看，現代爲什麼如此多痔瘡的病人。《黃帝內經》上說**因而飽食，筋脈橫解，腸澼爲痔，因而大飲，則氣逆**，可見暴飲暴食，是得痔瘡的一個原因。飽食過後，脾胃不能運化，濕熱下注大腸。大飲酒後，酒能夠以辛入肺，使得肺氣逆，宣發太過，周身血脈上亢。肺熱久居不去，所以借與相表裡的腑大腸來泄熱，故而爲痔瘡。

所以乙字湯裡頭，大黃、黃芩兩味藥，專泄肺與大腸的熱毒，標本表裡兼治，使得肺氣順，腸腑通，痔瘡疼痛便血，隨即緩解。當歸、甘草調和氣血，升麻、柴胡把氣往上升提。僅六味藥的乙字湯，是治痔瘡良方。

肥肉厚酒，爛腸之物

老師說：痔瘡好治，引起痔瘡的原因不好醫，酒醉飯飽，忙於應酬是時代的通病。現在之所以有十人九痔之說，皆在於他們飲食無節，以妄爲常啊！

孫思邈在《千金要方》上說**一日之忌者，暮無飽食；一月之忌者，暮無大醉**。飽食一頓，則損一日之壽命；大醉一場，則損三日之壽命。既飽食，又大飲大醉，而且還多在晚上，這無疑是往火坑裡跳。

在中醫看來晚上陽氣本來就要收藏起來，腸道不應該有過多的負擔，過多的飲食也消化不了。長期過多的食物壅堵胃腸，不僅僅是得痔瘡這麼簡單，腸息肉、癌瘤、三高隨之而來。

在《呂氏春秋》中提到**肥肉厚酒，命之曰爛腸之物**，醉酒飯飽，感官是在享受，腸胃卻在痛苦地忍受。

這病人聽了老師的一番勸說後，自動地減少了應酬，果然痔瘡不怎麼發作了。看來人要能夠控制自己，就能夠控制疾病。放縱欲望，放縱自己，不過是在找病受而已。

所以說：

食要半飽無兼味，酒只三分莫過頻。
痔瘡非無根治法，但要能把應酬停。
醉飽不是在享受，而是傷損人壽命。
貪圖一時口腹欲，徒增事後難纏病。

23 雞蛋牛奶，強壯民族？

中藥管一時，清淡管一世

有個老爺子，得了慢性膽囊炎，經常吃藥，他來找老師，老師一摸他脈說：左手關脈肝膽經鬱滯，以後不能再吃雞蛋了。

老爺子帶著不信的眼光說：不是說雞蛋、牛奶營養充足嗎，不吃雞蛋營養怎麼夠？好像叫老人家戒掉雞蛋，就跟奪他的營養一樣。

老師笑著說：你這病反覆十幾年都治不好，肯定是有原因的。中醫不光要看你的膽囊炎，還要看你怎麼會得膽囊炎。這雞蛋黏糊糊的，吃多了膽囊壁毛糙，容易堵塞。膽經不通暢的人，吃兩三個雞蛋，脅就脹，背就痛。

後來老人家聽老師的話，把雞蛋戒掉，經過一段時間的治療，膽囊炎很快就治好了。老師說：膽囊炎不難治，關鍵是醫生治好後，病人如果不知道飲食禁忌，又會把疾病吃回來。

還有一個小孩子，淘氣得很，反覆感冒。他母親說：爲什麼別的孩子一學期感冒一兩次，我的孩子感冒十幾次，難帶死了。

老師說：你孩子肝膽經不通暢，中焦鬱滯，一感冒就是小柴胡湯證。口苦咽乾，你給他雞蛋牛奶

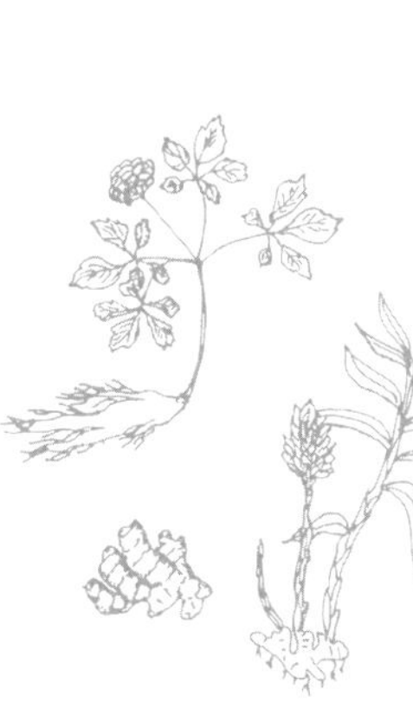

吃多了。

她疑惑地問：不是說一個雞蛋、一杯牛奶強壯一個民族嗎？不吃營養會不會不夠？

老師說：那以前人不是天天有雞蛋牛奶吃，他們營養都不夠了，以前醫院醫生那麼少，人們一樣活得好好的。營養這個觀念，你們要端正端正。很多老年人小孩子，都擔心營養不夠，其實人一天需要的能量營養很少。

不是營養不夠的問題，而是煩心事太多。**健康不是要吃得很飽，而是要吃得很清淨，強壯一個民族，不是靠雞蛋牛奶，靠的是教育。強心性，比強身體更重要。**

這母親聽從老師的建議，給孩子減少雞蛋牛奶的攝入，小孩子明顯沒有以前那麼容易生病。他們以爲是中藥效果好。

老師說：**其實中藥只能管一時，飲食清淡卻能管一世。**

大腦消耗能量的百分之七、八十

又有一個膽結石、腎結石的中年人。老師說：這關尺脈鬱滯的病人，痰濕都很重，一定要戒掉雞蛋、牛奶、魚、肥肉這些黏膩之物。

病人說他天天喝牛奶，十幾年都如此。

老師說：你治了這麼久病，難道醫生都沒有跟你說要少吃雞蛋牛奶嗎？

他困惑地說：沒有啊！

老師說：這就是病根子，人得病是有原因的，你不找出原因去反省，這人活得很被動。

病人吃了兩個療程的藥，腎結石排出來了，膽結石變小了，他高興地拿檢查報告來跟我們說。

老師又問他，最近有沒有吃雞蛋牛奶啊？

病人說：聽您的話，沒再吃了。

老師又問，那你平時最喜歡吃什麼？

病人說：我喜歡吃糯米湯圓。

老師說：這個你以後也要少吃，不是叫你單戒掉雞蛋牛奶，凡是黏膩難消化的東西，它都會壅阻中焦肝膽脾胃，你都要少吃。

病人又說：那我該吃什麼呢？

老師說：少吃葷，多吃素。把黏膩的食物，換成清清爽爽的，對於你而言，吃麵食不如吃米飯。

病人同樣是擔心營養不夠的問題，老師說：其實當人神清氣爽很清淨時，需要的能量非常少，每餐就一碗飯、一點青菜就能活得很好。

當你欲望很多，心態很浮時，你會覺得傾天下的營養給你吃都不夠，都很累。**人的大腦每天消耗的能量占身體全部消耗能量的百分之七、八十，你能靜下來不煩惱，你就吃個三五成飽，都能夠長得強強壯壯。**

神清則心火自降，欲少則腎水自生

我跟蕭道長去爬太白山時，蕭道長一天就吃幾粒花生米，幾根松針，或者一兩根黃瓜，跟他一起爬山，高山上缺氧，他不累，我們反而累得氣喘吁吁。一餐飯下來，我們大家大口大口地吃幾碗麵，他就只嚼一根黃瓜。他還幫我們揹行囊，步履輕健，我們卻爬得很沉重。

因爲人心清淨時，他的需求是很少的。一個人他能眞清靜下來，一頓飯就一碗粥或一個包子都足矣。《論語》上說**飯疏食而飲水，曲肱而枕之，樂在其中矣**，看！古人怎麼讀書，**簞食瓢飲，清蔬淡菜**，卻能夠讀出法喜來。

現在的人，他們都只看到有形的營養補人，沒看到無形的清靜之心也能補人。

《清靜經》上說**常能遣其欲而心自靜，澄其心而神自清**，道書上也說**神清則心火自降，欲少則腎水自生**。人清靜時，沒什麼煩心糾結，身體自動就有水升火降之妙。水火升降調和對流，天地間的能量都會進來修復身體。

我們平時老想到營養不夠，其實這只是從有形的層面看，而人體更多的能量，要靠無形的氣來流通補給，如果跟天地溝通的這氣道打開後，那麼就可以接受天地間更多的能量。

牛奶雞蛋營養好，天天都吃不可少。
阻滯膽管生結石，病根都沒發現了。

23 雞蛋牛奶，強壯民族？

以為強壯一民族，全在物質營養找。
身心清靜更重要，誰能盡得其中妙。

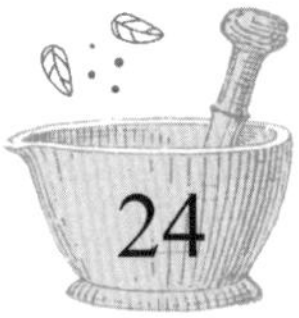

24 增強體質，營養運動？

能消化的才叫營養

有一次跟老師一起出診，看一個肝癌腹水的病人，這病人臥在床上，起來都覺得很辛苦。老師首先讓我們給病人列出一大堆不該吃的東西，有雞蛋、牛奶、水果、麵食、肉類等。

病人的家人很驚訝地說：已經請過好幾個醫生來看，西醫生都說要增加營養，說這是免疫功能降低，抽完腹水，就需要拚命地補蛋白。

老師說：那你增加了營養，覺得怎麼樣？

病人的老伴說：上一週給她吃了牛奶還有外國進口的最好蛋白粉，脹了三天不消化，沒胃口。這一週又給她吃了一次牛奶，又脹了幾天不吃飯。爲什麼補不進去呢？

老師說：生命在於營養是沒有錯，但前提是病人脾胃能消化吸收的營養。越是重病的人，臟腑元氣越衰弱，越運化不動食物。應該清淡飲食，而且只能吃小飽，要保持饑餓感。古人說「有胃氣則生，無胃氣則死」，保持饑餓感是胃氣來復的一個標誌。

病人也說：只要能讓她有胃口吃飯，有勁坐起來，她就很滿足了。

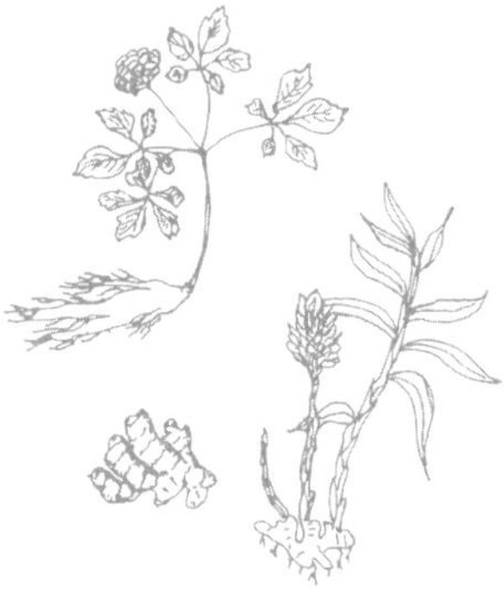

粥油潤肌膚，滋陰勝熟地

這樣不需要老師多交代，病人自動迴避吃這些高營養、高蛋白之物。老師也建議她吃一些小米稀飯，或者米粥的上面那層，中醫叫做粥油。

原來這大病後服粥是中國傳統養生的一條重要原則，粥的吃法非常關鍵。這粥油雖不是營養最豐富的東西，但它卻是最平和最容易爲病人吸收之物。

《本草綱目拾遺》中說「**粥油能實毛竅，滋陰之功勝熟地**」，可見善食療者，可以把粥當藥食。粥上層的稠厚湯水，乃米之精華，服之最能補精益氣，推陳生新，通利腸胃，令人神清氣爽。

在《紫竹林單方》中提到治療精少不孕的方子，用粥油取來加鹽少許，空心服下，其精自濃。可見，天下最平常之物，並不是最有營養之物，卻能長久地補精血，因爲易吸收反而更能增強體質，所以我們要有這樣的觀念，大藥在於平常，營養在於能充分消化吸收。

大動，小動，微動

又有一個脂肪肝的病人老找老師治療，他才四十來歲，看起來身體還算強壯。

老師一摸他的脈說：你雙寸亢盛，尺部不足，氣血上沖於頭腦，走於外面，相對其他臟腑腎裡面精血虧虛。你這身體，要少應酬、少喝酒、少運動，多靜坐呼吸來增強體質。

病人說：西醫生建議我通過運動來強壯身體，但爲何我一運動，比如小跑，頭就暈、胸就悶，運動完後，反而更加疲累？

老師笑著說：生命在於運動沒有錯，但生病的人，不是每一個都適合運動，而且運動也分大動、小動、微動。你這身體都屬於虛勞體質了，下面尺部都是空虛的，精血收藏還來不及，怎麼還能往外消耗付出呢？

現在你肝部疲勞，本身五臟六腑氣血就不充足，你還通過運動，把氣血調到肌肉皮毛、頭面九竅來，使得內臟就更缺血了。

人本身氣血就有個定數，你大腦老是靜不下來，導致脈象上越，上大下小，上面頭腦充血，下面臟腑缺血，一運動手腳肌肉又跟臟腑搶血，皮毛擴張，汗水外流，汗血同源，也是在消耗血，哪能不頭暈胸悶、眼花腳軟的呢？你這不是在增強體質，而是在自我折騰。

中醫認爲肝藏血，肝是血庫，你本身脂肪肝，就已經是血庫空虛了。一個國家在國力強盛時，可以調兵遣將，保護邊疆、擊退敵人。但如果你國庫空虛，本身能量就不夠，你還往外面調，不知道休養生息的重要，這樣打仗就是在勞民傷財，你必須先養起來，才有得一戰。靠運動來增強體質，也得讓你身體內臟氣血慢慢恢復過來再說。

營養運動要把握度

病人聽後，終於明白了，點了點頭，說還是中醫分析得有理。

確實運動必須要有選擇，有人說生命在於運動，這句話有錯嗎？

當然沒錯，但久病虛勞之人，不應劇烈運動，而應緩慢地微運動。腫瘤癌症的病人，同樣也需要運動，他們扭扭腰、散散步，也屬於運動，但這個度必須把握住，不能搞得大汗淋漓，運動後更疲憊。

對於這類免疫力非常弱的病人，他們適合這樣一條運動原則——**大動不如小動，小動不如微動**。**即《黃帝內經》上說的「微動四肢，溫衣」**。

這一個微字就非常妙，堪稱微言大義。一字之立，堅如磐石，一義之出，燦若晨星。

而老師常提倡病人的靜坐呼吸也是一種微運動，更適合那些大腦靜不下來，又身體疲乏的人去做。可見，增強體質，盲目追求營養運動是不行的。大病的人，反而適合多吃些清淡的素食之類，體虛的病人，反而適合多臥床，多休息。

有人又會問，素食會不會沒營養？不運動，如何增強體質？

老師說：你看那些牛馬長得夠壯了吧，牛能拉上千斤的犁，馬能日行千里，牠們吃什麼？你再看那些烏龜，牠被墊到床底下，動都不動，活得比誰都長壽。可見：

> 要如牛馬健，健康在吃草。
> 要如龜壽長，生命在靜養。

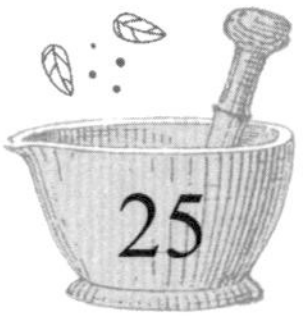

25 山楂減肥，綠茶瘦身？

茶葉寒涼，體虛慎服

有病人說：給我開些山楂吧！我要減減肥。

老師說：你怎麼知道山楂能減肥？

病人說：山楂消肉積嘛！養生專家都這麼說。

老師說：我倒少用山楂減肥，人會肥胖，肉多只是一方面，其實肥的更多的是水濕，所謂的減肥能夠把水濕減下去就成了，所以我用蒼朮來減肥。把脾功能加強，脾主大腹，腹部水濕代謝好，人就會輕快些。

又有經常在外面應酬的病人，長了啤酒肚，聽說綠茶可以減肥，也經常泡茶喝，肥沒有減成，反而把胃吃寒了。

可見綠茶減肥也是片面的，古書上說「**茶葉乃寒涼之物，體虛之人要慎服**」，有個病人長期喝茶，喝到胃寒，口中泛清水，啤酒肚更大了，從此不敢喝茶，改爲泡紅參片，才算把胃寒治好。

老師說：若用綠茶來通便減肥，還不如用雞屎藤。雞屎藤消積通腸，配上蒼朮健脾升清。清濁升降相互協調，就可以讓身體輕快起來。

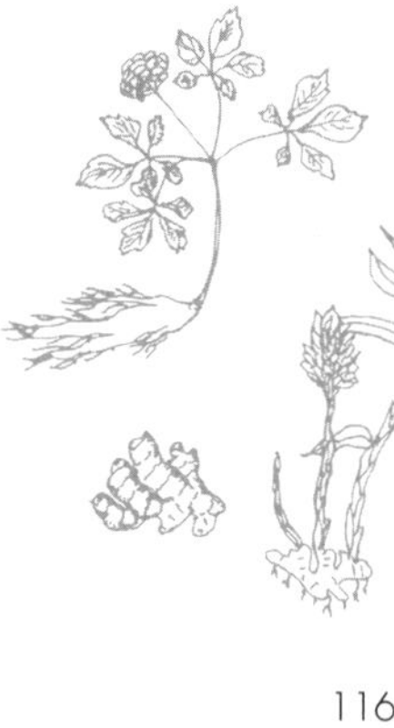

減肥茶的由來

我們問老師，這個藥組是怎麼來的？

老師說：這也是他無意中得來的經驗。

有個在電臺工作的男人，三十多歲，啤酒肚，到後來吃飯都不能吃飽，連喝水都長胖。人又氣虛，老沒勁。他要老師開補藥，又希望老師給他減肥。

老師就說：好吧！我給你開兩味藥，泡泡茶試試。於是隨手開出蒼朮、雞屎藤兩味藥，並且告訴他這是大補之藥，讓他回去安心泡茶喝。

結果，喝了一個月，啤酒肚下去了，人也精神有勁，他單位裡的同事就覺得很神奇。因爲現在不少人中焦瘀堵，女性肚腹周圍容易長出像游泳圈樣的贅肉，男性就出現啤酒肚。他們都很困重，活動不靈活。

於是他的同事紛紛過來任之堂找老師，跟老師說：大夫你給我同事開的是什麼藥，爲什麼以前他喝水都長胖、現在大口大口吃飯也不長胖了？能不能給我也包一些回去吃呢？

老師說：我一天看那麼多病人，也不記得給誰開過什麼藥。這樣吧，你去把藥帶過來，我看看。

第二天，藥拿來了，是兩種藥，一種一片片的，一種切成一小丁一小丁的。老師一看，恍然大悟，原來就是蒼朮跟雞屎藤。這藥馬上成爲他們單位內部的減肥茶。

南水北調，互通有無

我們問老師，爲什麼老師說這是大補藥呢？既減肥也增加精力。

老師笑笑說：這就是按中醫基礎理論開出來的方子。如果按見肉消肉的思路，看到肥胖，那是肉積，我就用山楂減肥，要嘛就用綠茶瘦身，這樣身體肥肉沒有減下去，反而減出病來，把身體精氣神搞差。

因爲用山楂、綠茶，只看到身體的肥肉積滯，沒有看到臟腑的運化功能。其實這個人吶，他肥胖，又覺得精力不夠，想吃多又不敢吃多，很疲倦，這不是營養不夠，而是營養物質不能從中焦輸送到四肢中去。這樣四肢就沒勁，而中焦的積滯就堵得更多。

所以我們治療就有兩個思路。一要恢復脾運化升清的功能，因爲脾主大腹，也主四肢，通過蒼朮把中焦大腹的積滯疏通開來，運化到四肢頭面去，就像南水北調一樣。

然後再通過雞屎藤把多餘的垢積濁氣降下來，排出體外，再配合適當運動，出出汗，爬爬山，這減肥也不是個難題。

兩組減肥茶

所以人家說要減肥，我們不能人云亦云就開給他減肥消肉的藥，我們要看到肥胖背後的機理。

人體始終都是「陽化氣，陰成形」的，人體的水飲遇到熱就會化成氣流輸布四肢，疏散開來。如果遇到冷就會積聚成形，就像現在很多肥胖的人，他們肚子是涼的，臀部也是涼的，我們要把

它看成一堆痰飲陰邪來治。

《傷寒論》上說：「病痰飲者，當以溫藥和之。」

你要溫通它而不是冷卻它，像山楂、綠茶都是在冷卻身體，身體越冷卻、肥胖就越頑固，這就叫「陰成形」，形體就越來越多贅肉。

我們要反其道而行，恢復臟腑氣化功能，用「陽化氣」的思路，健運脾腎，使水津四布，使無力的贅肉變爲有用的精氣。這樣既能達到減肥效果，還能達到補益氣力之功。

所以最好的減肥就是不傷人減肥。臟腑氣化功能足了，肥肉也下去了。我最常用的兩組藥對，一組就是蒼朮、雞屎藤，另一組就是白朮、枳實，都是達到脾升胃降、清升濁降的效果。

山楂消肉積，看似可減肥。
綠茶通腸道，彷佛可瘦身。
肥肉沒減下，反而徒傷神。
病人也困惑，中醫非不能。
得從臟腑調，打開升降門。
脾胃能健運，陰陽才平衡。

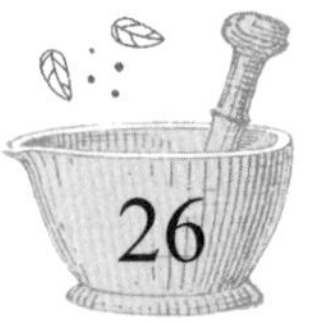

26 飯菜不鹹，幹活沒勁？

五味過食容易導致臟腑失調

中醫講究用藥物的四性五味治病，以糾人體之偏。如果病人過食五味導致臟腑失調後，也很容易分辨，這點《黃帝內經》上總結得非常精闢。

「是故味過於酸，肝氣以津，脾氣乃絕。味過於鹹，大骨氣勞，短肌，心氣抑。味過於甘，心氣喘滿，色黑，腎氣不衡。味過於苦，脾氣不濡，胃氣乃厚。味過於辛，筋脈沮弛，精神乃央。是故謹和五味，骨正筋柔，氣血以流，腠理以密，如是則骨氣以精，謹道如法，長有天命。」

用這個思想去指導調節人體飲食，就可以減少疾病。

爲何老師總會再三對患有「三高」、心臟病、腎病的老人家強調少吃鹹呢？西醫認爲多吃鹽會加重高血壓，加重心臟病的心肌損害，故老年人飲食應偏淡，少鹹可以益壽。

而在《黃帝內經》裡面就可以看到「味過於鹹，大骨氣勞，短肌，心氣抑」的道理，腎是主骨的，過鹹會勞傷腎，會使心氣抑。所以古人說「若欲身體安，淡食勝靈丹」。

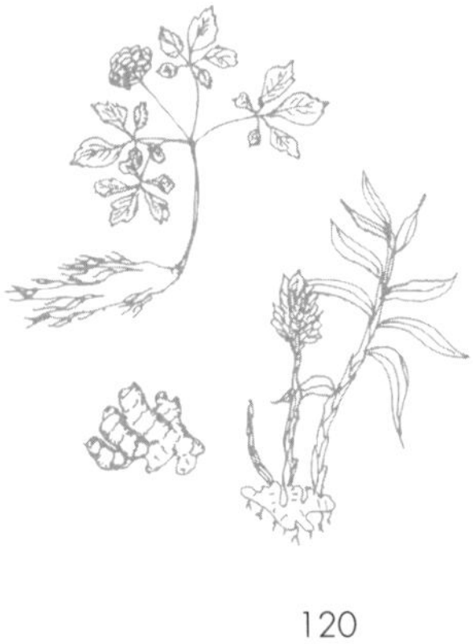

餐館老闆的苦惱

有個病人，男，四十來歲，是一家餐館的老闆，近一兩年來，老是腰痠、口乾渴，晚上失眠，視力減退，臉色晦暗，醫院檢查轉氨酶偏高。

他說過一個月就要再做餐館裡的衛生證，他擔心自己的身體狀況，怕會因爲體檢而無法通過，很是苦惱，於是問我們有何良策。

我們跟他說：你做餐飲的，晚上要做到比較晚，長期熬夜，使血難歸於肝，精難藏於腎。消耗的遠比生成的要多，所以經年累月下來，肝腎精血就虧虛了。肝腎精血一虛，腰痠眼花，脅肋不舒，失眠，甚至轉氨酶偏高這些病症都可能出現。

他又問，那我臉色比以前黑，口中相對要乾渴一點，又是什麼道理？

我們跟他說：臉色偏黑，如果不是經常曬太陽運動的人，那麼就是這個人腎氣調用過多，腎水上泛。口中乾渴，則是身體的水分流失太多，元氣不足，不能氣化。

他說：我飲多少水也不解渴啊！

我們跟他說：你平時吃飯味道偏重了些。

他驚奇地說：是啊，你怎麼知道？家裡經常我炒菜，飯菜如果不鹹，我吃起來，幹活就沒勁，家裡其他人，都說我做的菜味道重了些。

我們跟他說：問題就出在這裡，你要少吃鹽、少吃油膩的，多吃清淡的飲食，多吃素。

他說：吃太清淡了，幹活沒勁怎麼辦？

我們跟他說：你吃偏鹹了，才是幹活沒勁的原因。鹹剛開始可以把你腎氣調出來用，越調到後面，你腎氣越虛，氣色就越黑，腎水不生肝木，轉氨酶就高，腎水不濟心火就失眠，腎水不生肝木以養眼睛，這視力就減退。你試試服用杞菊地黃丸，再加上減少油鹽減少肉，清淡飲食半個月，再去做個檢查，應該身體會好些。

由於要做衛生許可證，他必須要把自己的生活習慣改過來。這樣半個月以後，他打電話來，高興地說：吃了這個藥丸，身體很好，比以前有勁了，晚上也少失眠了，脾氣也沒那麼躁。

我們問他，那飲食方面呢？

他說：我一回來就把肉減少了一半，炒菜時，鹽也少了一半，剛開始淡淡的、沒味道，覺得不是很習慣，但爲了身體，還是堅持吃了一段日子，現在反而習慣了，清清淡淡，更能吃出眞味道來。這次我去體檢，發現檢查報告裡頭全通過了，轉氨酶也不高了。我以前都不知道，我這身體是吃太鹹生病的，這次你說吃淡一點，讓我身體調整過來了，非常謝謝你。

三個現象

我們問他：現在口還渴嗎？

他說：口不怎麼渴了，可能跟吃得清淡一些有關係吧。

我們跟他說：沒錯，《黃帝內經》說鹹味能使人血液凝滯，叫做「多食鹹，則脈凝泣而變色」。

我們看，有三個現象。

現象一：

市場裡的豬血，原本血液新鮮不凝固，用了一個辦法，就是往上面撒點鹽，就立馬凝固了，血液凝成塊狀，不能流動，可見這多食鹹傷血脈的道理，簡單易解。故各類心臟病高血壓患者以清淡飲食爲第一。

現象二：

炒菜時，本來青菜沒什麼水出來的，你只要放一點鹽進去，青菜裡頭的水馬上被調出來。

現象三：

做餃子的時候，第一步要做餃子的餡，要充分把青菜餡裡的水液擠出來，這時用的辦法也是往青菜裡面加點鹽，很快那水就被調出來了。這樣水一旦被調出來，青菜細胞裡頭就缺水。對應到人體身上，組織結構缺水，就會發出乾渴的信息。這就是爲何吃鹹的人，老容易覺得口乾渴，喝多少水都不解渴。這時其實只要飲食清淡些，人馬上就舒服了。

可見小迷思的調整，卻換來身體的大健康啊！

飯菜要做鹹，才想往下嚥。
不鹹真沒勁，吃飯如熬煎。

不知鹹傷脈，令人臉色變。
鹹也傷五臟，肝腎病症現。
口乾視物減，腰痠腿不便。
轉氨酶升高，晚上睡眠淺。
要將身體檢，衛生證因緣。
問道於中醫，需將鹹味減。
清淡飲食後，身體賽從前。
輕鬆過體檢，淡食保安眠。

辣椒宣散，活血美容？

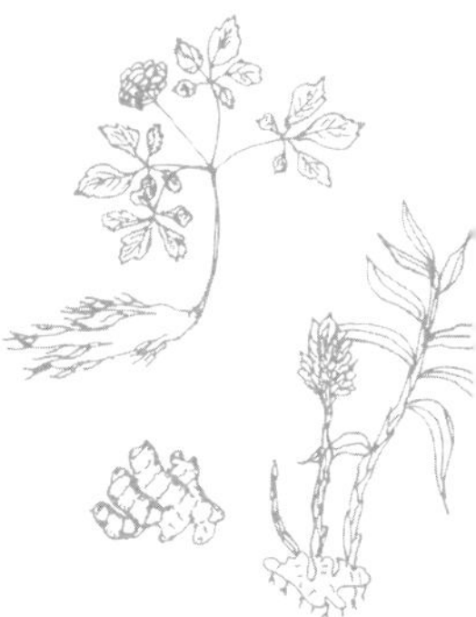

精神過亢之人不適合吃辣椒

有個病人手上長濕疹，臉上也長，但腳上卻沒有長。

她問老師，爲何別人都長在身上或在腳下，她一長就長上臉？

老師邊摸她的脈邊說：右路脈上越，氣機不降，整個肺胃都降不下來，肺主皮毛，胃主肌肉。上亢的氣機，把水濕都帶到上焦頭面和肢體皮膚肌肉裡面去了。你這濕疹只是表像，你還有慢性咽炎、食道炎、胃炎，這條消化道下來，都有問題。

她點了點頭說：是啊，我咽炎有好幾年了，胃也不舒服，該怎麼辦呢？

老師說：你要戒口，性子太焦躁了。你這脈象不適合吃辣椒跟喝酒。

她說：辣椒我喜歡吃，酒我偶爾喝，不是說四川女孩子吃辣椒能美容嗎？酒也可以活血啊！

老師跟她說：你不是長在四川，四川是一個盆地，濕氣重，盆地就是一個下陷的勢，用辣椒可以把氣機往上拔，發越出來。對於雙手脈象不上越的人來說，適當吃點辣椒跟酒，是能夠行氣活血，有助於流通血脈。但你的脈象是上越的，精神過亢，辣椒跟酒，味辛，走的是肺，肺居於上焦，你的身體情況肺已經宣發太過，上亢太厲害了，你再加進酒跟辣椒進去，就好像火上澆油一樣，整個氣血往上調得更厲害。氣血上走的同時，水濕痰飲都降不下來，所以導致上半身容易長濕疹痤瘡。

下面的氣血往上調後，人的腿腳就困乏，不喜歡走路。

她點了點頭說：這幾年，她老容易覺得疲倦、腿重。

老師跟她說：辣椒是辛味，凡辛味的食物或藥物都有宣散行氣的作用，但是宣散行氣太過的代價就是要消耗身體的津液，所以《黃帝內經》說「味過於辛，筋脈沮弛，精神乃央」，味過辛後，濡養筋脈的液體就會被調動出來，筋脈就會沒勁，人就會顯得不精神。所以我們臨床上根據這個道理，選用一些風藥或行氣藥幫助氣機轉動起來，幾劑藥後就要加一些養陰益氣的，這樣防止它耗散太過。

濕疹可用杏蘇五皮飲

她又問，還有什麼要注意的？

老師說：你這除了吃辣椒太過外，還有平時小氣生得太多。

她說：確實是這樣。

老師說：人生氣也是在拔腎根，把水濕往頭面上發越，所以常生氣的人，臉上容易長斑，氣色不好。而且生一場氣，跟別人吵一次，消耗的精力體力比參加一次三千公尺的長跑還大。

然後老師開給她杏蘇五皮飲，杏仁用到二十五克。只吃了三劑藥，病人手上臉上的那些濕疹，全都收下來了。

她回來複診時，再亮出她的手，果然一乾二淨。

老師跟她說：以後要少吃辣椒了，不然一吃，又把水濕拉上去，那可不叫美容，而叫毀容了。

她點了點頭，把老師這句話聽進去了。

四川辣妹子，辣椒宣散濕。
活血又美容，肌膚有光澤。
地方之飲食，非人人適合。
寸脈浮亢的，喜愛生氣者。
辣椒再下去，向上發水濕。
臉斑濕疹多，恢復日遲遲。
杏蘇五皮飲，降氣又利濕。
從此辣少吃，才算把病治。

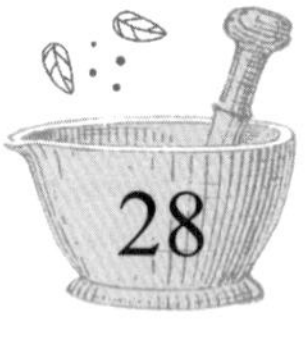

飯後水果，幫助消化？

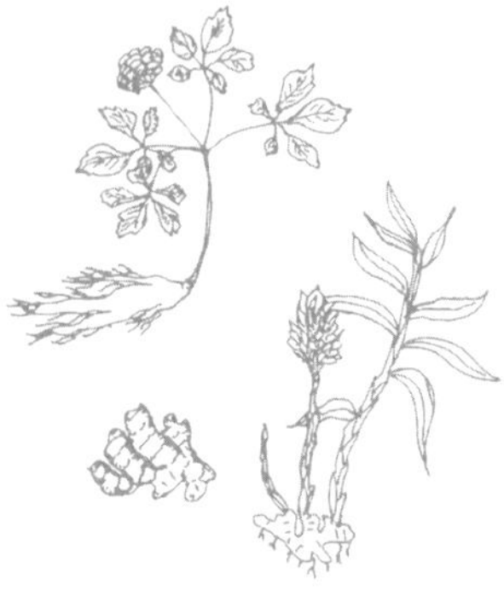

飯後水果腹瀉案

有個病人，男，五十來歲，在一頓晚飯後，家裡人買來了西瓜，當時天氣正熱，大家都想吃點西瓜，解解饞也解解渴，於是把西瓜切開來，他只吃了一小片，吃完後，腹痛難受，立即上廁所，大瀉一番，腿腳沒勁，整個人覺得暈暈沉沉的。

他問我們，該怎麼辦呢？

我們看他舌苔白膩，說他這個是夏季暑濕，脾胃為寒濕所困運化不開，本身吃飽飯後，消化道壓力就大，要消耗一定熱量，把食物消化轉輸，而這時加進寒涼的水果，消化道一下子適應不過來，立即腹脹、腹痛、腹瀉，我們便叫他去買盒附子理中丸來吃，當天晚上吃，第二天就沒事了。

他從此就知道飯後不應該立即吃水果，起碼要等腸胃中食物消化徹底後再吃。這是他自己的經驗了，因為他以前不在飯後吃水果都沒有發生過腹瀉。

飯後水果心慌案

又有一個病人，女，五十來歲，十堰當地人。她飯後吃了一個蘋果，馬上胸悶胃脹，來到任之堂。

老師一摸她右關脈說：脹得這麼厲害，以前不是交代你不要吃水果嗎？你這心臟本來就不好，水果寒涼，會消耗心臟的陽氣。心臟功能不足，水果在胃裡就不能夠被徹底運化開。所以大部分老年人心陽不足的，他們見到水果都不敢碰。

然後老師便給她開桂附理中丸，還幫她拍拍內關，馬上就舒服了。

爐中添火與雪上加霜

其實，不單是中醫認爲飯後不宜立即吃水果，西醫也這樣認爲，由於水果含有各類豐富的單醣，必須在小腸中才會被徹底消化吸收，而胃裡由於飯後塞滿了食物，水果就堵在那裡發酵，產生很多氣體，這樣胃脹、胃痛、胃酸過多就來了。

這中醫講心胃相連，胃被水果涼性所傷，就會動用心臟的陽氣來救助，你本身心臟病，心陽就不夠，又要心臟分出一部分陽氣去幫助胃消化，這樣心臟自己都覺得力不足了，所以就開始心慌心悸。這就是很多心臟病的老年人，不僅飯後不能吃水果，就連平時也要少吃水果的原因。

我們也看到過很多到醫院裡探病的人，都給病人捎去大量的水果，特別是蘋果，他們認爲蘋果代表著平安。其實病人如果是身體陽氣不夠的，一吃這水果下去，病痛立馬反覆，本來好轉的勢頭，又被打回原形。

老師碰到這種情況的時候，便會幫病人糾正這一迷思，說：我們醫生拚命地給你們爐中添火，把陽氣扶起來，讓陰寒之邪散開，你們病人卻不知道養生迷思，屢屢給自己的身體雪上加霜。這樣跟養生大道背道而馳，怎麼能治好病呢？

飯後一水果，幫助胃消化。
看似很合理，觀念已偏差。
夏季老人家，飯後吃西瓜。
吃完腹脹痛，隨後便去拉。
心臟病老人，蘋果隨手抓。
嘴上才吃完，悶脹漸漸加。
醫院探病人，要知健康法。
不然送水果，容易傷病家。
尤其陽虛者，怕涼果肅殺。
醫生把火添，莫將霜雪加。

29 大便秘結，上火困擾？

便秘論虛實，方向要正確

便秘是一種常見病，中老年人經常得，現在年輕人也容易發病。在任之堂不時可以碰到三五天一次大便的病人，很多便秘的病人他們都形成一種思維定勢，來就診時直言不諱地說道：「醫生，我上火了，便秘，給我開一些瀉藥吧！」

是不是眞上火了呢？

余老師說：眞上火的少見，上熱下寒的多見。

有個病人三年多便秘，大便乾燥得像羊屎，經常四五天才解一次。

老師問道：你是不是經常吃水果？

病人說：是啊，天天都吃香蕉。老師說：你要想把便秘治好，就先把香蕉戒了。

病人就像不能接受一樣，對老師這番話非常不解，問道，不吃香蕉水果，大便不更難下嗎？

老師說：你這個是冷秘，越吃涼的東西，腸道收縮得更緊，更下不了。你這個身子，長期吃下火的藥和瀉下的藥，當時便秘會好些，但藥力一過，反而會加重。如果香蕉水果眞能幫你通便的話，你也不會四天解一次大便了。如果三黃片、上清丸這些涼瀉之藥可以幫你治好便秘的話，早就治好了。

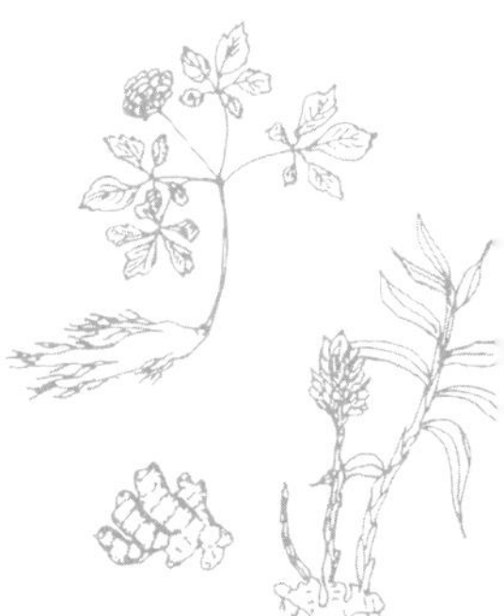

冬天的筆芯，因寒而凝

病人還是有些不解，老師叫他伸出舌頭來，只見舌尖紅，有齒痕，舌根一片白膩，很明顯是上熱下寒，寒火兩重天，這樣單吃涼瀉的藥，圖一時之快，最後反而會留下纏綿難癒的腸寒病根，結果就會使便秘更加嚴重。

後來老師給他開附子理中丸加上麻子仁丸，寒溫並用，以溫通爲主，重用白朮，把他的便秘給治好了。

而在任之堂，每天碰到那麼多病人，大便秘結因爲上火的占少數，因爲長期吃寒涼之物導致腸動力不足的占了多數。很多病人反反覆覆治不好就是因爲治療的方向錯了。

冬天跟老師抄方的時候，在下雪天氣最冷的時候，我們抄方用的筆很難出水，出得非常細，非常澀，很不滑利。

老師就從煎藥房裡搬出一台火爐來，在取暖的同時，我們找到了讓筆快速滑利出水的竅門，就是把筆芯放在爐子上面，烤個幾秒鐘，再寫字就流暢滑利，毫無半分阻滯，能隨心所欲地抄方。

通過對筆芯的觀察，老師說：這就好像人體內部的氣血，氣血碰到寒氣，就會凝住不通，或者通而不暢，而碰到溫暖就會運行得很流暢快速。

《黃帝內經》叫做**寒主收引**，又說**血脈遇寒則凝，得溫則行**。身體氣血流通跟寫字的筆是一樣的道理，你把筆芯烤暖了，它出水順利得很。

同樣人的腸胃六腑不受寒了，有足夠的陽氣，那大便就像這筆水一樣，非常通暢。所以古方半硫丸就是治療冷秘的專方，而我們在臨床上也常用大黃配附子來治冷秘，發現效果還不錯。

我們又問老師，如何辨別是冷秘還是熱秘。

老師說：很簡單，便秘的病人在吃下火通便藥之前，首先可以先看看自己的舌苔，如果舌根部發白，那就要慎用了。

還有女性患者要想想來月經時，小腹是不是發涼、冷痛，冬天是不是雙腳特別冷，如果是這樣的話，不單下火的藥不能輕易吃，就算是水果、冷飲也不能輕易沾。

腸道不通豈獨火？誰能想到寒氣滯。
一味寒瀉傷身子，不知溫通把病治。
好比冬日圓珠筆，越冷出水越乾澀。
拿到火上稍一烤，隨心所欲寫出字。

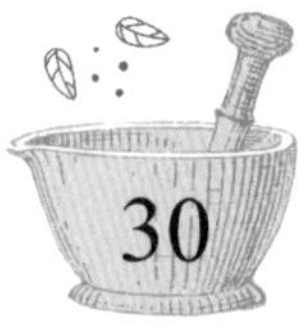

30 咽喉腫痛，清熱解毒？

虛火慎用涼藥

病人：醫生我上火了。

老師：你怎麼知道是上火呢？

病人：我咽喉腫痛，你給我開些清熱解毒下火的藥吧。

老師：你吃過什麼下火藥沒有？

病人：吃了三黃片、牛黃解毒丸。

老師：爲何好不了呢？

病人：藥下得輕，你給我下重一點的。

老師：你看是火，我看是寒，如果眞是上火，三黃片、牛黃解毒丸早就解決了。你這是虛火上沖，下焦寒涼，舌根發白，冬天手腳冰涼，走路雙腳沉重。你盲目吃下火的藥，只會加重下面的寒涼，就像雪上加霜，越吃越怕涼。

病人：難怪我這幾年老沒精神，比起以前更怕涼，那該怎麼辦呢？

老師：少熬夜，虛火不上沖，少吃冷飲下火的，身體才有熱氣，人活著就靠那團熱氣，小孩熱氣

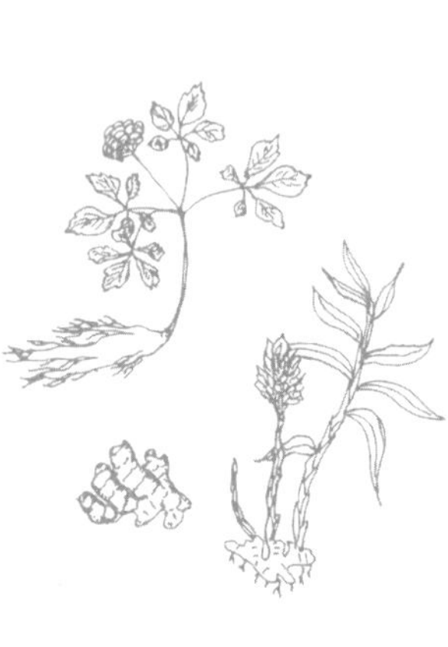

足渾身暖洋洋，身體健康得很，老人家熱氣不夠，身體差。你的身子就咽喉上面那點虛火，下半身都涼透了，不能再輕易服涼藥了。

找到疾病的根源

病人：那吃什麼藥呢？

老師：**用引火下行法，使寒熱對流，心腎相交，讓身體自行調補**。

於是老師就開龍骨、牡蠣、川牛膝、附子等引火下行的藥，沒有用一味清熱解毒的藥。這樣三劑藥過後，怎麼用下火藥都治不好的咽喉腫痛，就這樣解除了。

老師說：虛火上沖不管是咽炎、食道炎還是牙痛、咳嗽，這龍骨、牡蠣、川牛膝三味藥非常好用，它們既不是補也不泄，而是把身體上熱下寒、虛火上沖的體質糾正過來，它們能夠引自身的火來暖自身的寒，使寒熱對流，虛實互補，這樣上下氣血調和，疾病自然而癒。

可見看似多餘上越的火，它不是沒有緣故的，而是身體在自救，在自我調整。老師常跟我們說：**身體任何一個疾病反應都是在自救，不要去輕易消除它，必須要找到疾病的根源**。就像上熱下寒，虛火上沖一樣，很多人就隨便清火下火，這樣一次兩次還受得了，反反覆覆多次過後，體質就變差了。所以大量打消炎針，服清熱解毒下火藥讓不少人的身體都垮了。

咽喉上火了，清熱解毒治。
越吃越怕冷，應該去反思。
寒為周身寒，熱是局部熱。
寒熱不對流，才會這樣子。
引熱下行法，治好方才知。
從此戒涼冷，你說是不是？

31 慢性咽炎，多用含片？

慢性咽炎，多用含片，連小孩子都知道去買西瓜霜、清涼喉片。有些人吃了咽喉清涼清涼的很舒服，可有一部分人吃了卻不舒服。

有個病人長期咽炎，吃這些喉片是他每天都必須的，結果咽炎沒治好，反倒經常拉肚子，大便不成形。在老師這裡調，老師一把他的脈說：你這個是上熱下寒，涼的東西吃多了，上面的火沒清下去，把下面的胃腸吃寒了，平時是不是老容易反酸胃痛？病人點點頭說：以前腳不涼的，現在腳都有些怕冷。

老師跟他說：你以後要把這個喉片戒掉了，不能再吃了，再吃下去整個人都沒火力了，整個腸道到時都消化不了食物了。

他說：是啊，大夫，有時候吃什麼菜就會拉什麼菜出來，我這咽喉痛很多年了，爲什麼不能吃喉片？

咽炎含片多傷脾

老師說：有不少咽炎用喉片都沒治好，卻吃出了胃寒腸寒，這是過用寒涼所致。現在市場賣的這些咽炎含片基本上都是涼利的，**涼利之藥傷脾腎，虛寒之人當慎服**。你如果實在不知道自己的體質如

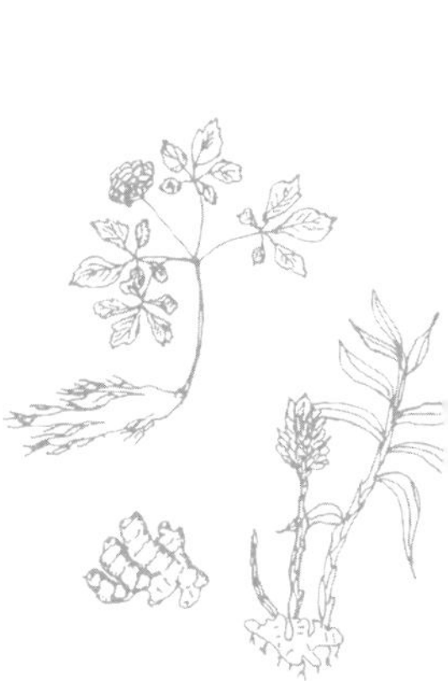

何，就看看自己手腳是否冰涼，舌苔根部是否白膩，如果是的話，絕對要禁吃，不然會吃出大病來的。

涼藥久服，大損陽氣

又有個藥廠的人，經常抽煙，咳痰口臭，說話聲音也沙啞，他就喜歡買各類喉片來吃，還喜歡一邊抽煙一邊吃喉片。老師叫他伸出舌頭來看，發現整個舌根部一片白膩，便跟他說這個壞習慣要改過來。他說：我挺好的，沒什麼病，這樣吃了幾年都沒事，不吃還覺得咽喉不舒服、說話不俐落呢！

老師說：水滴石穿、繩鋸木斷，寒涼的東西它傷人，不是一次兩次，而是長久累積使然，這叫**冰凍三尺非一日之寒**，你不要以爲每天吃得少沒事，你長期久服，它會把你五臟徹底搞壞。

這病人並沒把老師說的話當回事，沒想到又過了一段時間，他就因爲急性胃痛、胃潰瘍大發作而住院了，他十分後悔當初沒聽老師的話。

老師說：小小藥片也要辨證使用，不要以爲藥力微小而輕視它，**千里之堤、毀於蟻穴**，再強壯的人你叫他每天吃生冷涼果，不需要幾年，風濕、腸寒都來了。

至於你身體適不適合吃清涼含片，你可以判斷一下，如果痛經、小腹涼、舌根白膩、脈沉遲、冬天手腳怕冷的人都不適合吃，或許剛開始吃的時候覺得咽部症狀有所緩解，可吃久後，大便就稀爛不成形，小便也多了起來。

人體的臟腑經脈就是靠那團熱氣在維持，長期吃涼利的東西就是讓你的身體不斷進入秋冬天肅殺收藏的狀態，你的經脈不斷在收縮，五臟六腑就像經常被潑冷水冰水一樣，這樣不注意的話，就很容易得大病。

慢性咽炎小問題，總靠含片把咽利。
誰知久含也不癒，舊病不去添新疾。
胃寒肚冷大便稀，趕緊回頭來得及。
莫為病小就輕敵，待到大病藥難醫。

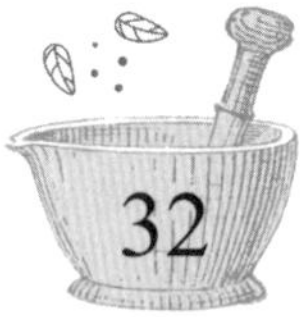

32 口腔潰瘍，虛火上擾？

口腔潰瘍如火山口

現在治口腔潰瘍很多大夫都知道說不就上火了嗎，實火就吃點牛黃解毒丸、上清丸，如果治不好那就是虛火，虛火上擾就吃吃知柏地黃丸。

這樣一想，不是實火就是虛火，好像沒錯。

老師卻說：其實只對了一半，現在臨床上更爲常見的是一種叫做鬱火的，是由氣機鬱滯不通導致的。

我們問鬱火怎麼治療。老師說：**火鬱發之，口腔潰瘍就像一個火山口一樣，脾胃中焦鬱滯不通，脾又開竅於口，這些鬱火就通過口腔潰瘍的形式爆發出來。**

這口腔潰瘍本是身體在自救，如果見火治火，直接用瀉火的方法把這些火壓回去，這叫對抗療法，吃久了人難受，瀉火瀉多了人沒勁，你們說說看，不用對抗療法，順而爲之該用什麼方子？

我們有的說：左關鬱用逍遙散。

還有的說：右寸關不足用補中益氣湯。

也有的說：右關鬱上熱下寒，用甘草瀉心湯。

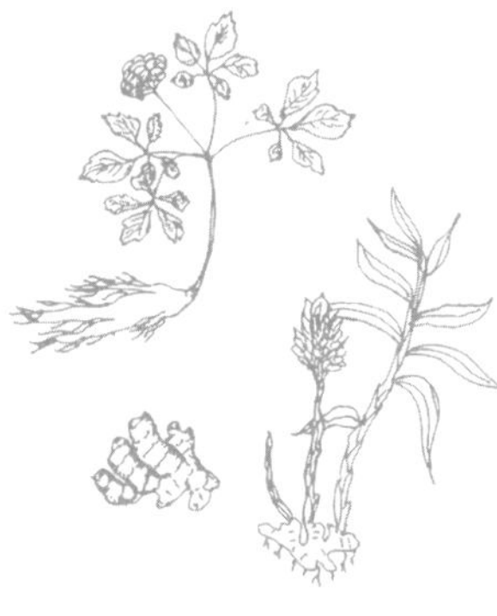

老師點頭說：很好，中醫不是一病一方，而是一人一脈一方，肺脈亢盛我們用升降散也治好不少口腔潰瘍，升降散就是火鬱發之，順其性而爲。

傳統的中醫都會看到疾病的本質，臟腑有鬱熱想要透出來，我們就想辦法讓它透出來，或從汗走，或從大便排。升降散裡面雖然只有四味藥，上宣風透熱，下通腸降濁，就像太極推手，四兩撥千斤，對於臨床各種鬱熱化火的病症，不單是口腔潰瘍，還有咽痛、風熱感冒發燒，這些病症都可以用。

唱歌運動發鬱熱

有個病人，工作多年一直都患口腔潰瘍，反反覆覆每個月都發，一發起來就要一兩週，中醫西醫都試過，吃那些瀉火的涼藥還有滋陰的補藥，吃到手腳發涼。

老師說：小夥子，我們不按你以前治過的思路走，你這個關尺部脈都鬱住了，你到藥房門口大聲喊出自己的名字，然後下午跟我們去爬山。

這小夥子只喝了幾劑半夏瀉心湯，先把吃傷的脾胃調過來，後來又改爲升降散，一番調治把他多年的口腔潰瘍治好了。治好後病人感到中醫的神奇，說是想要改行跟老師學中醫。

老師跟他說：年輕人，回去好好工作吧，中醫不是憑一時熱情學的，不過你如果眞想學一些中醫常識，利用工作之餘也未嘗不可。

老師叫他一改以前的陋習，帶他到山裡，叫他大喊自己的名字，盡情地唱歌。並讓他沒事就去大自然裡活動、唱歌。後來這小夥子到外地去工作，再打電話回來說：口腔潰瘍不犯了，現在跟人打交道，說起話來，信心都足三分，人也比以前陽光了。

這並不是藥物的作用，實際上，大吼、運動跟唱歌讓他脾氣運化，肝氣條達，身體臟腑內的鬱熱通過聲音跟汗排泄了出來，那麼身體就沒有必要再通過口腔潰瘍來泄熱了。可見養成良好的運動生活習慣及保持樂觀的心態，對他人生的幫助才是最大的。

運動可健脾，疏肝歌一曲

我們發現，不單是得口腔潰瘍反覆不癒的病人，還有各種疑難雜病的患者，這些人之所以長期帶病，一方面多少有些抑鬱焦慮，還有更重要的原因就是不愛運動。

而那些愛運動愛出汗的人，他們身上的臟腑鬱熱，從汗而解，很少會得口腔潰瘍的。還有那些心胸豁達、氣定神閒的人，身上也少鬱熱，因而也很少得口腔潰瘍。

所以說病人到山裡去運動，就是在吃補中益氣湯，然後再高歌一曲，大吼一聲，就是在服逍遙散。

老師笑著說：懂得這個道理，我們用補中益氣湯又何必拘泥於藥方呢？用逍遙散又何必非得用到藥呢？能夠令病人臟腑鬱熱透發出來，順其性而治其病，就是中醫。

潰瘍久不癒，非實亦非虛。
此為內臟鬱，最要暢氣機。
火鬱當發之，涼泄不可取。
對抗傷身體，順性把病祛。
運動可健脾，疏肝歌一曲。
明得此中理，做個真中醫。

33 眼睛乾澀，眼藥治療？

枸杞菊花茶與眼藥水

想起備戰高考的時候，重點班裡面沒有哪個學生不用眼過度的，眼睛乾澀模糊，成了當時的通病。

特別是高三下半學期，全班戴眼鏡的學生比例直線上升，很多同學桌上都擺有各種牌子的眼藥水。甚至一個星期都可以用上一瓶，但還是不行，眼睛乾澀只是暫時得到緩解。

後來有同學開始泡了枸杞菊花來飲用，發現對眼睛因過度使用而導致的乾澀昏花有好處，這樣班上又流行了一陣這個泡茶方，顯然比單點眼藥水管用。

當時高三還不懂什麼叫中醫，更不明白什麼叫做肝開竅於目，後來上了廣州中醫藥大學後才算明白了這泡茶方的機理。

枸杞子能養肝腎之陰，有子降之功；菊花能疏散眼目風熱，還能平肝，有花升之力。

道醫會上有個醫生說：治眼睛病，別人在挑燈火，我專添燈油。眼睛雖然是體表七竅的一部分，但卻與五臟相通應。**《黃帝內經》認爲五臟六腑之精皆上注於目，又曰「肝開竅於目」**。

用枸杞子就是在添燈油，在養臟腑之眞，補過度用眼造成的耗損。而眼乾澀火熱用菊花就能疏散

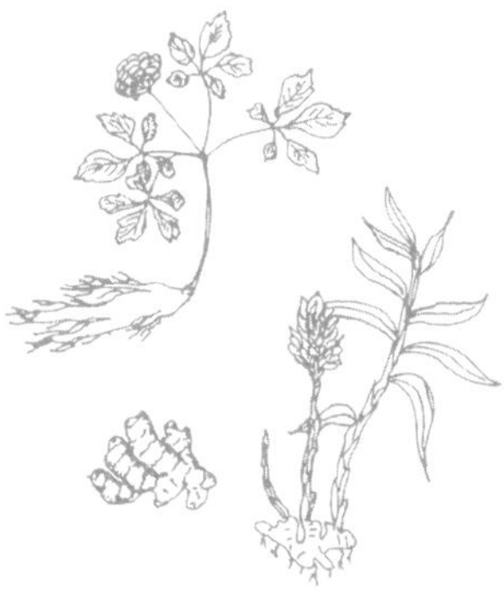

風火熱氣，還能令眼睛明亮，就像在挑燈火。可見這兩味藥是治療過度用眼導致乾澀的最佳拍檔。

年輕人單這兩味藥就管用，中老年人如果伴有肝腎虧虛的，在這兩味藥的基礎上加進六味地黃丸就成了古代的名方「杞菊地黃丸」。明顯可以看出杞菊地黃丸加強了補肝腎精血，添燈油之功。

後來我們一想，這用眼藥水跟泡茶方一比，就好像乾旱的田地長的莊稼，你說是往枯乾的葉面噴水管用還是直接往莊稼根部的土裡灌溉水管用？當然還是直接把水灌溉在根部，莊稼才能迅速恢復生氣。

眼藥水只是在苗葉上用功，杯水車薪，只起到略微緩解的作用，而泡茶方卻能直接滋養根部，在人體而言，眼的根部就是肝，就是五臟。

只見樹木，不見森林

在春秋二季，以前經常都會碰到流行性紅眼病病人。病人通常眼部乾澀，火燒火辣的難受，而且一得一大片人。

有個病人在醫院吊了點滴，用了激素，還不斷地點眼藥水，花了幾千塊，五天下來也沒有把眼睛治好。眼睛充血乾澀，疼痛畏光。

他無奈之下來到任之堂想尋求中藥治療，剛開始他還有些半信半疑，以為中醫是慢郎中，但被逼到這個份上，也只好試一試。

他問老師中藥多少天可以治好。

老師說：先開三劑試試。他說眼睛這麼紅癢，不用眼藥水行嗎？

老師說：你都用了那麼多眼藥水，如果能治好早就好了。

這樣老師就開了蒲公英、桑葉、薄荷、甘草，不過常用的幾味中藥，一劑一百元、三劑三百元。病人看了看也沒說什麼。

結果第一劑藥吃完後，第二天充血乾癢就消除了，他非常驚喜，第一反應就是把其他紅眼病的病人推薦到任之堂來看。

不用眼藥水卻可以把眼睛治好，其實知道中醫基本常識的人都可以理解，這就是中醫的整體觀。中醫不頭痛醫頭、腳痛醫腳，同樣不眼痛醫眼、鼻塞醫鼻。眼睛的問題要看到五臟六腑，經絡氣血的盈虛通滯。一個小毛病影響整個身體，是整個身體狀態的反映，牽一髮而動全身，這就叫做中醫。

很多人思維定勢，見山是山，見水是水，見到眼病就是眼病，把眼睛病變當做局部病變來處理，就容易被侷限住了，諸如此類的養生迷思很多很多，究其源都是因爲缺乏中醫的整體觀。

中醫不僅看到樹木還要看到整片森林，甚至要看到整座山脈，這樹木長得好不好，就要看深層水土的問題，有了整體觀，這才叫中醫。

眼睛乾澀痛，眼藥水不離。
反覆都不癒，這是何道理？

肝開竅於目，要注重整體。
如禾苗乾枯，灌溉往土裡。
如燈火昏暗，添油到罐底。
養目要養肝，這才叫中醫。

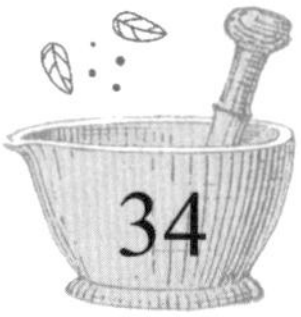

面生痤瘡，就是上火？

治痤瘡用養心活血通脈法

臉上長痤瘡的病人非常多，幾乎天天都可以看到，很多人的痤瘡一長幾年都不退，反覆折騰，心煩氣躁，卻無計可施，甚至越治痤瘡越硬越黑越頑固，這是爲何呢？

有一次，一位臉上長痤瘡多年的病人，拿著他在一位中醫那裡開的方子，說是服用這藥後三天痤瘡就退了，但不過一週後痤瘡便發得更厲害，再吃此藥便不見效。

方子主要有百部六十克、銀花三十克、連翹二十克、板藍根三十克、白花蛇舌草三十克等，一派清熱解毒瀉火的中藥，這是完全把痤瘡當做上火來治療。

又有一個痤瘡病人來找老師看，第一句話就說：大夫我上火了，最近痤瘡長得厲害，你給我把下火藥開重一點。

老師說：你也吃過黃連上清片，下火藥都治不了你的痤瘡，說明這痤瘡不是上火這麼簡單。

病人問那是爲何？

老師說：火是鬱火，根源還在於血脈不流通，《黃帝內經》認爲「心主血脈，其華在面」，你這痤瘡不是火，而是面部氣血循環不好，越吃下火藥，心臟的陽氣傷得越厲害。清陽之氣越是上不來，

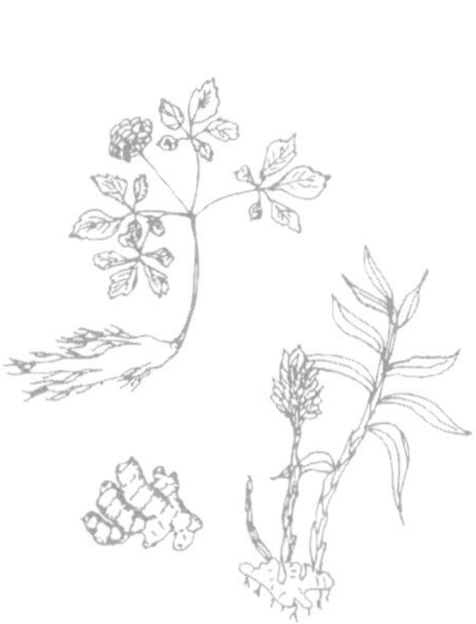

面部的氣血循環越是不好，這樣面部的痤瘡就越是消不下去。

病人急著問那該怎麼治療？

老師說：現在不單病人把痤瘡看成上火，很多醫生也把痤瘡看成上火，像這樣用下火藥治療是最粗暴的治法。中醫治病不要輕易分寒熱，很多病是寒熱錯雜在一起。那該怎麼辦？**要取其象，把痤瘡看成是一個腫塊、一堆垃圾或者是一條馬路上的交通堵塞，這樣阻在一起、裏成一團。你只要用加強心臟動力、疏通血脈的藥物把堆積在局部的垃圾搬運走，這樣不單臉上氣色好，乾淨了，痤瘡也不容易再生長。**

老師就是用養心活血通脈法治好這個痤瘡病人的，用這個大法治好的痤瘡病人就有數百例。老師最常用的就是丹參配桂枝，發現這組藥對治療痤瘡效果還不錯。痤瘡腫塊偏紅的，丹參量就大一些；腫塊偏白的兩味藥可以等量使用。

治痤瘡在治心

這是取法於《黃帝內經》的用藥思路，病機十九條中說「**諸痛癢瘡皆屬於心**」。人體的疼痛瘙癢長瘡，都需要從心來切入治療，特別是面部的痤瘡。

《黃帝內經》說「心其華在面」，人身體中所有的血管都與心相連。而面部的血管最爲豐富，人在激動的時候面紅，恐懼的時候面白，受寒的時候面青，有瘀血的時候面暗等等，這些都源於面部血脈的調節反應。

面部血脈循環不通暢時，皮膚就黯淡，面部就容易長痤瘡長斑；當面部氣血通暢時，皮膚就富有彈性，光滑而潤澤，不容易長痤瘡。

故《黃帝內經》說心主血脈、其華在面，就這一句話不單把治療痤瘡的大法，以及長斑等面部疾病的治療大方針都告訴我們了。可見治臉部痤瘡不活血通脈非其正治也，不從心臟入手非其正治也。

人臉如花

還有一些治好痤瘡的病人，幾個月後又復發，來找老師再治療。老師說：你治好了也要戒口。病人說就是沒辦法管住嘴巴。老師說健康就是自我管理的結果，你要能管住自己才能擁有健康。

病人說：那還要注意什麼？老師說：凡是痤瘡臉上氣色不好的，不單要戒口，還要戒眼，就是指少上網。

病人說：這跟上網也有關係？

老師說：你把一束花放在電腦前，過不久它就枯萎了；人的臉就像花朵一樣，少用眼少上網就是在保護這張臉。至於戒口，燒烤毀人容，這類食品要少入口；冰斷人種，也沒必要貪圖一時口爽，涼的吃多了，氣血凝滯，現在得痤瘡，將來兩條腿都走不動。還有就是要多運動，這句話我都對病人說了成千上萬遍了、每天都說，其實你們都知道，就是辦不到，運動比吃活血順氣藥還來得快，還來得徹底，不單活血順氣，它還排汗排濁。

痤瘡不是火，氣血瘀阻多，若用瀉火法，瘡還不肯走。
血脈不通暢，滿臉才生濁，心臟不強大，才長暗痘痘。
丹參與桂枝，通脈又強心，從內臟入手，痘痘無處躲。
一要戒網路，二要少涼果，燒烤煎炸類，毀容不入口。
在家勤運動，氣通血又活，豈止單治痘，健康又高壽。

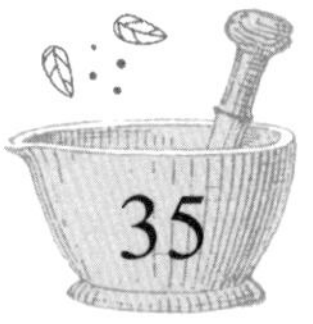

35 身體煩熱，冷飲降溫？

冰爽的代價

在大學校園的運動場上，經常可以看到打完籃球、踢完足球的學生們，滿頭大汗、身體煩熱，或者啤酒，或者冰鎮可樂、飲料，就往嘴裡灌。一仰脖沒有幾下子，就全都倒進肚子裡去了。他們覺得這樣既舒服，也瀟灑。

爲什麼呢？因爲廣告上就是這麼做，很多飲料廣告，明星們把飲料從冰箱裡拿出來，涼颼颼的，一把蓋擰開，高舉過頭、對著嘴，不用換氣，就把它灌完，並且高呼道「冰爽！」他們不知道這背後卻需要付出巨大的健康代價。

往往廣告媒體宣傳張揚的很多潮流，比如穿高跟鞋、短裙子，吃煎炸燒烤，飲冰飲料，這都與真正的健康養生相衝突。

有個高中的小夥子，一百八十公分的個頭，經常打籃球，人高馬大，但有一個問題，就是經常腹瀉。這麼強大的外殼之下，怎麼臟腑裡面的精血卻是虧空不足的呢？這讓人難以想像。

我們問他，是不是經常打完籃球後，喝冰可樂？

他說：是啊，打一場籃球要喝三瓶，而且要喝冰的。

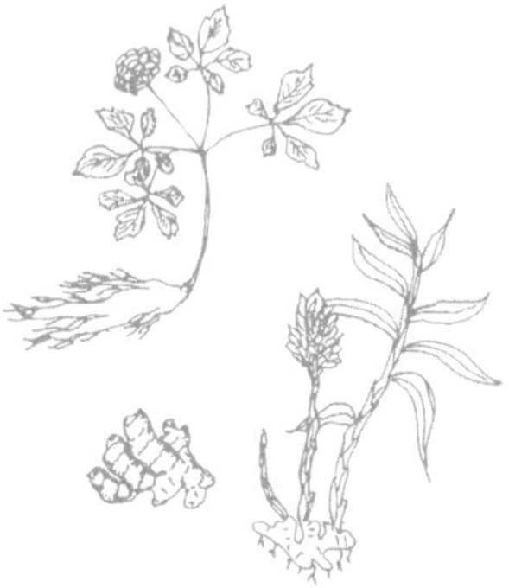

我們問他，為什麼要喝冰的呢，平常的溫開水不更好？

他說：冰的才能解渴，才能降溫。

我們跟他說：這外強中乾，腹中泄瀉，就是冰冷飲直傷太陰脾經所致，只要運動後不吃冷飲就沒事。

他就抱著試試看的心理，一段時間都沒吃冷飲，果然就不拉肚子了。

這些年輕人，連很多基本的健康常識都不懂，看來這些學生們要把中醫健康保健常識作為一節必修課啊，從小時候就要開始教起，不然沒有免疫力的話，很難抵抗種種的不健康理念。

為什麼中午不能澆菜

有人問，夏天這麼熱，用這冷飲來降溫解渴有什麼不對呢？

老師說：夏天是表面熱、裡面涼，陽氣都發到外面來，你看大地井水都是冰涼的。而冬天則相反，陽氣封藏起來，外面涼、裡面暖，大地井水都是暖的。

《黃帝內經》上說夏天最容易得的病就是洞泄、寒中，說白了就是拉肚子。所以夏天我們藿香正氣水用得很多，因為身體外面熱、裡面寒，稍吃點涼的東西，就加重了腸胃的寒。腸胃消化不過來就拉肚子。

我們可以看到，那些有經驗的菜農，選擇給菜園澆水最佳的時間是早晨跟傍晚，他為什麼不選擇中午最熱的時候去澆冷水呢？因為這時冷水一澆到菜地裡頭去，就違背了菜的升發之氣，菜就會長得不好，甚至會死掉。

零食養病，主食養命

有個母親帶著她九歲的兒子前來看病，這孩子滿嘴牙齒都長得參差不齊，有一半的牙齒明顯壞掉爛掉。九歲的孩子，看起來跟六歲的孩子差不多大。

他母親說：我很苦惱，在班上，我兒子個子最小，老長不大，也不愛吃飯。

老師說：你不要給他吃零食了，家裡的餅乾、水果統統丟掉。

他母親驚訝地說：不吃零食怎麼辦，他都很少吃飯。

老師又問這小孩子：除了水果餅乾外，你每天還吃什麼呢？

孩子是最誠實眞實的，他隨口便說：我早上中午都要喝一瓶冰牛奶。

老師聽後搖頭說：不要喝了，不要喝了。

孩子的母親擔憂地說：不喝怎麼夠營養、怎麼能長大？

老師說：就是喝了才長不大。

孩子的母親說：可不吃這些東西，他不愛吃飯。

老師說：你不給他吃，餓他一頓兩頓，他就愛吃飯了。你總拿這些東西給他吃，他能有胃口吃飯嗎？零食養病、主食養命，你是想要得病，還是想要保命呢？你們這些家長只知道關心孩子的成績、營養，卻不曉得去眞正重視孩子的健康。這健康是一，學習成績財富房子車子都是零，沒有這前面的一，後面多少零都沒意義。

臟腑的哀嚎

爲何這些冰冷飲、零食吃下去會壞牙齒，讓孩子發育不良呢？

老師說：小孩子是少陽體質，稟春生之氣，宜溫而不宜涼，發育就需要一股溫和之氣。你給他吃涼的，就相當於給他身體倒春寒下大雪。有個物理現象叫做熱脹冷縮，溫暖物體才會膨脹變大，就像春夏樹木長得茁壯一樣。寒涼就會收縮，《黃帝內經》叫**寒主收引**，就像秋冬樹木凋零萎縮一樣。

莊稼不能夠在中午長得最壯的時候澆冷水，人體又怎麼能夠在運動最熱的時候，或者小孩子發育生長最關鍵的時候，養成喝冰冷飲料的習慣呢？所謂的降溫背後就是在降低免疫力啊！

《黃帝內經》說**體若燔炭、汗出而散**。身體熱氣騰騰，它本來能開汗孔，往外排汗散熱，排汗的同時也是在排毒。剛運動完，汗出是順其性，冰冷飲料一進去，熱脹冷縮，就把毛孔關閉住了，身體多餘的熱透不出來，汗腺分泌的很多污濁之物不能排出，這樣輕則皮膚病濕疹，重則心臟不舒服，這些問題都隨之而來。所以運動最熱的時候，不能碰冷水，要讓身體順其自然泄熱，要讓身體平靜下來後，才能碰冷水、洗澡。

老師常比喻說：就像你把一塊熱炭熱煤拋到水裡，它就會發出嗤嗤的聲音並冒煙；又比如燒紅的鍋，你冷水一進去，也會嗤嗤冒煙。人體劇烈運動後，熱血沸騰，這時冰冷飲進去，身體又何嘗不是在痛苦地「冒煙」呢？五臟六腑在撕心裂肺地哀嚎，我們都接收不到它們發出的資訊。劇烈運動之人，不要說冷飲不能大量喝，就算是一般的溫水也不能牛飲豪飲。

豪飲冰飲等於是把自己身體當成戰場，引狼入室，把寒氣引進去跟陽氣打仗。所以越喝冰飲，越不解渴，越煩躁，心裡越不舒服。如果這些臟腑會說話的話，早把我們這些行爲罵得狗血淋頭。

當燒杯遇到冷水時

有個民間草醫，他身體保養得不錯，我們跟他交流時，倒熱水給他他就喝，他說他五十歲才感悟到絕不能喝涼水。

我們問他，爲何呢？

他笑笑說：你看一個熱燙的玻璃杯，你突然倒進涼水，杯子馬上就破裂了。人體它就像一個熱的容器，你把冰水灌進去，不就讓它收縮破裂嗎？老年人很多血管硬化、變脆，容易破裂，他們年輕時，很多都喜歡以冰飲料、涼水來解渴。溫暖的東西，才會讓血脈柔軟；寒冷的東西，一下把血脈凍住，變脆了。人老他就老在血管上，血管硬化變脆，這代價很大啊！

我們一想，原來飲冰水還有這麼深層的道理啊！讓我們想起高中做化學實驗時，經常要拿著燒杯放在酒精燈上燒，燒完後，如果不知道的話，拿去用冷水洗，這燒杯一下子就炸破了，後來化學老師才叫我們不能這樣做，要等杯涼了後再洗。

熱杯不能碰冷水，運動汗出，身體熱氣騰騰的時候，又怎麼能隨便沾冷飲涼水、吹冷氣呢？

誰在殘害我們的幼苗

在道家看來，人體肌表有一層金鐘罩之氣，這層金鐘罩之氣，就如同中醫所說的衛氣，它就像一個玻璃罩一樣保衛著身體。這層氣就是身體裡面的陽氣在周身布的一個場，這層氣它最怕寒涼冷飲，寒涼冷飲進入體內，需要身體啓動大量的陽氣把它暖熱，當身體裡面的陽氣不夠時，外層的金鐘罩之氣自然就破了。此層金鐘罩之氣一破，人就很容易反覆感冒，得過敏性鼻炎、皮膚病，還有各類稀奇古怪的疾病。究其原因就是「裡陽已傷、外護無力」，好比國家裡面都動亂了，外面邊疆自然無力防守。

我們經常在去任之堂的路上，看到很多小朋友貪婪地吃著冰棒，還吃得津津有味，即便是吃得臉色發青，沒有了小孩子那種紅潤感，他們依舊樂此不疲。我們又想到現在很多疾病的發病都在年輕化，這種可怕的健康危機，背後眞正的罪魁禍首是誰呢？是我們自己啊！隨潮流，以妄爲常，把這種病態的喝冷飲、吃冰棒，當做正常、理所當然，這些都是在殘害我們的幼苗啊！

《黃帝內經》是很重視陽氣的，它說**陽氣者，若天與日，失其所，則折壽而不彰。故天運當以日光明，是故陽因而上，衛外者也**。

這句話說明人體保護肌表的那層金鐘罩，全得靠身體裡面的陽氣啊！失去這陽氣就像天失去太陽一樣，慢慢減損壽命卻不知道啊！

張景岳說：天之大寶，只此一丸紅日，人之大寶，只此一息眞陽。

我們看小孩子他渾身都是熱呼呼的，因爲他是純陽之體，而生病的老人陽氣衰少，明顯溫度都不高。

人從幼年到老年，就是一個陽氣不斷衰減的過程，我們養生固護這團陽氣都還來不及，如果長年累月地貪涼飲冷，實際就是通過各種途徑來給身體降溫，就是提前衰老，慢性自殺。結果是疾病越來越複雜，離健康越來越遠。

貪圖冷飲把身傷，片刻歡暢必為殃。
劇烈運動熱氣盛，此時冷飲若冰霜。
莊稼草木倒春寒，人體臟腑如翻江。
腹瀉日久終迷茫，冷飲戒掉腸腑康。
中午澆菜菜根爛，燒杯遇冷終裂傷。
冰冷牛奶與冰棒，少年豈可去親嘗。
只圖一時之口爽，事後疾病車難裝。
知道病後再服藥，不如病前先預防。
天之大寶一紅日，人之大寶一真陽。
老師家長學中醫，幼苗成長得慈航。

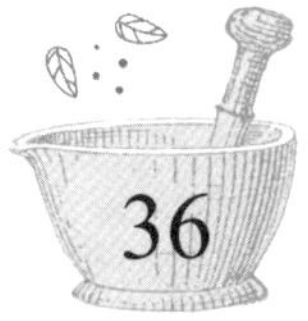

身體怕冷，飲酒取暖？

酒越飲越冷

有個病人長期肩周炎，手腳怕涼，每天早上睡醒痰多，屢治不效。舌苔黃膩，脈鬱滑。

老師給他開了指迷茯苓丸，加靈效活絡丹。肩周痹痛好轉，但不久又反覆。

病人說：我的肩部像是被一層寒氣捆住一樣。

老師跟他說：你身體肥胖，又有脂肪肝，寒濕重，以後不要喝酒了。

他說：酒不是可以暖身子的嗎？我身體怕冷，飲酒可以取暖啊！

老師說：取暖不能靠飲酒。這酒讓人暖只是暫時的，酒勁一過，人會覺得更冷，因爲酒把人體的陽氣發了出來。酒性是溫的，酒體卻是濕熱的。所以好飲酒的病人，沒有哪個舌苔不垢膩，中焦脾胃不長生痰濕的。身體痰濕多了，隨著酒勁會發到肩臂肢體去，阻住經絡。加上外寒來襲，就會有肩周炎、風濕痹症。

所以人越飲酒，身體越會覺得怕冷，它調動的是臟腑裡面的熱氣。

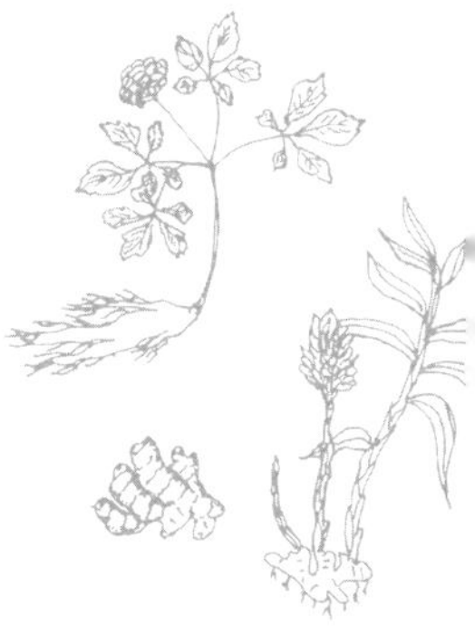

由手電筒想到的

病人問，那我該怎麼辦？

老師說：那要問你爲什麼會怕冷？這是身體陽氣少了，好比我們這個看舌頭的手電筒，有兩個檔，一個檔是強光的、一個檔是暗光的。如果這電筒的電池快要用完的時候，強光暗光它都會變得相對晦暗。我們如果省著點用暗光，還可以用久一些。而你嫌它光暗，反而調成強檔的亮光，那這電筒的光很快就滅掉了。聰明的人，看到光稍微暗一點，就立馬想到要去充充電，而不是繼續用強光。如果你透支多次後，那麼這手電筒就廢掉了。

那麼在人體，什麼是充電，什麼是透支呢？

古人說**動則生陽**，靠運動、勞動就可以不斷生出陽氣來，這就是不斷給身體充電。而靠飲酒來取暖，就相當於本來快沒電的手電筒，你卻把它調到強光狀態。雖然能取得一時之熱量，但卻會帶來事後的隱患。

電器就是這樣，你一直用到它完全不能工作再去充電，這樣電器壽命也不長。我們人也一樣，不能老是透支自己的身體。熬夜飲酒，就是透支自己身體的一種不健康的生活方式。

爬山、掃地、搓手皆可取暖

病人問：我平時有哪些運動可以取暖呢？

老師說：爬山最好，我一個星期如果不去爬山，身體都不舒服。正是：

投身牛頭山，即便少衣穿。
乃知身體動，無衣亦自暖。

病人又問：如果平時沒時間去爬山呢？

老師說：運動是無處不在的，你在家裡帶小孩，掃地洗菜做飯也是運動。要把鍛鍊融入到日常生活中，每天鍛鍊不輟，身體源源不斷就有陽氣生出來。

林則徐也說過**無事勤掃屋**、**強於上藥鋪**，掃地也能夠讓身體氣血流通，濁降清升，鬱悶得舒，心情愉悅。

可能有人會問，這掃地難道也能健身嗎？

沒錯，掃地不單能健身，而且它還是一個很好的健身方法。掃地它像風捲殘雲，似流水漂木，它是一個**微動四肢**，**小發其汗**的過程，不疾不徐，動搖身體，消化穀氣，轉爲熱量，溫養表裡。

孫思邈在《千金要方》中提到**人體若勤勞於形**，**百病不能成**。現在爲什麼很多人，每天攝入高營養，卻怕冷惡寒，不是因爲身體熱量不夠，而是因爲良好的營養物質，並不能轉化爲溫暖的氣流，充實到四肢來。要把身體的營養轉變爲熱量，像《黃帝內經》說的**清陽實四肢**的效果，身體勤勞去幹活運動就是最好的辦法。

我們看，大冬天，在颯颯的寒風之中，人的身體都會自救，縮著身子，一邊用嘴往手上呼著熱氣，一邊搓搓手。而反覆地搓手心，就像鑽木取火一樣，熱氣就出來了。而人體之所以會手腳冰涼，無非就是熱氣不能轉化輸到四肢來。通過適當的小勞其身，就是在幫助身體從陽化氣，把吃進去的水穀精微，轉化爲溫暖的陽氣，驅走寒邪。

莫向外求

有個公務員，他情緒抑鬱，不愛運動，長期用腦過度，手腳冰涼，他還以爲自己虛勞了，身體沒有熱氣。也吃了不少補藥、補酒，但百藥不效。

老師叫他什麼都別想，回去幹活。他眞的聽進去了，在家裡的時候，打掃衛生，整理家務，又到山裡去，跑步、打泉水，最後身體全好了。手掌腳掌熱呼呼的，面色紅潤，僅僅用了半年時間，就使得他多年的疾病，像風掃殘雲一樣一乾二淨。

老師感慨地說：這運動眞是人身體的一味大藥啊。你們生病了，都直往外面尋求醫藥幫助，而不往自己身體裡面找原因。

福建有個寺廟，我們一走進去，會看到門背後寫著四個字：**莫向外求**。這四個字是佛家修身養性的大智慧，當然也是我們鍛鍊身體的金玉良言。身體缺乏那股熱量，我們不要向外面去求飲酒，去求大量滋補的藥。我們要向自己身體裡面求，是不是運動少了？是不是體力活沒幹夠？是不是平時都很少爬山出汗？把這些都做好了，使得形體常動如門樞，氣血活躍如流水。就像《黃帝內經》上說的**形勞而不倦**，這樣又何病之有呢？

所以我們如果能夠不斷地把吃進去的食物，通過微運動，轉化爲陽氣，不斷地溫養充盈我們的全身，讓身上的電能充得滿滿的，當黑夜寒冬到來時，當身體需要的時候，這些能量就會釋放出來，幫我們抵禦寒冷，面對外界的壓力，讓你時刻保持自信與陽光的狀態。

身體都怕冷，飲酒取暖去。
只圖一時快，此法不可取。
這該如何醫，電筒作比喻。
強光耗盡易，趕緊充電去。
運動是充電，爬山強身體。
即便在家裡，也可勤掃地。
安逸生病弊，常動養血氣。
身體污垢滌，手暖心歡喜。

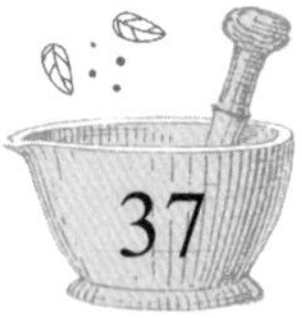

37 身體汗出，冷氣電扇？

生活細節是疾病的起因

一個愛打籃球的小夥子，有個習慣，就是每次打完籃球比賽，回到寢室，都會把冷氣開到十幾度，迅速讓自己降溫，而且有時還嫌不夠冰爽，便在小店買兩瓶可樂灌在肚子裡圖個痛快。

這種現象在我們身邊並不少見，很多中學生、大學生，喜愛運動的人，都有這種經歷。直到把身體搞壞，才有所收斂，但往往爲時已晚。很多人就留下了寒濕痹痛、脾腎陽虛腹瀉的病根子。

但有更多人，甚至不知道問題出在哪，繼續我行我素，只知道吃著各類的藥品，從來沒有想過自己的生活細節是疾病的起因。

老師看到這種現象很感慨地說：年輕人不懂事，會埋下終身的病根子。這個小夥子剛開始一兩年沒什麼事，畢竟年輕人陽氣足有資本，而且冰凍三尺，也非一日之寒。可這小夥子上高中後，莫名其妙出現手腳痹痛，背心涼，時常還心慌心悶，稍微不注意吃點涼東西就拉肚子，手腳長了很多濕疹，瘙癢難受，一直吃藥卻遲遲好不了。他就納悶，爲何我這個經常運動鍛鍊的人，朝氣蓬勃的青壯年，會有這麼多複雜的病，甚至那些不經常運動的，身體都比我還好，這是什麼道理呢？

老師跟他說：你以前身體都是好的，你這身體的雜病，不是別人傳給你的，也不是父母的遺傳，

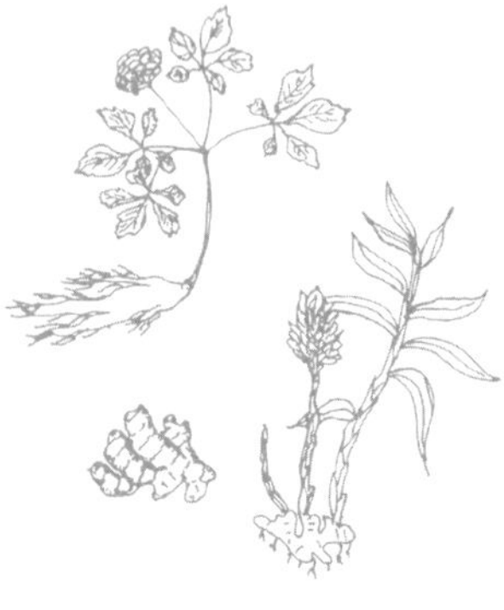

而是你自己生活細節不夠謹慎，給寒濕之邪大開方便之門。

爲寒濕大開方便之門

他問，如何就給寒濕之邪大開了方便之門呢？

老師跟他說：你這皮膚病、手腳痹痛、心慌胸悶、腹痛腹瀉，看似病情複雜，病機卻只有一個，便是寒濕爲患。身體運動出汗的時候，突然吹冷氣，或洗冷水澡，或飲冰可樂，這是養生之大忌也。

你汗裡的排泄物，本來要通過肌膚排出來的，夏天和運動出汗的時候，是最好的排邪時間，你一打完球，渾身熱騰騰的就進冷氣房，毛孔立即收縮閉住。身體產生的各類酸性代謝物，該通過汗孔出來的它出不來，閉在肌膚表面，就起濕疹瘙癢。所以你用再多外抹的膏藥都不管用，必須要讓肌膚保持通暢的汗孔開發狀態，讓濕邪有個途徑排出去，才是治根之法。濕濁因爲冷氣的寒氣閉阻，導致血脈不通暢，中醫叫做不通則痛，渾身骨節就開始疼痛。

《黃帝內經》說諸痛癢瘡皆屬於心。你這皮膚癢、肢節疼痛跟心臟分不開，心臟是人身體陽氣最足的地方，所以陰寒的冷氣傷得最直接的是心臟。

你想一下，夏天室外的溫度三十幾度，再一運動完，身體更燥熱，而你一進到屋子裡，就把冷氣開到十幾度，一扇門之間，就相差了二十幾度，好像一個人從夏天最熱的時候，突然進入冬天最冷的時候。突然在這兩個季節之間穿梭，這種巨變，你那心臟怎麼能適應承受得了。所以心慌胸悶是你的心臟已經發出信號了，告訴你不要再錯下去了。

至於平時腹痛腹瀉，那都是冰冷飲料喝多了，傷了脾腎陽氣，加上心臟陽氣前面已經被傷了，它本身都不足，心跟小腸相表裡，心臟就不會再分出熱量到小腸中去幫助運化食物。所以你稍微吃些涼菜，立即拉肚子。因爲你身體的陽氣，始終處於虧耗狀態，沒有修復過來。

他聽後，總算明白了。然後老師給他開了小柴胡湯與桂枝湯的合方，還加了丹參、菖蒲、蒼朮、雞屎藤、小茴香，這樣做的目的，就是把筋骨皮毛的寒邪順勢發出來，同時加強心臟的動力，也把腸道裡的濕濁化散化散。

這小伙子按老師說的，平時運動完後，把可樂飲料戒了，不再洗冷水澡、吹冷氣，身體很快就好起來了。年輕人就是這樣，犯了錯誤能及時改，身體康復得就很快，問題就是現在很多年輕人犯了錯誤都不知道，屢屢闖了養生迷思，而出現健康危機，卻不知根結在哪裡，總以爲生病靠吃藥就能了事，不知道吃藥很多只是在疾病的果上去解決，對於生活中人們所種的病因卻無能爲力。

猛煞車的啓示

所以老師說，這些健康的常識，何其重要，在學校裡，應該有這方面的普及課程或講座，讓孩子們都能夠知道打完籃球運動完，不要碰涼水喝冷飲，更不要一下子進到冷氣房裡。要讓自己的汗慢慢排乾淨後，再做別的。否則，就好比你駕著一輛高速飛馳的車，你想讓它停下來，不能一下子死踩煞車，死踩煞車的後果有兩個，一個就是翻車，一個就是經常這樣做，車輪胎跟煞車板就會磨損得很厲害。對應人體而言，你在大汗淋漓的狀態從三十幾度的室外，突然進到十幾度的冷氣房裡，這不是在給這旺盛代謝的身體猛踩煞車嗎？長此以往，陽氣必然會被損傷得很厲害。

劇烈運動後，身體大出汗。
冷氣加冷飲，一味圖快感。
降溫真冰爽，不管臟腑寒。
毛孔收縮了，戕伐是心陽。
濕疹從此起，痹痛不間斷。
小小的年紀，心臟也難安。
猛然踩煞車，容易把車翻。
熱身突遇寒，陽氣受傷寒。
健康很簡單，病因從根斷。
領悟此中道，康復並不難。

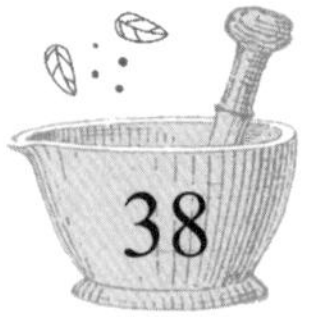

38 鼻流清涕，過敏所致？

鼻炎與正氣

醫生，爲什麼我的過敏性鼻炎老是好不了？病人苦悶地問。

老師說：你怎麼知道是過敏呢？如果是過敏的話，吃抗過敏藥應該很快就好了。

病人說：我也吃過抗過敏藥，剛開始有效，後來就不行了。

老師說：在國外有很多人患花粉症，過敏性鼻炎隨處可見，每年春季多發。對這種疾病中醫主要從自身的正氣來考慮。

《黃帝內經》說正氣存內，邪不可干，邪之所湊，其氣必虛，又曰至虛之處便是容邪之所。因爲病人正氣虧虛了才會招邪氣，因爲頭部陽氣不夠，不能氣化才會不斷地流清鼻涕。

我們問老師爲何國外有那麼多花粉症的病人？

老師說：不僅國外，現在中國這類病人也開始多起來了，很多是不良的生活習慣造成了寒濕的體質。得這類病的人，不是喜歡吃水果、冰冷飲、牛奶這些涼性食品，就是縱欲過度導致陽氣大傷，身體的寒濕排不出去。而到春天的時候，陽氣就要發動，往外排寒濕，正邪交爭，導致鼻流清涕，這是身體在自救。

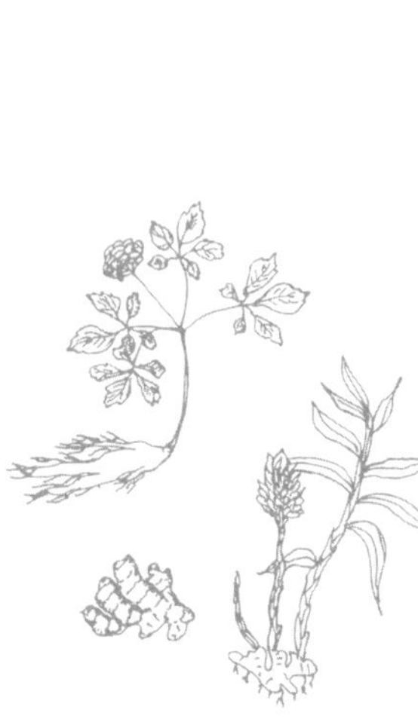

所以老師常用桂枝湯合麻黃附子細辛湯加上鼻三藥，治癒了不少過敏性鼻炎，這個病雖說難纏，但並不是非常難治，關鍵還是病人要配合戒掉冷飲寒涼之物，同時還要注重節制欲望，這樣一般就好得快。

霧遇冷爲露，鼻受涼爲涕

我們問老師，爲什麼並沒有用抗過敏治療也可以把所謂的過敏性鼻炎治好呢？

老師說：鼻流清涕，未必就是過敏所致，而且即便是過敏性鼻炎，我們中醫從整體來調，不用通過抗過敏也可以調好。

那麼來看看中醫是怎麼看待鼻流清涕的問題。《黃帝內經》**說肺心有病，鼻爲之不利**。五臟之中，鼻子歸寸脈所管，屬上焦，左寸爲心、右寸爲肺，肺主氣，心主血，心肺氣血不足，雙寸弱的人，頭面部陽氣就偏虛一些，風邪一來就會受到襲擊，或流清涕，或頭暈。

老師說流清鼻涕要從最原始的角度來看，說白了就是鼻子在流水。上焦應該如霧，爲什麼會凝成露珠變成水呢？肯定是陽氣不夠或遇到寒冷。

就像鍋裡的水，熱氣騰騰如霧，但它碰到鍋蓋時，遇到冷空氣就會形成水珠流下來，水珠多了它還會滴水。

所以小孩子流鼻水，老人流口水，婦人帶下清稀如水，都是同一個機理，就是陽不化氣，只是部位不同而已。

在鼻子是心肺上焦陽不化氣，在口腔是中焦脾胃陽不化氣，帶下量多色清是下焦腎陽不化氣。這樣運用中醫思維，從最原始最自然的角度來看鼻流清涕或過敏性鼻炎，一下子治療思路全出來了。

陽氣輸送達腦的三條路線

明白是頭部陽氣不夠，治療就簡單了。我們一下子就可以想到，起碼有三條路線從臟腑把陽氣送往頭部。

第一個就是心臟，心其華在面，心跟腦血管相連。用桂枝湯。

第二個就是肺主氣，開竅於鼻。用麻黃附子細辛湯。

第三個就是走督脈路線，督脈直通腦部。鼻三藥中的蒼耳子就是直接通督脈入腦的，即《藥性賦》上所說的「蒼耳子透腦止涕」。這樣腦部陽氣足了，鼻水這些陰濁立即被氣化掉了，涕自然減少，人也清醒，鼻子的通氣量也變大了。

離照當空，陰霾自散

老師治療過一例最厲害的過敏性鼻炎，這個病人他鼻流清涕十分嚴重，完全沒法工作，他一個早上流鼻涕就像流水一樣，要用到七八包紙巾。

老師就用這個振奮陽氣的思路，重用附子，病人只吃了一劑藥，鼻流清涕現象就解除了，再把後面的藥吃完，不但病好了，人也比以前清醒有勁。

老師比喻說：這好比太陽升起來地面的水就會被蒸發，**離照當空，陰霾自散。陽光明媚，陰濕的環境自然就沒有了，腦部陽氣足，熱呼呼的，循環通暢，鼻水馬上就氣化了。**

鼻子流清涕，抗過敏治療。
反覆治不好，這是陽氣少。
太陽當空照，陰霾不見了。
心脈陽氣足，病痛好得早。

39 腿腳抽筋，多吃鈣片？

抽筋的專病專方

中老年人腿腳抽筋的很多，鈣片也曾風靡一時，可有一些中老年人吃了鈣片後，卻發現腎結石加重了，他們才知道過度補鈣，不僅補不了，還會加重腎結石。所以一抽筋就以爲缺鈣，服用鈣片，這也是一個養生迷思。

有個病人抽筋有七八年了，斷斷續續，他在醫院裡面找醫生問，我怎麼吃鈣片還抽筋。那醫生建議他換另外一種鈣片吃吃，或者多煲骨頭湯喝喝。

這病人說：鈣片我都吃遍了，骨頭湯天天煲，怎麼還抽筋？

於是他來任之堂，老師給他重用淫羊藿跟小伸筋草兩味藥。這病人原以爲老師又會建議他吃鈣片或喝骨頭湯。相反，老師還叫他別再吃了，就喝中藥。病人半信半疑，抽筋了那麼多年，反反覆覆，難道就幾味中藥能搞定？

想不到，這病人吃完藥後，還眞的不抽了。這樣他才相信老師跟他說得沒有錯，他這抽筋不是缺鈣。而是腎陽虛跟腰腿寒濕引起的抽筋。

他吃的這兩味藥就是老師治抽筋的專方。十個病人裡面有七八個有明顯效果，我們在任之堂跟診

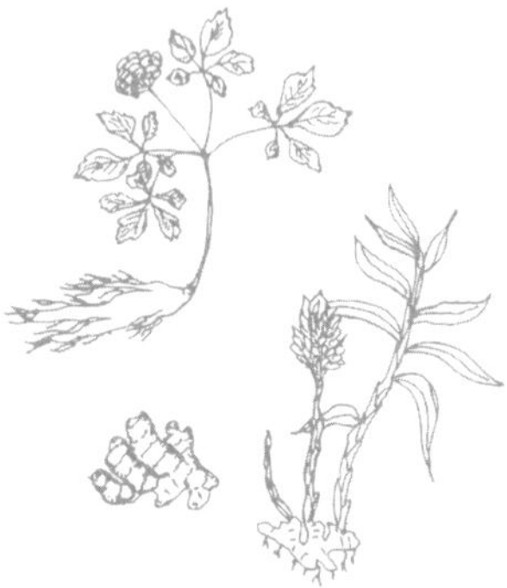

這一年多來，也看到了這個方子的奇效之處。

陽虛跟寒濕會引起抽筋

老師說：我們學中醫，要用中醫的思維，抽筋究竟是不是缺鈣、是不是吃了鈣片就能補進身體裡面？我們沒有用鈣片，卻治好了一大批抽筋的人。用這兩味藥，加到辨證方中，效果好得很。甚至很多長期吃鈣片，卻長久不癒的抽筋都可以治。

爲何這兩味藥對抽筋就管用？原來不少中老年人腿腳抽筋是因爲年紀到了，疲勞過度，腎陽虛損，加上感受寒濕，而所謂的補鈣，並不能解決陽虛跟寒濕的問題。那爲何陽虛跟寒濕會引起抽筋？首先，**《黃帝內經》說陽氣者，精則養神，柔則養筋**，陽氣如果少了，筋骨就不柔和。其次，人老先老足，年紀一到，腎會隨著衰老，腎主腰腳，腰腳就開始濕氣重，循環不利。**《黃帝內經》說諸痙項強，皆屬於濕，這些濕停留久後，就會引起小腿肌肉痙攣**。

淫羊藿，解決腎陽虛的問題，小伸筋草，解決腿腳肌肉濕氣的問題。這樣陽氣得到充盛，濕氣得到消除，不僅抽筋可以治療，腿腳也更靈活。所以這個方子不獨治抽筋，對老年人陽虛腿腳沉重，走路不靈活，效果也是很好的。

寒濕抽筋，溫陽除濕

還有病人來時，跟老師說：我抽筋要天天吃鈣片，不吃鈣片不行，廣告都這麼說的。

老師笑著跟他說：以前的人根本就不知道什麼鈣片，他們抽筋了，不用鈣片也有辦法治。從中醫的角度來看，你腿腳陽氣不夠，濕氣重濁，才會抽筋。抽筋只是表面現象，要改變你陽虛濕停的狀態才是真正的出路。

老師接著說：這可以做一個科學研究，人體的水濕，跟鈣離子的吸收情況是不是有關係。我們通過溫陽除濕，能讓抽筋的病人很快恢復，是不是由此可以反推到人體濕重，肯定不利於鈣離子吸收，那麼補再多也沒用。

就好比水土流失，你種莊稼也種不起來。而中醫能夠從根源上把你肌肉的濕氣除掉，這土壤健康了，就能吸收生化萬物，不用通過補鈣，卻能達到比補鈣更好的效果。

老寒腿抽筋，鈣片並不靈。
骨頭湯也補，結果還不行。
缺鈣只是標，廣告不全聽。
寒濕才是本，治好才相信。

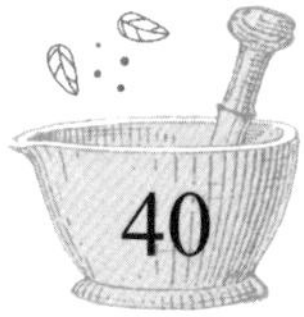

40 頭髮脫落，趕快補腎？

脫髮也分虛實

脫髮可見於老年人，也可見於年輕人。但很多病人思維定勢，一發現自己脫髮，就想到是不是腎虧血虛啊，於是，就去買補腎的藥來吃，有些吃了還加重。

有個病人三十來歲就開始脫髮，整個天庭油光油光的。他問老師，有沒有好的補腎的藥？

老師問他，你爲什麼要吃補腎的藥呢？

他說：我也看了些中醫書，上面說**腎其華在髮**，腎精虧虛才會脫髮。

老師說：那只是一個原因，不符合你的情況。你腸道有濕熱，肝氣鬱滯，思慮過度，肺氣不降。按西醫說你這是脂溢性脫髮，中醫說是肝鬱化火，木熱則流脂，你這身體還不適合吃補腎的藥。

他問，那吃什麼藥呢？

老師說：吃疏肝解鬱、降肺氣的藥。於是給他開溫膽湯合逍遙散，沒有用一味補腎的藥。吃了一段時間，脫髮就改善了，頭部也不怎麼流油了。

老師說：頭部油脂多，那髮根就不牢固。就好像田地裡水很多一樣，植物都爛根了，那些菜一拔就出來，所以我們要用降膽胃疏肝的藥，把這些油脂導歸大小腸，上面不油了，髮就不掉了。

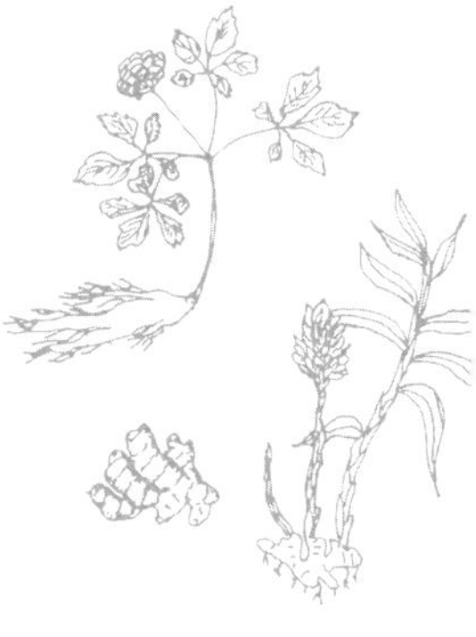

原來脫髮也要分虛證跟實證。虛證常常虛在肝腎，我們任之堂有個生髮丸，針對虛證導致的脫髮，效果不錯。而實證常常是膽肺胃不降，痰濁上泛，這時反而不能隨便用補，一補堵得更厲害。把膽胃一降，痰濁下引，髮就不脫了。

根源就在飲食

老師說：這脫髮也可以取象，肝腎虧虛精血不足的脫髮，經常呈現乾枯焦黃狀，就好像久旱不得雨的莊稼。痰濕不降、濕熱薰蒸引起的脂溢性脫髮，就好像沼澤地裡難以長草木一樣。

對於肝腎虧虛也不一定一味地補肝腎就有效，保持身體的精血要懂得開源節流，源頭補進來，還要看它流走多少。就好像你家裡要想存錢，一方面得看賺多少，另一方面還要看你花費多少。

如果你花費遠遠大於收入，那麼你收入再多也攢不了錢。好比人思慮過度，勞傷心脾。房勞過度，暗耗精血。這樣補進來的都不夠用，臟腑本身氣血都吃不飽，那頭髮怎麼能長得好呢？

對於痰濕內盛的脂溢性脫髮，也要再問深層次的原因。用藥只能降膽胃，化痰濕，讓已生的痰濕排走。但痰濕還有它的根源，根源就在飲食。

凡痰濕體質的人都要清淡飲食，不然只知道把髒東西清出去，卻想不到隨後它又生出來，這樣就沒完沒了。

好比建築工地，你天天打掃衛生，它天天都是那麼多灰塵，除非樓房真正完全蓋好後，綠化起來，灰塵就少了。

人也是這樣，最好少吃黏膩之物，比如雞蛋、糯米、肥肉、魚等，身體就少生痰濕，少生痰濕就會少打呼嚕，面目少油垢，頭上少脫髮。

頭髮脫落了，不懂是為何。
只知補腎精，不知去痰濕。
滋膩礙胃藥，反助頭油脂。
不如降痰法，卻把脫髮治。
想要拔根子，還須淡飲食。
若是真腎虛，辨證把藥施。
開源要節流，本末不倒置。
思慮熬夜少，脫髮不難治。

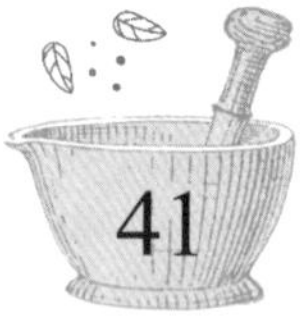

41 頭髮枯黃，染拉吹鬈？

髮如樹苗，宜順性而爲

有個病人經常脫髮，老師摸完脈後說：你頭髮染過嗎？

她點點頭說：不染的話，很枯黃，難看死了。

老師又問，你頭髮不是天生就鬈成這樣的吧。

她說：以前拉直了覺得不好看，現在把它鬈起來。

老師跟她說：頭髮也有生命，要順其性而發展。這順其性是順自然界之性，而不是順你的心性。你一會兒染它，一會兒拉它，一會兒鬈它，一會兒吹它，一會兒燙它，你這樣折騰來折騰去，就算是一棵小樹苗都活不成了，何況是一根頭髮呢？

她說：都流行這樣搞，不這樣搞很難看啊。

老師說：什麼叫好看，什麼叫難看，健康自然的才叫好看，一切不健康不自然的，那都不叫好看。

在任之堂來看病的人中，有一個小伙子，他以前爲了追求潮流時尚，就跑去染髮。染不到半個月，就開始皮膚癢，又抓又撓，先是頭部，後來發展到全身上下，得了頑固的牛皮癬。一直治了好幾

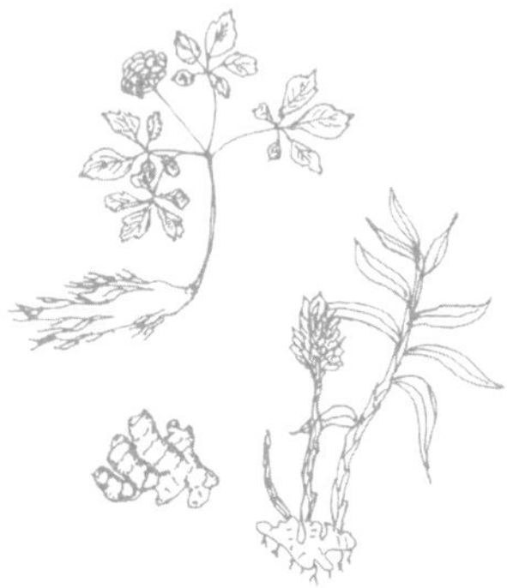

年都沒治好，從此人也得了抑鬱症，家裡人沒有不擔心的。後來在老師這裡吃了起碼有二十劑藥，才算把牛皮癬控制住了，他自己也不敢再去染髮了。

還有一個女患者，每次洗完頭，都用吹風機，非要吹到很乾爽才行。一次正逢來月經，氣血下行時，還用吹風機對著頭腦吹，於是得了頑固的頭痛，治了幾年都沒治好。她從此知道了月經期間，既不能輕易洗頭，更不要拿著吹風機對著頭吹。

壯實的時候，身體似乎沒什麼事，可有些風邪濕邪，它會隱伏在體內，等你疲勞虧虛時，它就發爲各類疾病。很多婦女都有這個經歷，坐月子的時候，不小心吹到了風，以後就落下了頑固的頭痛。所以《菜根譚》上說**老來疾病，都是壯時招的**，這句話說得一點都沒錯。

撫摸動物看頭髮

至於鬈髮、拉髮、燙髮，表面是好看，實際上是在傷身子。人體頭髮反映的是身體的精氣神。折騰頭髮，同時也像是在折騰身子。

在農村，養過貓的家庭都知道，如果出生不久的小貓，你經常逆著它的毛髮方向去捋它的毛髮，要嘛這貓就長不大，要嘛這貓很快就死掉。所以撫摸這些貓狗、動物都要順其毛髮方向，牠會很舒服，如果你逆其毛髮方向了，牠就要躲開或咬你，因爲那樣就相當於傷到它了。

而我們人以爲自己有很多智慧，卻經常去燙頭髮、鬈頭髮、拉頭髮、吹頭髮，都不知道頭髮長得很痛苦，它不能隨性生長，也會影響人的健康。

在大自然裡，種一棵樹很簡單，我們只要澆灌、施肥，然後它就自動長成參天大樹。如果我們經常去拔它樹葉，扭它枝條，搖它樹幹，把它扳來扳去，那它不就枯萎了，所以說自然的才是健康的。

後來這個病人，老師給她吃了生髮丸，頭髮的枯黃才改善過來。老師跟她說：要養好頭髮，需要養好五臟裡面的精氣神，你在外面折騰不單沒用，而且還做反功。她從此也就沒再去染去燙了。

頭髮枯黃又易斷，染拉吹鬈還加燙。
反覆折騰髮根傷，從此更是不肯長。
貓兒猶怕逆毛捋，樹苗更喜自生長。
何況區區小頭髮，順其自然長得壯。
有其外象必有內，從內而外調五臟。
五臟調和病痛少，頭髮長得才好看。

42 臉上長斑，面膜美容？

臉上長斑，五臟相關

老師有個學生是專門做美容的，她常幫病人做臉部面膜還有背上膀胱經刮痧。她深有體會地說：單純用面膜在臉上做美容，這個效果不明顯，容易反覆，把背部膀胱經刮通後，使水濕代謝快一些，可以增強臉部美容效果，如果再適當配合一些湯藥調理，那臉上的斑才能徹底消掉。

老師說：是的，斑是五臟失調的反映，中醫治斑不看臉看五臟。

來老師這裡治斑的病人還挺多的，大部分是中老年婦女，效果還不錯。

老師說：這斑比痤瘡更難治，所以時間要稍長一些。

有個病人，四十來歲，臉上長斑有七八年了，一年比一年斑色重，以前她都不怎麼介意的，但那斑漸漸變成灰黑色的，她就著急了。先是四處上美容院去做面膜，找中藥的粉劑來敷臉，淡是淡了些，可不久後又黑回去。

於是找中醫治療開方子喝，那位大夫給她開的是桃紅四物湯，喝下去斑色略退，但減得不多，她便來找老師。

老師一摸完脈說：你這脈神不夠，雙尺脈沉遲，寸脈不足。

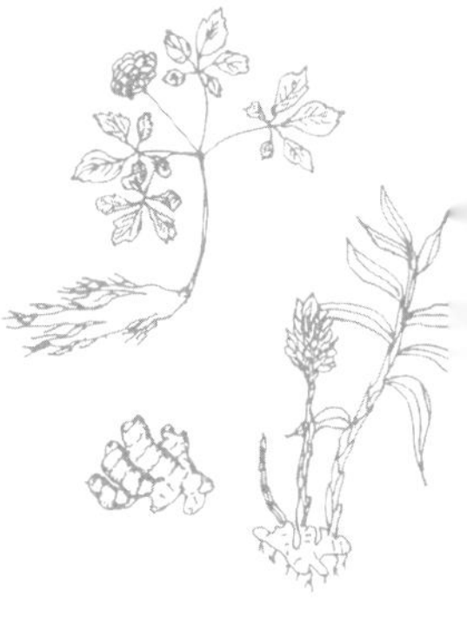

她問，有沒有好的藥可以敷敷臉之類的？

老師說：**臉上長斑，五臟相關。不要盯著臉治，做面膜美容，只是治標不治本**。你這斑是心血不通不暢的表現，要吃些疏通血脈的藥。

她說：我吃了一些活血的，還買了一些藥來泡茶喝，都沒管用。

老師說：活血只是一方面而已，你要看到血瘀背後它是什麼原因，就像車子在馬路上走不動了，你把車修好了，但是沒有油一樣開不動，你找人來推推，它就動一動，你一不推它，它又停在那兒。你心腎動力不夠，缺乏那股動力。所以單用活血的藥，就像推車一樣，治標也不治本，等那藥勁一過，它又打回原形。

她說：那我該吃什麼藥呢？

老師說：你冬天是不是手腳冰涼，腰部痠痛？

她說：我現在也手腳冰涼，腰也痠。

老師說：先給你治這個，等你手腳不涼了，腰不痠了，你那斑就會慢慢退掉。這手腳暖不暖是陽氣足不足的反映，只有五臟六腑陽氣充足，它才會外發到手腳啊！陽氣不足時，陽氣不能輸達到四肢，所以四肢末梢循環都不太好。

於是，老師開給她桂附地黃丸加生脈飲、桂枝湯。

這樣每服三劑藥後就來複診，腰部痠痛改善得最快，其次是手涼，最後是斑慢慢消掉。從這治療的過程，可以看出身體的恢復是由內而外，從上而下慢慢好起來的。特別是這種腎斑，屬於心腎陽虛，整個推動力不足的，必須從裡面先加強動力，局部肌表的血液循環才會改善，手腳才會暖熱，面部也會變回紅潤。

雨水陽光，春暖花開

我們來看斑發生的機理，可以取象大自然的樹木。樹木在秋冬天時，樹皮就枯乾、變皺，容易脫落；春夏天時，樹皮就長得有韌性，有光澤，飽滿而堅實。這是爲何呢？

春夏天陽光足，雨露夠，它的樹根能直接札到土壤吸取大量的水，樹身能夠得到足夠陽光的溫暖。而到秋冬天時，天氣寒冷，寒涼收引，樹皮就開始脫落，開始乾枯。這樹皮對應的是人體的皮膚。我們發現冬天，再怎麼去給樹皮補水，還是緩解不了枯乾脫落的象。臉上長斑，只在臉上做文章，補水敷藥，而沒有讓身體進入春夏天狀態，所以才久治難癒。這也是一個迷思，現在很多人也知道這個道理，但放在自己身上時，卻糊塗了。

治斑要調五臟，不能靠護膚，要從根部由裡到外、由上到下進行調理，就像給乾枯的樹澆水一樣，要澆到根上，它的根能得到水，靠陽光把水蒸發上來，它的枝葉、樹皮、花果才會光澤潤滑。

所以老師用桂附地黃丸，在根部澆水，合桂枝湯讓身體進入春夏陽光充足的狀態。而生脈飲又能從上往下澆水。**這樣治斑的大法就出來了，不外乎雨水與陽光。把雨水請過來，把陽光製造出來，這不就是讓身體進入春暖花開的境界嗎**？這樣不僅僅是斑治癒了，其他的在冬天容易出現的一派陰寒之象，手冷背涼腰痠都同時好轉。可見中醫調這個整體，陰平陽秘後，身體的整體狀態就全面健康起來。

斑色暗紅，鬆土達木

還有一個病人，也是臉上長斑，她這斑是暗紅色。老師說：這種治療又不一樣了。這病人平時愛跟老公吵架，一吵架斑就加重，左關脈鬱，右關脈濡緩，帶點緊，明顯是肝鬱脾虛，土滯木鬱。

她問，我這個斑是怎麼回事？

老師說：你這斑就是氣出來的，吵架吵出來的，越吵它長得越厲害，你一段時間不吵架它就會好些。

病人笑了笑說：是啊，我也覺得是這樣的。

於是老師就給她調，在方子加減變化時，融進逍遙丸的思路，因爲這樣的病人愛生氣，要給她疏疏肝氣，同時這類病人常常脾胃也不是很好，逍遙散本身就是治療肝鬱脾虛的。她的脾胃板結得像硬土一樣，身體怎麼能夠從板結的鬱滯的脾胃裡頭充分吸取水分跟肥料呢？所以我們要幫她鬆鬆土，土鬆過後，身體各處能夠很快地吸足水分，樹皮自然長得油光油光的。

這個病人斑也不算特別嚴重，治了幾次就消退了。她還沒有虛到心腎動力不足的情況，只是簡單的肝鬱脾滯，土壤板結而已，我們只是幫她鬆鬆土、達達木，她就恢復過來了。

人體面長斑，五臟都相關。
美容臉補水，沒那麼簡單。
如同樹木皮，冬季很難看。
乾枯又皺裂，缺水與受寒。
補水不在皮，補水從根起。
根部若得水，葉茂又枝繁。
樹身得光照，周圍陰寒散。
是以地黃丸，配以桂枝湯。
如同雨露灌，如同照陽光。
退掉陳舊斑，恢復好臉蛋。
又有生氣斑，吵架臉難看。
胃口又不好，脾土也板結。
便用逍遙散，氣順土翻翻。
根能吸營養，皮光枝葉繁。
這般去譬喻，大道法自然。
治病又簡單，斑退有何難。

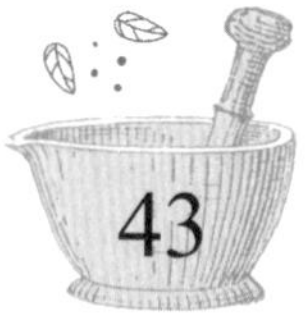

43 化妝美甲，妝扮人生？

好妝扮之人多鬱病

有個病人說：大夫，醫院檢查說我貧血，怎麼回事？

老師說：你嘴唇都很紅啊，不像是貧血。

她說：我用了口紅。

這些喜愛打扮的女性，她們都認爲化妝美甲，可以妝扮人生。

老師說：來看病越自然越好，不要掩蓋疾病的眞相。

然後老師又看她的指甲，指甲也全塗紅了，布滿了厚厚的指甲油，這樣嘴唇跟指甲都沒法看了，怎麼辦？

老師笑著說：臉化了妝，嘴塗了口紅，指甲也上了油，我們只能摸脈了。

外觀可以騙人，語言可以騙人，這脈說的是實話，可騙不了人。

老師一把完脈後，跟大家說：你們可以體驗一下，這是一個典型的鬱脈，還不是眞的貧血。

雙關部鬱滯，肝鬱氣血出不來，則兩手冰涼，胸中煩躁。肝鬱久不能生心血，木不生火，肝這個藏血之官，不能爲心提供氣血，而心其華在面，整個面部就需要靠化妝來掩蓋蒼白。肝鬱久火熱，子

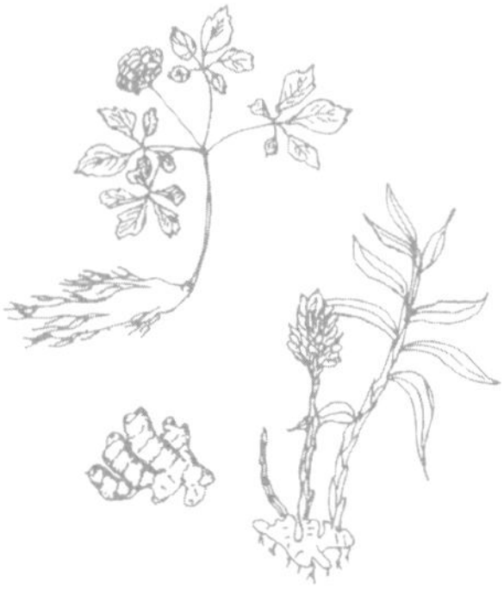

盜母氣，所以腰也疼，腳也軟，脾氣壞得很。臨床上，像這類愛好妝扮美甲的人，多鬱脈，陽氣被鬱住，病也多。

她說：最近無名火特多，周圍的人老惹我，身體也老是不舒服。

老師說：人周身的氣機都是自己不善養生而弄失調的。本來這清氣升上頭面，就要透發出去，升到手掌指甲也要舒展出去。你卻把這些地方都堵住了。你想一下，氣管一頭被堵住了，管子能不脹鼓嗎？你常愛發火，是因爲你的出氣管道被堵住了，鬱而化火啊！

搓藥泥的感悟

《黃帝內經》說**清陽出上竅**，又說**清陽實四肢**。

這些陽氣上升頭面，心其華在面，其氣要通過面部來透發。你面部打層厚厚的粉，心就煩熱。脾開竅於口，其鬱熱要通過口來透發，你口唇塗層厚厚的口紅，脾熱透發得也不暢快。肝的鬱熱要通過四肢指甲來透出去，你指甲塗層厚厚的指甲油，都把透熱外出的途徑給封死了。

想起我們搓藥泥的時候，藥泥黏在手上，才一兩個小時，都會覺得人不太暢快，何況這些愛美的女性，長期化妝美甲。這些異物貼敷在人的肌表上，人會舒服嗎？

據說國外有個好事者，他把油漆塗在自己身上，結果塗完後，立即就呼吸衰竭而死。他們很納悶，不知道爲何。其實中醫來看，一解釋就明白了。《黃帝內經》說肺主皮毛。你讓皮毛一閉，也是讓肺不能呼吸。

就好像人體感冒前一樣，本來肺通氣還很好的，皮膚一被風寒之邪束閉，肺部氣機馬上不通暢，就開始發熱吐痰咳嗽了。

國外還有一家化妝品工廠，在狂歡節的時候，他們用指甲油在一個小伙子身上作畫，沒想到還沒有完全畫完，這個小伙子就胸悶頭暈，呼吸不利缺氧，於是趕緊往醫院裡面送，還沒送到醫院，小伙子就呼吸衰竭，死去了。醫院確診認爲是大量的指甲油，阻隔了大片皮膚的呼吸，導致了小伙子缺氧窒息而死。

歡顏比美豔更重要

這些化妝品，除了閉住肌表之外，被皮膚毛孔吸收後，會不會對人體造成損害，這又是一個值得深思的問題。

人眞正的漂亮跟健康，在於本色。所謂「清水出芙蓉，天然去雕飾」，不如把妝卸掉，讓內臟的精氣神充分體現出來，用精氣神來養顏，素面朝天，素心處事，少了許多煩惱，多了幾分歡顏。所以說，歡顏比美豔更重要。

化妝圖漂亮，掩蓋病眞相。
氣鬱在肌表，反致不健康。

肝鬱在指甲，心鬱在面龐。
脾鬱在嘴唇，肺鬱皮毛染。
諸鬱氣不暢，煩躁心不寬。
云何得漂亮，云何得壽康。
不如卸下妝，還我本來樣。
素面與素心，身心兩俱歡。

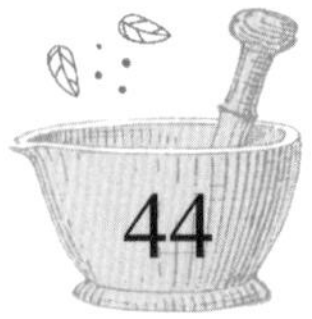

精神不好，茶來醒腦？

挑燈火，添燈油

有個病人三十來歲，我們一看他卻像四十多歲的面孔，他說他才三十二歲。

他看起來沒精打采的，但老師一摸他的脈說：你這脈亢盛得很，腦子靜不下來，但下面尺脈卻是空的，是不是長期沒休息好？

病人苦惱地說：是啊！我一個月沒有一天能睡好覺的。

老師又問，你這失眠有多久了？

他說：有三四年了，剛開始出來工作時都不會失眠，因爲經常上夜班，覺得精神不好，很睏，於是就喝濃茶、濃咖啡來提神醒腦。這樣上夜班就不會打瞌睡，想不到半年以後，就連白天也睡不著覺，吃安眠藥也不管用。

老師說：你是不是還腰痠，腳怕涼？

他點了點頭。

老師說：你這個是上實下虛，脈象是虛亢，盈久必虧，精神不好，不是要提神醒腦，而是身體需要休息了。

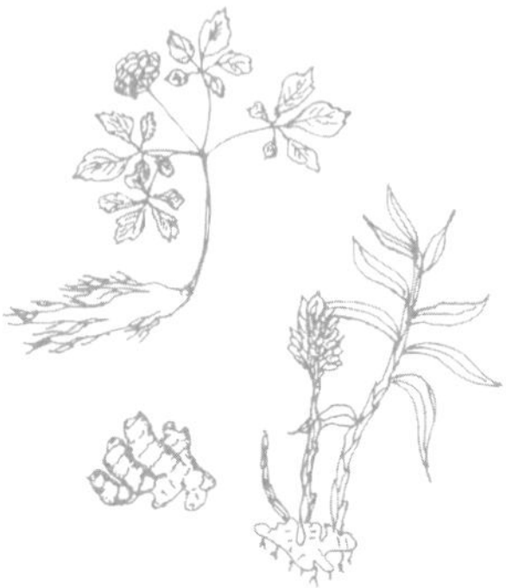

於是老師給他開了黃連溫膽湯，加上附子、龍骨、牡蠣、杜仲、寄生、川斷，只調了兩次方子，失眠就大爲好轉，他高興地回來複診說：終於能睡個安穩覺了。

老師跟他說：你以後別再用那些濃茶、咖啡來提神醒腦了，如果以後再這樣透支身體，想要修復就困難了。

你看你現在，未老先衰，身體嚴重透支，你最好換個工作，身體健康，比你賺錢更重要。你現在一個月薪水拿多少呢？

他說：有一兩萬，因爲薪水高，所以才一直扛著。

老師說：薪水是一時的，身體才是一輩子的。年輕人，人生沒有後悔藥。我常跟病人說，你一個肝值兩百萬，一個腎值幾十萬，如果因爲工作嚴重透支身心，把它們搞壞了，這筆帳該怎麼算呢？

確實，現在很多失眠精神亢奮不安的病人，有不少是提神醒腦的濃茶飲料喝得過多導致的。人體好比一盞燈一樣，燈油足時，燒得很亮；當燈油不足時，火就開始暗，這時到底是去挑燈火，還是去添燈油呢？如果去挑燈火，把燈火挑得越亮，人就越容易衰老得病，好比風中殘燭，不可長久。所以這時更需要的是去添燈油，閉目養心，凝神靜氣。

所以任之堂的小黑板上寫了曾國藩的養生十六字，就是給透支身心得病的人，指明一條修養之道：

視必垂簾，息必歸田。

食必淡節，臥必虛恬。

花早發者必早謝

有個跑業務的年輕人，才二十來歲，他自己感到雖只工作了兩三年，卻像是衰老了一二十年一樣，天天吃不安睡不好。他問老師說：醫生，你看我的內臟衰不衰老啊？

當今社會，年輕人因爲過勞死的例子越來越多，而解剖發現，很多猝死的年輕人，他們的臟腑居然跟六七十歲的老年人那樣老化衰竭。可見長期的顛倒晝夜，透支精血，就是在提前用完生命。

所謂**花早發者必早謝**，人如果早早把精神透支出來，必然**早衰多病**，《黃帝內經》說生病起於過用。透支過用身心是現代人的萬病之源，幾千年前的中國古人就看到這點。人的精神不是靠刺激出來的，而是自身臟腑精血充滿後，自然流露出來的。

孫思邈說：人命至重，有貴千金。在現在看來，一千萬也買不回自己健康的身體。所以說，稍微懂得點算帳的人都知道如何取捨。

精神本不好，提神又醒腦。
咖啡加濃茶，興奮不得了。
從此得失眠，天天都苦惱。
焦慮又抑鬱，都沒後悔藥。
如風中殘燭，再沒可消耗。

挑燈火提神，終會沒油燒。
工作雖是好，薪水看似高。
若為健康故，兩者皆可拋。
人以財為導，我以身為寶。
身心保養好，這才是王道。

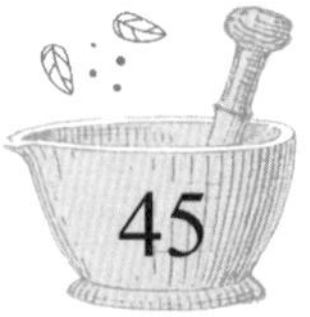

45 人常嘆息，只知疏肝？

陳舊去，新水生

「鬱悶啊！」這個詞都快成爲這個時代很多人的口頭禪了。他們工作之餘，容易嘆氣，甚至來看病的時候，也會嘆幾口氣。

有個婦人也老愛嘆氣，嘴唇偏暗。她聽人家說用三七可以行氣活血化瘀，於是吃了一個多月的三七茶，人反而變得更氣虛了。

後來老師叫她泡三七茶時，再加幾片紅參進去，再喝一段時間，就不嘆息了。

其實，嘆息也是人體的自救反應，我們看鬱悶的悶字，它就是心被關在門裡面，它要出出不來，要順心順不了，所以人顯得疲乏抑鬱，好像關在籠子裡的動物一樣，沒辦法喜樂。

老師說：這抑鬱鬱久了，它也會耗傷氣血。所以鬱者多夾虛，而陰虛也會致鬱。好比農村有些老農幹活幹得特勞累時，就喜歡坐在田埂上抽支煙嘆嘆氣，這是因虛而致鬱。可見不能一見鬱悶嘆氣，就一味地疏肝解鬱，還要考慮補氣。中醫認爲「膻中爲氣海」，《黃帝內經》說**膻中者，臣使之官，喜樂出焉**。你膻中氣要足，人才能喜樂，氣不足後就會嘆息。

又有個病人，臉上長斑，服了老師推薦的玫瑰山楂茶後，斑是消了，但人卻覺得很累，氣不夠，

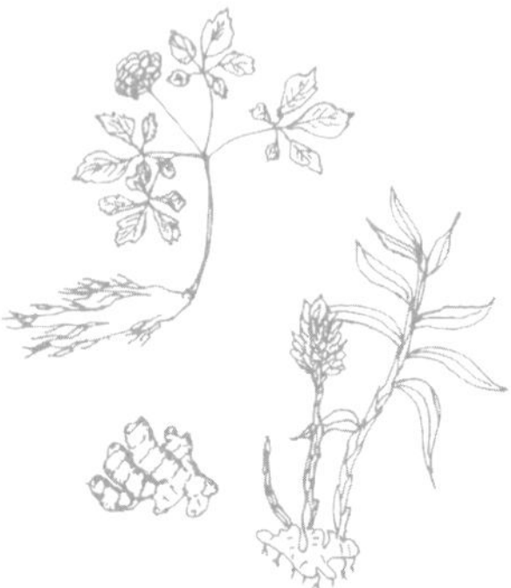

老師說在方中要加黃耆。於是再服下去，氣就足了，也不嘆息了。

這是因爲疏肝解鬱活血的玫瑰花、山楂，能把氣給順開，順開後，如果膻中氣不足的話，就容易嘆息，這時就需要充氣。

可見，治斑把溝渠瘀血通開後，還需要注入新鮮的氣血，如同清洗池子一樣，刷去舊垢，還要注入新水，令池子保持陳舊去，新水生的狀態，池子就會光潔如新。

膻中氣不足，肝膽鬱不舒

又有一個小孩子，嘆氣都成爲他的習慣了，幾年下來好不了，他的父母都很擔心，小小年紀比大人還愛嘆氣。還不到十歲的小孩子，既沒有生活壓力，也沒有情志上的憂患，何來嘆氣之舉呢？這肯定是一種病。

於是，老師建議讓孩子吃補中益氣丸，結果幾個月的嘆氣就慢慢好了。

老師說：膻中氣足後，不單不嘆氣，還能流露出喜悅的表情。可見治療抑鬱嘆息也要分虛實，**虛則補之，實則瀉之，氣陷則升提之，氣鬱則疏達之**。

小孩子氣不足，往下陷，我們就直接養其眞，把他的眞氣培養起來，他就不嘆息了。

還有一些工作壓力比較重的白領，他們也喜歡嘆氣，脈象偏於雙關鬱的，我們直接用逍遙散幫他順其氣，很快也可以治好。

如果是**因鬱而致虛，因虛而致鬱**，既有膻中氣不足，也有肝膽鬱不舒，我們這時用藥，兩邊要同時考慮。既用逍遙散順其氣，也用補中益氣丸養其眞。可以飯前服補中益氣丸，飯後服逍遙丸。補其中氣，令其條達，乃至和平。

人們常嘆息，只想疏肝氣。
肝氣已疏達，嘆息仍不癒。
譬如唇紫暗，單純用三七。
瘀去還嘆息，紅參來補氣。
譬如臉長斑，玫瑰花順氣。
山楂化血瘀，斑去也嘆息。
這要加黃耆，氣足膻中喜。
大補膻中氣，再解肝膽鬱。
氣足鬱又舒，心暢自歡喜。

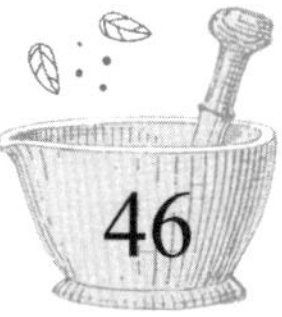

46 牙痛牙腫，拔牙鑽孔？

有位口腔科醫生，來任之堂交流。他浸淫於口腔牙科已有數十年，一直都用局部治療處理牙齒的各種疾病。

他發現有很多牙痛、牙腫、牙出血，不一定全是牙的問題，採取常用的拔牙、鑽孔、切斷神經止痛等技術，卻不能盡癒諸病，於是他作爲一位西醫牙科醫生，開始學習中醫的整體治療觀。

他說：天天碰到那麼多牙病的人，不是補牙就是鑽孔，要嘛拔牙，這個過程好像機械一樣。我就想骨頭不是腎負責的嗎？牙齒不是人體中最堅硬的骨頭嗎？腎不好時，是不是牙就容易出問題？今天也想請教關於牙出血跟牙痛的問題。

余老師說：牙齒可能發生局部病變，也可能是周身疾病的反應點，說白了就是替罪羔羊。中醫認爲牙齒歸腎管，牙齦歸脾胃管。所以牙齒不健康，跟熬夜傷腎，還有應酬煙酒、飲食都分不開。

重用骨碎補，滿口牙疼止

有個病人，滿口牙都痛，想治療也不知道從哪裡入手，想拔牙根本也不知道拔哪顆。民間草醫給他用上八十克的骨碎補，幾次就不痛了。骨碎補這味藥就是通過補腎以止痛，它是那種針對腎虛滿嘴牙痛的單方單藥，經得起臨床考驗。

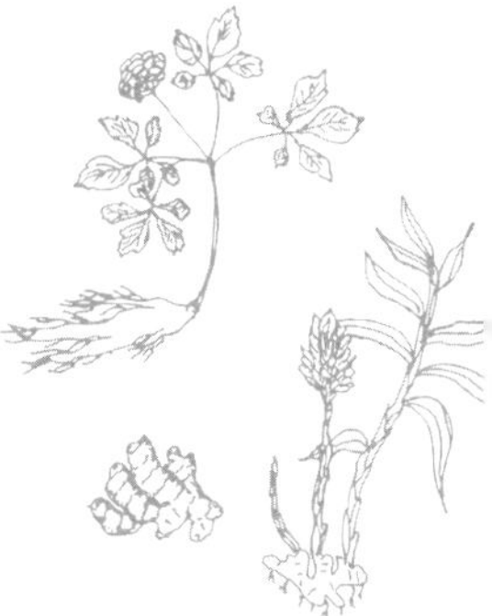

牙齦出血用竹茹

還有一個病人，牙齦出血有好幾年了，一刷牙滿嘴都是血，很是苦悶。老師給他重用竹茹五十克，血就止住了。

老師說：這是胃氣上逆，氣隨血湧，降其氣，血自止。雖只一味竹茹，但對於牙齦腫痛出血，卻是很好的藥。

可見，治療牙痛、牙出血，不能只盯著牙做文章。如果是五臟失調引起的牙病，吃消炎藥、止痛片都不管用，這時尋找中醫治療，從大方面著眼，從整體入手，腎虛的補腎，胃氣上逆的降胃氣，常常能收到意想不到的效果。

現在不單是牙科醫生，還有很多病人，牙齒一出現問題，就想到要如何止痛、止血，甚至年老的病人，只想到去拔牙，這也是一個迷思。

牙齒即使拔掉了，但本身是腎虛體質，還是胃氣上逆體質，這些根本問題都還在。有的牙痛病人拔掉牙後，頭又痛耳又鳴，記憶力嚴重減退。

因爲拔了牙，腎虛卻沒有解決，中醫認爲，**腎主骨生髓，上通於腦，開竅於耳**。治了標，沒治到本，所以問題反而更多。

如同樹木一樣，它的根部以及土壤就好比人的腎以及脾胃，枝葉花果好比人的頭腦、牙齒、七竅，如果是局部生蟲長歪不好，可以殺蟲剪枝，如果是根部營養不夠導致葉黃果稀，就要治根部。

不能牙痛就拔牙

還有一個病人，牙齦腫痛，他已經有六十來歲了。他說：反正人也老了，留不留牙齒都所謂，乾脆把牙齒拔了，拔了一顆，旁邊的牙齒也鬆動，結果幾年內全部牙都拔掉了。

牙齦是不腫痛了，但卻多了一個問題，經常咽喉腫痛，炒得稍微過火的菜都不敢吃，非常苦悶。這是因爲把牙齒拔掉後，只是解決牙的問題，沒有解決胃氣上逆的問題。胃氣上逆，則牙齦容易腫痛，把牙拔了，就發到咽喉上，所以他平時老愛扁桃腺發炎。

西醫如果檢查出是牙齒發炎，首先消炎。如果痛得受不了了，那就乾脆把牙部的神經切斷，讓它不痛。當下是不痛了，可臟腑病機沒調整過來，就會在其他地方發病。

薄荷辛涼解表，透發牙痛鬱熱

老師又說：有個小孩子，常牙疼。有一次疼得特別厲害，他媽媽也打算帶他去醫院檢查，按慣例吃消炎止痛片。但由於學習了一些中醫常識，還是想試試中醫的方法。

她想到老師用的牙痛四藥，裡面有味薄荷，於是就用一味薄荷熬水給孩子喝。想不到喝下去，牙齒的劇烈疼痛，很快就止住了。

第二天，她還是帶孩子去醫院檢查，牙科醫生也很奇怪地說：中藥有這麼厲害嗎？其實，也不是中藥厲害，而是中醫的病機給對上了。

薄荷就是辛涼之物，它能夠把整個上半身的鬱熱透出來，就相當於西醫牙科醫生用鑽孔之法，緩解局部壓力一樣。中藥裡，辛涼解表的藥，就有類似的功效。

從此這孩子的媽媽更加迷上中醫了，小孩子有什麼不調和的，都先考慮用中醫來調調。副作用小，也治本。

牙痛四藥與叩齒功

牙科醫生便問老師，那引起牙痛的壞死之物沒有取出來，怎麼能好徹底？

老師說：中醫看病是看整體，當身體的鬱熱透發出來後，自動會去修復吸收。只要臟腑升降功能慢慢恢復，牙齒裡面的異物，它也會慢慢消化吸收。

我們常用的牙痛四藥，有生麻黃、薄荷、大黃、生甘草。前兩味藥，就相當於打洞透鬱熱，緩解壓力；後兩味藥叫大黃甘草湯，能夠通降陽明胃腸，以降身體的濁氣。而且大黃還有推陳出新之功，也有助於異物的吸收。這個方子對於一些常見的牙痛，如胃火上攻、上焦有鬱熱引起的牙痛，效果還不錯。

中醫治病，既重治療，也重預防。老師又給大家介紹了一個道門叩齒功來保護牙齒。老師說他在西安曾經跟蕭道長住在一個房間裡，蕭道長睡前就打坐，然後叩齒吞咽，一能把牙齒跟腎氣固好，二能除牙垢，三能降胃氣。這叩齒功分爲三步。

第一步叩齒，第二步攪海，第三步吞津液。

叩齒就是固腎氣，攪海能夠生津液，然後把生出的津液分多口吞進去，就是在降胃氣。這樣一個小小的養生動作，就蘊含著補腎、生津、和胃降濁的法理。這樣對牙痛不管是腎虧虛證，還是胃火實證，都有幫助。

牙痛與牙腫，拔牙鑽孔去。
局部來治療，很多治不癒。
中醫看牙痛，看重是整體。
花果發土壤，枝葉從根起。
骨碎補腎虛，竹茹降胃逆。
滿嘴牙痛止，牙齦出血癒。
熱要透出來，濁要降下去。
四味牙痛藥，所以奏效奇。
叩齒日不斷，吞津往肚裡。
此法常修習，人人是中醫。

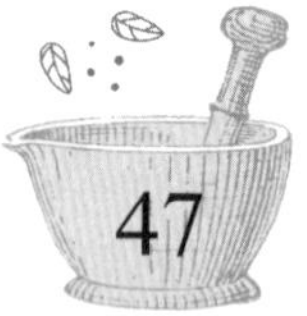

47 腳汗腳臭，斂汗除臭？

臭汗爲身體自救排濁

有個病人腳汗非常多，有腳臭，醫生給他開了大量的枯礬之類斂汗收濕的藥，甚至做了鞋墊子墊在腳上。剛開始毛孔是收縮了，汗也少了，腳也沒那麼臭了，他很高興，以爲這麼多年的腳汗腳臭終於治好了。卻不知道一週以後，腳底就開始起死皮黑皮，反而更難受。腳木木的，腰也痠脹，胸也悶，心煩失眠，渾身都不舒服。

這是因爲毛孔被收住後，身體想出汗卻出不了，多餘的濁氣堆積在體內，腳皮就長得跟老樹皮一樣。

還有一個病人，女，四十多歲，白帶量大，且臭，在醫院檢查，確診爲黴菌性陰道炎，她還有腳氣，腳臭、腳上汗多，時常一天要換兩到三雙襪子，這樣持續了半年多。

在醫院裡也治療了好幾個月，先是消炎消毒，後來又是收濕止帶除臭，內服藥跟外洗藥，雙管齊下，臭味跟汗濁是減輕了，卻經常心煩，跟老公吵架，在公司裡又跟同事吵架。

她來到任之堂，老師幫她摸完脈後說：寸關二部鬱數，熱邪困在裡面出不來。於是給她用完帶湯，加上丹參、菖蒲，把心經的熱邪透出來，也不去特別止她的帶，止她的汗。幾劑藥後，帶下的臭

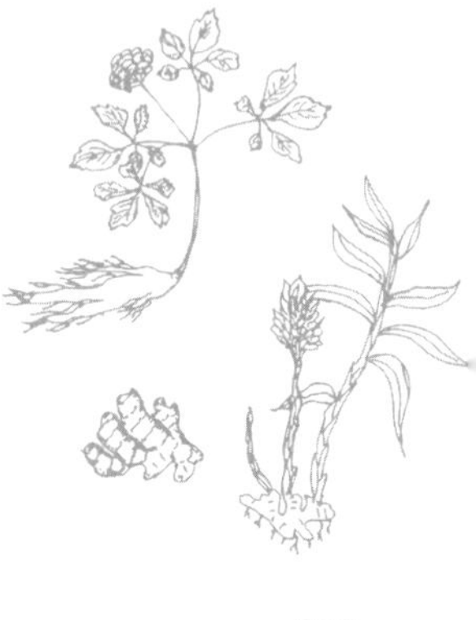

氣就消除了，腳汗腳臭也隨之消除。

看起來好像是一方治癒二病，老師說：其實不是治癒二病，是把身體的病機調整過來，所謂疾病都是病機的反映。

不管你是白帶臭濁，還是腳汗腳臭，這臭氣就是身體在自救，在排濁，多餘的邪濁它要出去，我們不能夠破壞身體與大自然交流的通道。

很多有腳氣狐臭的人，反而不容易得子宮頸癌、乳腺癌，一旦強行把這些濁汗收住的話，臭氣就會留於六腑經絡，反而容易得更難治的病。因爲見汗止汗，他並沒有看到汗的來源，沒有看到這些臭氣從哪裡生出來的。不從根源上杜絕，遺患無窮。

爲何我們用完帶湯可以治療下體臭濁呢？因爲這濁氣、濕邪是中焦肝脾運化不開，往下滲的結果。爲什麼肝脾運化不開來往下走呢？因爲病人焦急心煩，飲食口味重，肥甘厚膩吃多了，加重了臟腑的負擔。

這樣分析起來，再治療就不會盲目地見汗止汗，還是要謹守住升降之機。首先要讓病人飲食清淡，其次用藥恢復肝、脾、腸道、膀胱的升降，使周身氣機能順暢，清氣往上升，濁氣往下流，這樣臭氣的來源少了，周身氣機流通又調暢了，就能眞正達到治臭的目的。

防水鞋與布底鞋

回想去年冬天時，老師給大家都買了最嚴密的防水鞋，密不透風，希望大家在冬天的時候，不會因爲下雪太冷而凍傷腳。確實寒氣防住了，臭氣卻來了。因爲鞋緊箍住腳，一個上午密不透風，明顯襪子就比以前要臭。

好不容易挨過了冬天，到春天時，大家又喜歡上了穿布鞋。因爲布鞋疏鬆多孔透氣，穿上一天即使去跑山路，出了汗，你也很難聞到鞋子有濃重的臭味。腳底還很輕鬆。

這是因爲布鞋跟膠底鞋最大的不同，是布鞋能保留人體跟大自然交流的通道。而膠底鞋爲了防寒防風，卻把這個通道給閉住了。

老師說：以前我上大學時，母親每年都會給我做一兩雙布鞋，但我帶到學校卻不敢穿，因爲大家都穿著漂漂亮亮的膠底鞋，這布鞋顯得太土了。

後來，等我自己眞正創辦任之堂時，反而想起了穿布鞋，自己去買布鞋。我母親對我說：以前做給你穿，你都不穿，現在自己買都要買來穿了。

老師笑著說：穿布鞋，乾乾爽爽，年輕時看重的是外表，所以要漂亮的膠鞋皮鞋，有了一定閱歷後，看重的是實質，鞋要合腳，要穿得舒服，至於它好不好看，也不當回事。

老師還號召學生們一起穿布鞋，一次老師上批發市場，就給大家買了幾十雙布鞋分著穿，這樣上山走路都輕便，回來洗襪子也不會臭氣熏天。

腳汗又腳臭，斂汗來除臭。

臭氣往裡躲，全身毛孔縮。
失眠又胸悶，腳底死皮多。
邪氣往裡收，皆因不排濁。
何以煩惱多，不曉病根由。
腳是排氣筒，通道不可鎖。
譬如膠底鞋，就是易留臭。
又如布底鞋，隨穿隨排濁。
用藥升降守，飲食淡入口。
正本又清源，方向才不錯。

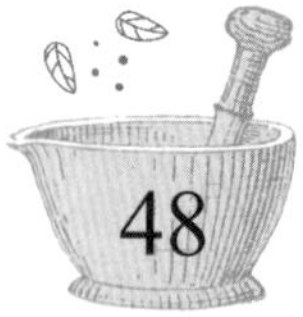

48 精滿則溢，自然現象？

精滿不思淫，神滿不思睡

孔子在《論語》中說**人年少戒之在色**。其實不單青少年要戒色，中老年人也要慎房事。少年戒色，可以用精氣來長身子；老年戒色，是用精氣來保命；中年人戒色，是靠精氣來完成事業。

老師說：人的生命健康跟一生的事業，與個人的精氣神是分不開的。不管是學習還是工作，都需要保養身體，都需要有良好的行爲約束力。

有個少年，因爲精神抑鬱而輟學，他母親帶他來看病。只見這少年臉色晄白，毫無年少者紅潤的朝氣。

老師就問他母親說：這孩子晚上是不是經常手淫？

他母親答道：這個我不太清楚。但曾經聽他說常夢到女同學。

老師又問：他平時還有什麼癖好習慣？

他母親回答說：這孩子愛拿著手機上網。

老師說：叫他別上了，把身體都弄壞了。

他母親也發愁地說：我們也管不住他。

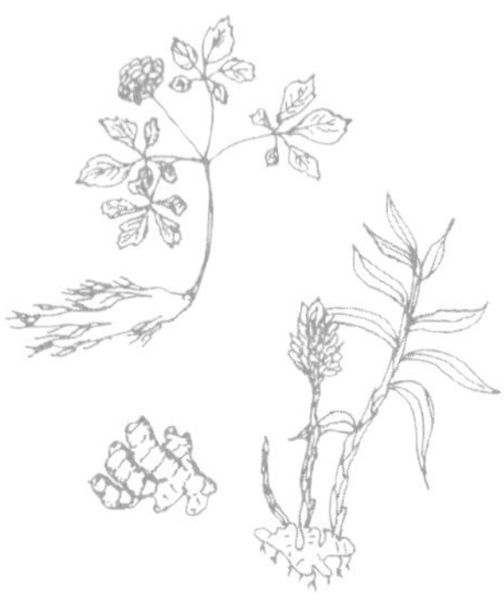

老師說：怎麼管不住，他往懸崖裡面跳，你不去拉他嗎？

還有一個少年，來任之堂看病，聲低氣弱，雙手冰涼，唇淡無華，就像老年人大氣下陷一樣。他苦悶地說自己記憶力不行，記不住東西。

老師問他，平時是不是很多春夢。

他點點頭，老師跟他說：不要再看那些不健康的書籍網站了，遺精不是好現象。他疑惑地說：精滿則溢，不是自然現象嗎？

老師說：年輕人的精是用來長身體的，如果太頻繁地遺精，身體長不好，大腦也長不好。現在年輕人受網路等負面的東西影響很大，白天看那些花花綠綠的東西，變得心神浮躁。《黃帝內經》認爲**心動則五臟六腑皆搖**。你心念先動，才搖動精關，出現遺精，這不是自然現象。中醫道家認爲**精滿不思淫，神滿不思睡**。年輕人精存得越牢固，身體長得越壯實。

還有所謂的精滿則溢，可以比喻爲堤壩，如果你河流的堤壩低矮的話，水存不了多少就漫過去了。如果你水庫的堤壩築得高深的話，那你存的精水就很多，不容易遺。現在很多年輕人認爲精滿則溢，其實是精關不固，精關太低了。所以常遺精的年輕人，沒有哪個腦力智力是好的。

中醫認爲**腎主骨，生髓，上通於腦，腦由髓聚而成**。現在西方醫學研究也認爲，人體精液的成分，跟腦脊液的成分是一致的。這就是年輕人常遺精，記憶力減退、學習跟不上的道理所在。

堤壩越高，蓄水越多

在人體而言，腎藏的精氣，一是用來繁衍後代，二是用來養五臟，養筋骨毛髮。

水庫水滿了，爲什麼它也不溢出去，因爲有天上的太陽光，還有樹木，陽光能夠把水給氣化了，蒸騰成天上的雲彩；樹木能夠吸取水分，長成參天巨木。

所以人身體的精也很少會滿而多餘，因爲一旦充盛，它都會源源不斷地被肝木吸收，被心臟蒸化，上養肺臟，乃至肌表、頭髮、皮毛。

所以從肝功能、心肺機能，還有皮毛牙齒的枯榮情況，我們都可以推測腎藏精的多少。

那麼精要如何化氣，氣要如何化神呢？在大自然裡面，水庫堤壩鞏固後，水庫中的水的轉化，靠的就是天上的陽光跟地上的植被。

在人體而言，靠的是聚精會神的學習工作成長，一心一意，凝神靜氣地做正事，就可以把精化爲氣，氣遊散周身，再去濡養神。

所以有些人他們越幹活，越是精神充滿，就是因爲他們專心致志，把吃進去的水穀精華，都煉化爲氣，往上養大腦就聰明，往外養筋骨肌肉就強壯。

警犬的嗅覺

還有一個車廠裡面的年輕人，他得了過敏性鼻炎，鼻子連香臭都難以分辨，老師摸他的腎脈很沉遲，便問他，腰怎麼樣？

他說：渾身上下都好像給什麼東西捆住一樣，早上猛流清鼻涕，腰很沉。

老師給他開了麻黃附子細辛湯，吃完後鼻子通氣了，背部也鬆了。他問老師還要注意什麼。

老師跟他說：不要手淫。他疑惑地問，這跟生病有關係嗎？

老師說：關係大得很，你這個過敏性鼻炎，說白了就是腦袋陽氣不夠，周身好像被東西捆縛住一樣，就是風寒外襲。手淫會把人的精神陽氣往外瀉，一瀉出去，腎陽虧虛，肌膚皮毛的防衛力、腦袋的陽氣都下降。所以容易鼻塞感冒風寒。而且一感冒寒氣就直入少陰腎經，《黃帝內經》稱爲，至虛之處，便是容邪之所。你現在不注意，將來颳風下雨，還會腰痠腿軟。

他算是明白了些，其實這在動物世界裡面就有很形象的例子。據說一條出色的警犬，在交配過一次後，嗅覺會減半，偵探能力大爲下降，如果再交配三次五次後，就會被直接淘汰掉，因爲根本就沒辦法再破案了。

我們發現如今很多年輕人得過敏性鼻炎、鼻不聞香臭，腦子不清醒、注意力不集中，這些跟手淫、遺精都分不開。人體精華往外瀉之後，周身的孔竅都容易爲外邪所干擾，邪氣因而內陷，痰飲水濕也缺乏陽氣來溫化，所以整個人清陽不升，濁陰不降，陰陰沉沉，沒有年輕人的朝氣。

精滿溢出來，看似很自然。
上網神昏亂，搖動其精關。
注意力分散，讀書心不專。
精氣神不聚，萬事皆喊難。
但看鼻炎者，手淫把身殘。
又觀警中犬，交配破案難。
精關如堤壩，牢固要如山。
身體陽氣足，百邪不相干。

49 貧血缺鈣，補血補鈣？

貧血與杯子之喻

營養這麼好的年代還有這麼多貧血的病人，說明不是營養的問題，而是一個消化吸收的問題。

有個女孩子，她每次月經都推遲，臉色皝白，沒有年輕人應有的紅潤。她在醫院檢查出缺鐵性貧血，還缺鈣，於是就長期吃補鈣的、補血的、補鐵的，但改善不大。後來她又看中醫科，開中藥調，吃了些四君子湯、四物湯，也是健脾補血的。這樣臉色稍微好了一些，人也覺得有勁了一點，但始終都是很累，很沒精神，月經依然推遲。

她來找老師，老師摸她脈說：手這麼冰涼，脈又如此細，臉色白，嘴唇沒有血色，你這是缺血啊！

她說：是啊，當貧血治都治了一年多了，怎麼就沒好過呢？中藥我也喝了，補血補鐵的我都吃了。

老師說：你這身體缺血是沒錯，缺鐵缺鈣也沒錯，但你有沒有想過爲什麼補不進去，是因爲你缺血的背後，缺的是一股陽氣啊！《黃帝內經》上說**陽生陰長，氣能生血**。你陽氣不夠，所以化生血液功能減退，以後不要吃水果了，再吃水果，你怎麼補血補鐵都不管用，以後連孩子都生不了。

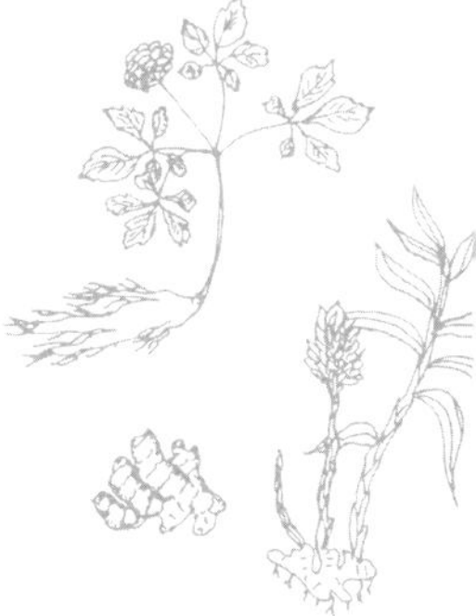

她吃驚地看著老師說：爲什麼？水果不是補充維生素、補充營養的嗎？我天天都要吃啊，不吃不是缺得更厲害了嗎？

老師說：你天天吃，也沒見得把血補回來，你的脈細得那麼厲害，整個身體都是一個寒性體質，水果生冷，寒涼傷陽，寒性的東西，它都能夠收引血脈，你的血脈被約束收引得細細的，你再怎麼想補進去裝進去，它都補不了裝不了。

好比你拿一個小杯子去裝水，那杯口就只有拳頭那麼大，你把它倒滿溢出來，它也只能裝一杯，它只能夠讓你解渴一時而已。供給臟腑都不夠，怎麼還有氣血去排月經，去滋養面部嘴唇呢？

假如你拿一個壺去裝水，那口徑就比杯子大多了，你隨便裝一壺，不用裝滿，也夠你喝了。氣血不僅能充分供應給五臟六腑，也能滋潤皮膚了。

血脈與針線之喻

她聽後若有所悟，便問老師該怎麼辦？

老師說：很簡單，戒掉水果，多到外面陽光多的地方去活動。你看那些運動員，每個人都是粗壯粗壯的，他們的血管是膨大開來，能夠裝很多血。又比如那些幹農活的農民，他們在陽光下運動，雖然長得黑，但身體卻很健康。他們吃粗茶淡飯，很少有貧血的。

你想一想，原本你的毛細血管就像一根針那麼粗，血的流量還不錯，但後來長期吃生冷之物後，又加之受涼，就變成線那麼細，線跟針一比，少了一半的血啊，你怎麼能不手涼背冷，面部皖白有氣沒力呢？

老師就給她開黃耆建中湯合當歸補血湯，桂枝重用到三十克，她吃完後，覺得很舒服，身體暖洋洋有熱氣，來複診一次，臉色就改變一次，最後治到兩隻手都暖熱起來，嘴唇都變紅潤了，整個人都有勁了。

老師說：差不多了，回去以後，不要碰生冷的東西。你只要手腳保持這個溫熱感，貧血缺鈣通通都好了。那些陰性的物質要靠陽氣來化生，你只要不再傷到陽氣，讓血脈外周的寒邪通過運動出汗散掉，加上這黃耆建中湯裡頭的桂枝、生薑的作用，血管就從如線般細的變爲針般粗。你容量足，吃水穀都是補，身體就會慢慢好起來。

補鈣還補鐵，為何還貧血？
月經又推遲，冰冷腳與手。
水果不戒口，運動又不做。
人體涼颼颼，難免日日憂。
好比一水壺，裝水自然多。
你那小杯子，解渴都不夠。

管道被寒束，氣血自然弱。
不把寒解開，補血都是錯。
一把心陽振，寒氣立即走。
管道變粗大，血脈容血多。
運動加溫陽，水穀都是補。
周身流量大，不為貧血愁。

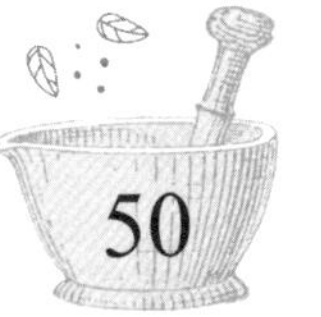

50 脾虛要補，人參白朮？

心有千千結，腸道不通暢

有一類病人，他懂醫又懂得不多，看病的時候，也會跟醫生交流一些中醫常識，由於對自己的身體不是很瞭解，所以有不少迷思。

比如有個外地的患者，脾虛消瘦，北京上海很多大醫院他都去看過，找了很多名醫。他一直都在吃各類健脾益氣的藥，卻仍然少氣懶言，神疲乏力，胃口不開，頭暈頭痛，還伴隨著耳鳴。

老師問他以前都吃過些什麼藥。

他把早就準備好的藥單子拿出來，有人參健脾丸、參苓白朮散、香砂六君子、八珍湯、六味地黃丸、金匱腎氣丸，還有他自己配置的資生丸等。這些常規的調補脾腎的藥，他基本都吃過了。他跟老師說最想要長長肉，太瘦了。

老師說：你糾結太多了，心寬體胖，你心不寬闊，怎麼能長肉？你看過這麼多名醫，服過這麼多藥，都沒有好好讓自己心靜下來。人在焦慮繃緊狀態下，是不可能長肉的。

他想了想，又問：我這個是什麼問題啊？余醫生，我看了你的書，你看看我這個是不是肝鬱脾虛啊？

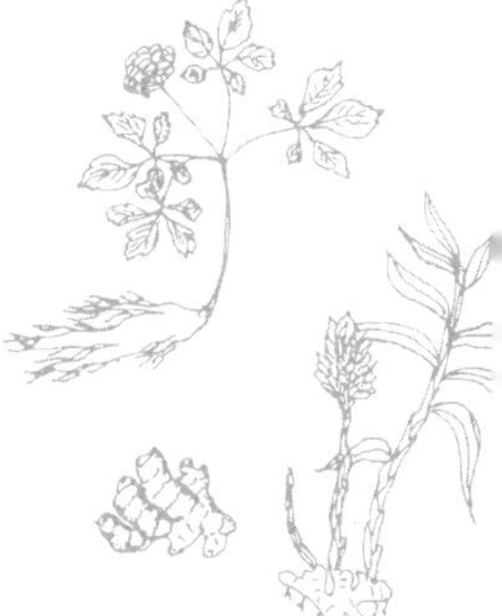

老師笑笑說：你是思慮過度了，我給你說說吧。如果我自己的電腦壞了，我不會去糾結它有什麼問題，該怎麼修，要學哪些修理常識，這樣活著太累了。我就直接把修電腦的師傅叫過來，給他幾百塊，他就把電腦修好了。你在這裡要安心地吃藥，剩下的時間好好去爬山。我一般不主張病人去研究醫學，他們看一些養生保健的書還可以，如果深入進去研究，看到什麼病都往自己身上套，把自己都搞亂了。鑽進去，出不來。

你們想想，很多醫學問題，連七八十歲的老中醫，他一輩子未必能夠完全搞明白。你現在本身就生病，元氣不夠，哪有精力把那些問題搞透呢？

於是，老師給他開桂枝湯合胸三藥跟腸六味。

因爲病人左寸脈弱，心力不夠，腸道推動力差，加上右關部鬱滯，長期思慮過度，思則氣結，太糾結了。所以用桂枝湯加通腸六藥，加強心臟跟小腸動力，再加胸三藥，解開他胸部脾胃因思慮過度糾纏在一起的「千千結」。

病人一看老師開的藥裡頭都是一些通腸行氣的，他就傻眼了，說：我這麼虛能不能受得了啊？我這脾虛要補，要不要加點人參白朮？

這病人也算是學了點醫，知道脾虛用人參白朮好，人參乃補氣藥王，白朮乃健脾聖藥。不管哪個名方，若論健脾補氣，都少不了人參白朮，比如參苓白朮散、四君子湯、人參養榮丸、資生湯等。

老師又笑笑說：你先吃了看吧，我摸你脈，腸道鬱滯得很，心也很糾結，心有千千結，腸道不通暢，這個脈象沒改變，你吃什麼補的都白搭，如果人參白朮你能吃出效果來，也不用大老遠跑到這裡來了。

病人覺得也是，於是當天下午跟老師去爬山，晚上就開始喝藥，喝完兩劑藥後來複診，老師問他怎麼樣了。

他說：還行。

老師說：什麼叫還行啊，你要說症狀，有哪些變化。

病人說：我上廁所拉了很多墨綠色的大便，拉完後覺得很舒服，這兩天胃口好像比以前好了，吃東西有感覺。

老師點了點頭，我們也知道這是好現象，下邊的積滯去後，上面就想吃東西，就有胃口，因爲最好的健脾開胃藥，就是能把腸道積滯通掉。你通掉後，病人自動就會索食。一旦有胃口索食了，不用靠藥物來補，五穀雜糧自動就會轉爲氣血，補養周身。

這樣老師繼續給他守方，說：你現在拉的只是大腸那一截的東西，小腸很長，長期積在那裡面的東西，不是一兩天能拉得乾淨的。

這樣他又吃了兩劑藥，回來複診後，說：我頭好像不痛了。

這又是一個改善。老師說：所有的頭痛治法，都離不開升清降濁，清陽不升，濁陰不降，是頭痛的根本原因。降其濁陰，就要降其胃腸，腸胃一降，上面的濁氣都會下來，所以《內經》上說**頭痛耳鳴，九竅不利，腸胃之所生也**。我們反其道而推之，只要能夠讓腸胃通暢，那頭痛耳鳴，九竅不利，不就好了嗎？

這樣病人就很高興地帶藥回去了，老師跟他說：你本來就沒什麼大病，這都是小問題，只要平時多吃吃素，多爬爬山，把生活習慣改一改，根本不需要跑那麼大老遠來求醫問藥。

要想富，先修路

我們來看，沒有用到專門健脾益氣的藥，病人爲何反而覺得舒服，覺得有勁？原來這叫做裡通一身勁。

老師說：對現在很多患者來說，生新不在於補，而在於去陳舊。益氣不在於健脾，而在於通腸腑。因爲很多人都是大魚大肉吃慣了，他們不是缺營養，而是腸道超負荷承載過多的營養。腸子像超載的汽車一樣，爬坡爬不動了，人怎麼能不累呢？像這樣的病人，你讓他適當地節節食，反而更好，補益氣血不在於人參白朮，而在於通腸淨腑。

你們看那些做完手術的病人，第二天醫生最關心的就是他腸道排氣了沒有，會問他排不排便、放不放屁，如果能夠正常排便放屁，那身體恢復就有生機。如果連這點都沒達到的話，再怎麼補脾益氣血都不管用。先要給他通腸滯，腸滯塞在那裡，補不進去。

就比如，你長一個瘡，裡面生成了膿腐，首先我們要用排膿袪腐的藥，或者用外科手術，把這些膿腐排乾淨，不然新肉難生，徒補無益。

又比如修汽車輪胎的師傅，他們要把輪胎補好，不是直接就補，而是先要把輪胎周圍刮乾淨，再把裂口補上，這樣就牢固，如果你沒刮乾淨就補上去的話，很容易重新裂開來。

這人體的腸道也是這樣，你不清理乾淨，那些補藥進去，根本運化吸收不了，還會增加它的負擔。

大家聽後，都明白了，為何老師對於剛過來的病人，很多都是要以通腸法打先鋒，因為那些有形的垢積袪除後，無形的氣機才能調暢。就好比把道路修好了後，車輛來往就暢通了。

要想富，先修路。你這條路沒修好，搞得坑坑窪窪，凹凸不平，即便這個村裡頭有最好的特產，它也運不出來。

而人體最大的一條營養運送通道，就叫做穀道，西醫學又叫做消化道。這條消化道的通暢至關重要，腐濁之氣從這裡排，清陽之氣也從這裡升上來。想要健脾升氣血，前提是下面腸道的滯澀能夠通開。不然升上來的都是敗濁之氣，反而搞得頭暈腦脹。

就像把你關在一個臭濁的環境裡頭，能不頭暈頭痛嗎？腸道裡頭的濁氣往大腦上邊竄，能不頭痛心煩失眠嗎？所以說，道家最重視清腸腑，道理全在這裡。腸腑潔淨後，你不求補而它自補，不求氣血，而它氣血自足。

所以說，**脾虛要補，不在人參白朮，而在降濁通腑**。

消瘦無力真痛苦，自己認為脾要補。
四處求醫也無助，無非人參與白朮。

自己開方資生丸，還是在走老路途。
難道名方有錯誤，怎麼服用病不除。
不妨看看動手術，不通氣血云何補。
不妨看看瘡膿毒，新肉長前先去腐。
不妨看看補輪胎，污垢刮盡再修復。
原來脾虛兼腸滯，如同超載車辛苦。
又如身體要想富，必須上下先修路。
修路首先修穀道，穀道通暢氣無阻。
氣血無阻勝過補，兩圈轉動即脫俗。
不信但看道家言，若欲長生先通腑。

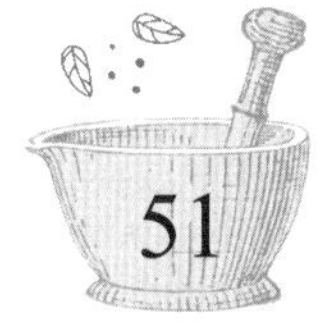

51 心臟不好，丹參片好？

丹參片之忌

現在老百姓都知道丹參片治心臟病，心臟不好就去買丹參片，活血化瘀，緩解血管硬化，既便宜又管用，有病治病，沒病保健。眞的有這麼好？

如果不辨證用藥，再好的保健藥，吃久了也會吃傷人。

有個病人吃丹參片，心慌掉氣反而加重，還拉肚子。

老師說：這種患者，是心陽虛，水寒射心，臉部都是紅中帶暗，丹參片是涼的，以涼而治寒，無異於雪上加霜。

於是迅速給病人用桂枝湯加紅參。這樣病人心慌掉氣的症狀很快就改善了。其實臨床上，體質寒濕的病人很多，他們大都不適合單純吃丹參片。丹參這味藥，取其活血之性可以用，但對於寒性體質的人來說需要適當配些桂枝之類的溫藥，這樣才可以去性存用，而不致傷人。

所以說，即便是很常見的丹參片，照樣不適合所有心臟病人服用，**如果病人舌苔水滑淡胖，或者手腳心背心容易發涼，這時就要慎用丹參片了。**

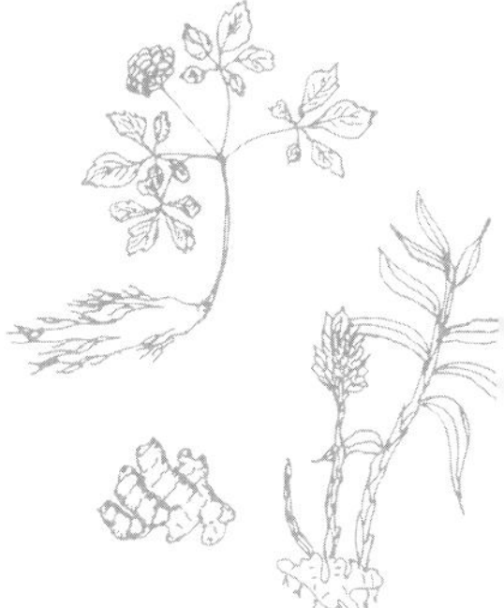

保心丸也分溫涼

老師說：用藥有用藥標準，就算丹參注射液，也不適合所有心腦血管的病人輸用。有些病人用了還加重，這就是沒有分清寒熱虛實。

又比如速效救心丸，也不是救所有心臟病。心臟瘀閉要分寒熱，治療也要分爲涼開跟溫開。速效救心丸只是涼開，對於熱閉的效果好些。所以還有麝香保心丸，這裡面有肉桂，它是溫開，對於寒閉的效果好一些。這樣一陰一陽一涼一溫，治胸悶救心就全了。

有病人問：那該如何選用呢？

老師說：如果實在不知道怎麼擇用，可以數心率，心率偏慢偏弱的，這時選用溫開的麝香保心丸穩妥些。心率偏快偏急的，選用涼開的速效救心丸穩當一些，這也是最粗糙的分陰陽。有了中醫的辨證，再用起藥來，就可以避免一些常見的迷思。

盲目聽從藥效好，不問自身寒與熱。
即便藥材再地道，也會傷害你身體。
一味想把靈藥吃，不明自身虛與實。
即便保健藥再妙，開口動手便錯了。

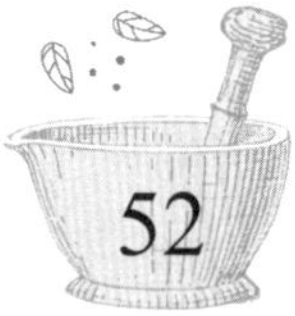

52 不孕不育，大補腰腎？

桂枝湯合逍遙散治不孕

有個四十歲的男性，因爲工作事業繁忙，以前不想要孩子，當事業稍有成後，他就想要孩子，想不到幾年來到處求醫治療，都沒法治好他的不孕症。

第一次來任之堂時，老師摸完脈問他：是不是性功能下降？他點頭稱是。老師又問他：以前治療過沒有？

他說：吃了很多藥，像海馬、鹿茸、海狗腎、陽起石這些，還有更貴的補腎藥，都一一買來吃過，但精子活力還是不夠。

老師又問他：既然吃這麼多補腎的藥還不行的話，你有想過是什麼原因嗎？

他搖頭說不知道。老師說：你這還不完全是腎陽虛，你既有肝鬱，還有心陽不足。心主欲望，心氣不足，根本就沒那欲望。肝主疏泄，肝經絡陰器，下焦的氣血也要靠肝疏泄送達下去。你這人平時就太古板了，情志太抑鬱，太過穩重，你要能活潑活躍，精子它才能活潑活躍，你天天心事太重，思慮太過，又不肯動，精子它怎麼動得了。

他點頭說：是，確實工作壓力大，也沒時間運動。

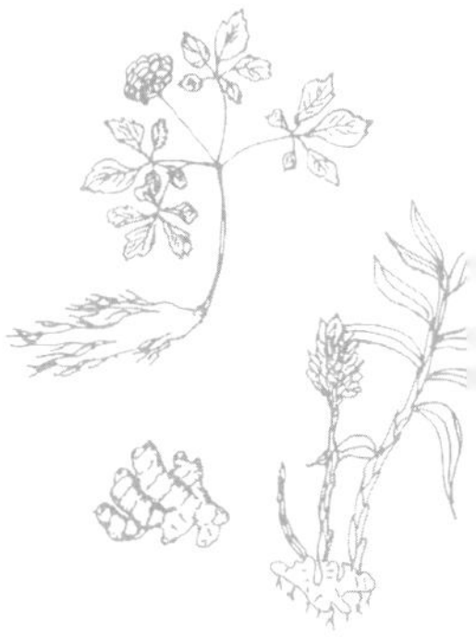

然後老師開給他桂枝湯合逍遙散加蜈蚣，想不到半年以後，他再來任之堂時，高興地跟老師說：我太太懷上孩子了。甚至他還另外又帶來兩個不孕不育的病人。雖然老師不是專治不孕不育，但按照中醫理論來調，治療上還是離不開五臟六腑。

疏肝寧心勝補腎

現在很多病人以為不孕不育就是腎虛，營養不夠，拚命地進補。

老師說：這是一個大迷思，以前人一對夫妻生幾個孩子，他們吃什麼？粗茶淡飯，能吃得飽就不錯了。現代人大魚大肉，應有盡有，怎麼會營養不夠。

現在大多不孕不育的人，都是情志抑鬱，欲望太多，肝不能條達，子盜母氣傷了腎水。欲望太多，太勞心，壓力太大，思想負擔太重，整個人抑鬱得沒有活力朝氣。所以大部分人用補藥治不好不孕不育。我們從疏肝寧心的角度來看，發現治療效果相對還要理想一些。

可見並不是說越貴重的補腎藥就越好，那些平調疏肝解鬱的，其實更適合這些人服用。按《黃帝內經》上說的，就叫做「**疏其氣血，令其條達，乃至和平**」。

現代人不是營養不夠，而是這些營養不能很好地疏泄分配到需要的地方去。而用疏肝的藥，能把營養氣血輸送到腎中去，能把腸胃的氣血分布到四肢九竅去。

只要**身體**一氣流通，無所阻滯，即便是吃粗糧五穀，身體也會強壯。所以用疏通的辦法，比單用補益的辦法，效果要好多了。

養精種子，開閘放水

為何用這疏肝解鬱之法，並未用很強力的壯腰補腎之藥，反而治好不孕症呢？說明不孕不育並不都是虧虛。

就好比水庫一樣，它的閘門沒有放水，下游的農田得不到灌溉，沒法播種生長，農業搞不起來，你施再多的肥都沒用。國家也常說「**水利不興，農業不穩**」，而在人身看來，水足不足，在於肝腎。**肝為藏血之官，腎主水，受五臟六腑之精而藏之**。而水能不能疏通，運送到需要的地方去，靠的卻是心跟肝。心主血脈，心臟強大，就可以把氣血泵到周身去。

肝主疏泄，什麼叫做疏泄，就是水庫裡頭水很足，我們把這閘門一打開，讓水能夠順流直下，到各個需要的地方去，這就叫疏泄。

如果肝鬱了，就好比把水庫閘門關得緊緊的；心鬱了，就好像血脈溝渠堵得嚴嚴實實。這樣氣血都鬱在中上二焦，不能到下焦去，養精種子，所以精子活力、數目都不夠。

這時只要通過強心疏肝，緩解精神壓力，恢復氣血周流，自然就懷孕了。所以老師常勸不孕不育的人說：生育是人的自然，需要自然而然，不要有太多的思想心理負擔，更不要因此而精神抑鬱、緊張。保持身心放鬆自然，比吃補藥還強。

不孕不育為何因，大補腎精卻不行。
情志抑鬱占多數，疏肝解鬱反而靈。
若是不足養其真，若是鬱滯順其性。
好比水庫蓄水足，只因堤壩固若金。
閘門稍微放開後，水到渠成萬物興。
人身氣血周流轉，亦憑此番好心情。

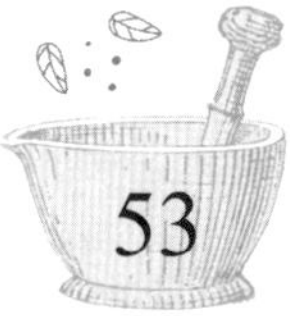

瘀血體質，活血化瘀？

氣虛是因，血瘀是果

有個病人臉上長斑，她在外面聽人說這是瘀血體質造成的，於是買了大量的三七來吃，吃了一個多月，斑變淡了，但人卻覺得氣虛，沒勁。

她找老師問爲什麼，老師摸了她脈說：你身上有瘀血沒有錯，唇紫暗，舌下靜脈曲張，月經也有血塊。

她疑惑地問，那爲什麼我用最好的活血化瘀藥都沒有治好呢？我上藥店買的三七可是最貴的那種，最好的雲南三七。

老師說：血瘀沒有錯，但你要想到爲什麼血瘀。你脈偏下陷，氣不夠，氣虛是因，血瘀是果。中醫是治根本的，要對因治療，中醫更強調整體觀，你是氣虛在前，推不動血液循環，才形成血瘀。

她又問，那爲何我服用三七後，反而覺得氣不夠呢？

老師說：本身你就氣不夠，再用活血化瘀的藥也要消耗你的氣。

她又問，那我該怎麼辦呢？

老師說：你可以試試黃耆、丹參，再加點玫瑰花，每次可以十克、八克泡茶來喝，慢慢調，把氣

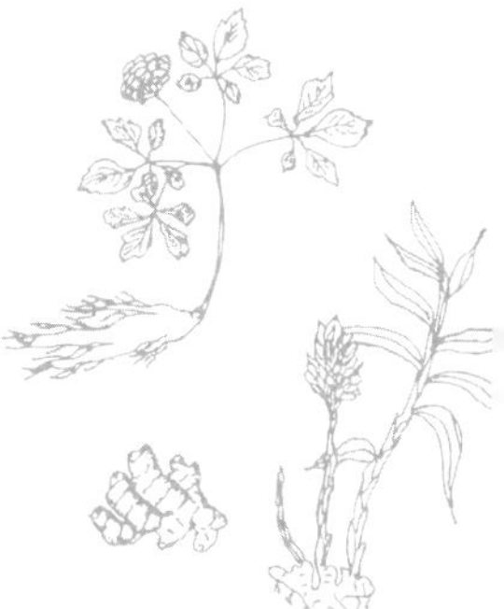

提起來、血養起來，或許會好一些，而且花費也沒有三七那麼貴。

病人服用後，氣虛沒勁的症狀逐漸就改善了。可見所謂的瘀血體質，也不一定用化瘀的思路。很多時候瘀血只是表面現象，我們要透過現象看本質，如果是因爲氣的推動力不夠，導致血脈瘀阻，我們只需要把氣補足，血脈就能夠流通了，面部的垃圾也就少了。

添水拌粥法

還有一個老太太，膝關節屈伸不利，一年比一年差，孝順的兒女們，給她買了大量的丹參三七粉，並說「通則不痛」，人年老了，瘀血在膝蓋骨，血流不通，所以刺痛。老人家吃了一個多月，膝關節還是屈伸不利，還是不通。

她來到任之堂，老師跟她說：你舌紅，苔少，雖然身體有瘀血，但脈象細澀，整個體內陰液不足，平時老容易口乾，血液也黏糊糊的。

老人家說：是，她晚上還會因爲口乾而醒過來。

老師說：你那膝蓋的問題，不全是瘀血的問題，用活血化瘀的藥，不能取效，是因爲沒有考慮到身體陰液不足。

好比你煮粥一樣，粥煮得很稠的時候，你不管怎麼用勺子攪，它還是那麼黏稠，就是沒法稀釋開來。我們只要想辦法，往粥裡倒上一碗水，那粥你不用攪它自然就稀釋了。

你的體質就像熬乾了水的粥一樣，有瘀血沒錯，但瘀血是因爲陰液不足，才導致血液黏稠而瘀滯。單用丹參、三七活血化瘀的藥，就好像單用勺子去攪粥一樣，不能改變根本的問題。

這樣老師給老人家開了養筋湯，加上黃耆、當歸、雞血藤，這通補氣血「三藥」。主體思路以白芍、麥冬、地黃這些養陰的藥爲主，往血脈裡面注入陰津陰液。

這樣才服了三劑藥，老奶奶的膝蓋骨痛就大減。可見瘀血不一定要活血，見瘀不治瘀，要明白是什麼原因導致的瘀血。《黃帝內經》說「必伏其所主，而先其所因」，你必須要先把病根子挖出，好像擒賊先擒王一樣，把王擒住，整個戰亂就止住了。

陽氣足，血脈通

有個女孩子二十來歲，一直都痛經，她媽媽帶她來看。翻看她以前的病歷，我們發現有醫生開了桃紅四物湯這個治療瘀血的名方。我們問她服了這方子有效果嗎？

她說：第一個月好些，後來就不行了。

老師摸她的脈後說：沉遲澀，沉主裡，遲爲寒，澀爲有瘀血。你這個是瘀血沒有錯，但爲什麼用活血化瘀治不好，是因爲沒有把寒凝的狀態解除。你這痛經就是穿裙子跟愛吃水果涼飲導致的，這個要改過來才好得快。

然後老師給她開少腹逐瘀湯，吃完後就不痛經了。

爲何同樣是活血化瘀的藥，桃紅四物湯就沒有少腹逐瘀湯治療得這麼徹底？

老師說：她這個是寒凝血瘀，寒凝是因，血瘀是果。

桃紅四物湯把血瘀的果改善了，所以有效，但治不了根。

而少腹逐瘀湯既治瘀血，還把子宮的寒氣散開來，把瘀血的根也拔了。

這暖宮祛瘀在於溫通，你們看少腹逐瘀湯裡有小茴香、肉桂、乾薑，都是給子宮一股陽氣，陽氣足，血脈通，再適當用些活血的藥，就可以把瘀血掃蕩出去。

可見對於寒凝鬱滯來說，單純活血化瘀，是不能從根本上改變問題的。只要把寒凝給溫化了，血脈自然就不瘀。

想通了這個道理，婦人小腹受涼、痛經、子宮肌瘤，甚至閉經、月經來遲，還有老年人陽虛便秘，以及小便不通暢，這都有一個共同的道理在裡面。

老師說：就是要這樣去悟，你一理通，百理融。你悟通一個象後，不管是自然界的還是日常生活中的，整個治病思路都打開來了，境界也提升了。

瘀血體質何其多，丹參三七把血活。
最好化瘀藥用上，何以遲遲沒結果。
譬如河道水淺薄，怎麼疏通都是錯。
把水補足瘀沖走，自然消退斑與痘。
又如鍋內一糊粥，怎麼攪拌還是稠。

不如加水一稀釋，自然粥清水也活。
少腹逐瘀把根拔，桃紅四物只治果。
痛經原是寒凝致，溫陽通脈瘀血活。
學醫貴在開悟性，提升境界有方法。
自然生活皆吾師，看你用心多不多。

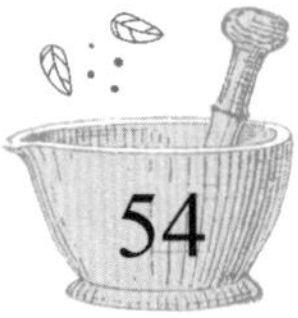

54 小兒感冒，體虛要補？

一位母親帶著她七歲的小女兒來任之堂，說感冒好了，這兩天又復發。

老師一下子點中要害說：你給她吃什麼了？

孩子母親說：就雞湯還有排骨。

老師說：不是跟你交代不要輕易補嗎？

孩子母親說：這孩子瘦，老愛生病，不是體虛嗎？體虛不補怎麼行呢？

老師說：虛不受補，把身體搞壅堵了，反而不舒服，**蘿蔔白菜七分飽，身體通透反而好**。

於是老師給小孩開了小柴胡湯加胸三味，和解少陽樞機，撥轉胸中大氣，很快就好轉了。

老師說：小兒乃少陽之體，身體的氣血不需要過補過泄，只需要保持和調通暢就好了。小柴胡湯是和解法的代表方，和是和其裡氣，即肝膽脾胃之氣。**小兒肝常有餘，脾常不足，即此義也**。解是解其外邪，即腠理風寒之邪，故小柴胡湯又有「解腠湯」之雅稱。而且小柴胡湯升肝降胃，可升清降濁。

小兒兩大病機

很多醫生都知道，小孩子生的病不外風寒感冒等呼吸道疾病，或飲食積滯引起的消化道疾病，所以小兒受涼或者食積是兩大常見病。

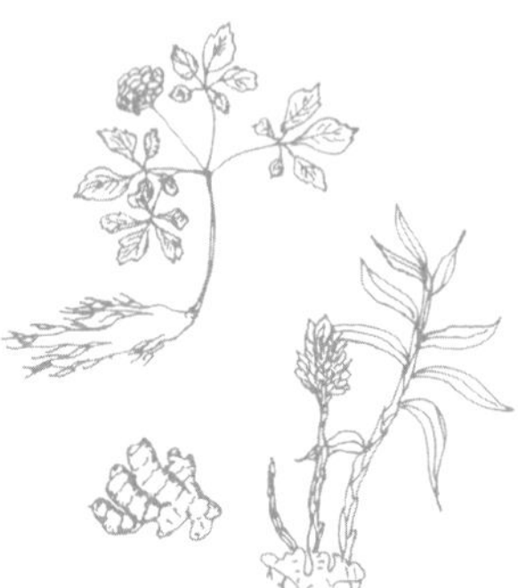

而小柴胡湯升清降濁，和解樞機，疏肝降胃，調理臟腑，基本上把這最常見的兩大病症照顧到了，臨床上就可以在此方基礎上加減變化。故古人說**小柴胡湯有診斷之誤，而無治療之失**，即此義也。

後來這對母女又過來看病，母親反映一給孩子吃點補的，孩子就咽喉不舒服，發燒，還是余大夫說得對，小孩子不要輕易補。

《紅樓夢》中的饑餓法

老師說：小孩子氣血流通，青菜白米都是大補，特別是不能給孩子吃撐吃壞了。現在很多孩子都是這樣，父母關愛太過，成了溺愛，反而害了小孩。這叫「無知的愛是傷害」。在小孩生病期間，要清淡飲食，身體就恢復得快。俗話說「**若要小兒安，常帶三分饑與寒**」就是這個道理。現在嬌氣、愛鬧病的孩子越來越多，大多不是營養不良，而是走了另一個極端，與父母餵養過度分不開。

在農村有經驗的老人都知道小孩外感內滯時，要少吃油鹽少吃肥膩，即使不怎麼吃藥，也好得快。這個經驗在《紅樓夢》中就有介紹，原來賈府裡面就有個治病的風俗秘法，無論老幼只要略有些傷風咳嗽，總以饑餓和清淡飲食爲主，其次才調以藥物。這樣既能保持腹中清空，有利於氣機運轉，加速身體自癒，更能夠防止疾病加重或反覆。

食復與損穀

我們知道《傷寒論》上有很多關於「食復」的記載，就是指病後不知道戒口，本來疾病都已經基本好了，卻因爲大吃大喝令腸胃壅堵，氣機不通，這樣病情又反覆了，就叫做食復。

那麼預防食復最好的辦法是什麼？張仲景在《傷寒論》中提出來了，就是書中最後一條、四個字——**損穀則癒**。這四個字是非常有用的調治法則，就是說，只要減少飲食，減輕胃腸的負擔，那身體就康復得快。

這是中國幾千年傳下來的養生治病常識，可很多父母由於關愛過度，怕孩子餓著凍著，即使孩子在感冒期間也給孩子吃飽吃好，反而對疾病恢復不利。

所以這些父母來任之堂最常問的就是：醫生啊，孩子要給他們吃什麼最好？老師總會說：清淡飲食最好，**忍得一分饑，勝服調脾之劑；耐得一分寒，不需發表之方**。現在普遍孩子餵養都是溫飽過度，所以保持三分饑與寒，適當餓餓，適當凍凍，反而堅強，餓餓腸積得化，凍凍衛表固密，這就是以前農村的孩子容易帶的道理所在。

小兒感冒苦，急壞了父母，
雞湯與排骨，希望有幫助，
體虛不受補，反致身壅堵，
不如米粥養，康復靠水穀。

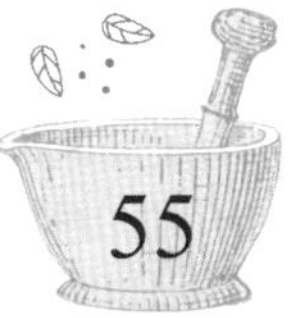

55 小兒厭食，山楂消食？

桂枝湯強心陽

「余大夫，這是我小孩，老不愛吃飯，一直都是這個小個子，班上的同學都比她高一個頭。」

老師問：小孩不愛吃飯好治，你有沒有給她吃什麼藥？

孩子母親說：醫生說吃些山楂丸就行，可吃了都不管用。

老師看了小女孩說：不是不管用，是沒用好。小妹妹，我問你，你家裡有沒有蘋果、香蕉、牛奶？

小女孩點頭說有。

老師又問：那點心麵、洋芋片有沒有？

小女孩點頭說有。

老師再問，那你早上吃什麼呢？

小女孩如實說：喝了一杯冰可樂。

老師說：以後可不要這樣喝了，你連續喝一週，就沒火氣了，以後會經常肚子痛，不單長不大，走路都走不動。

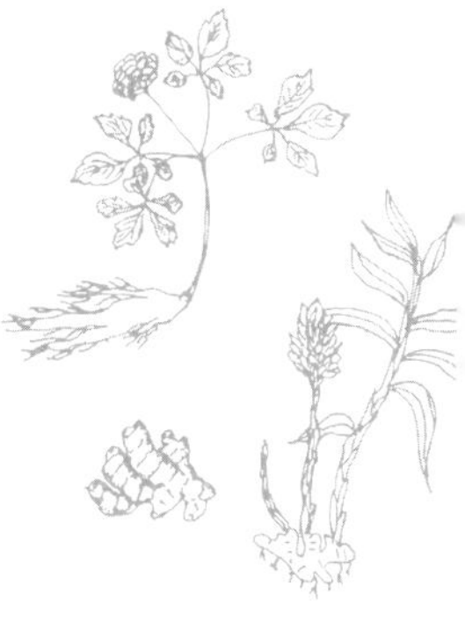

孩子母親說：不給孩子吃水果、餅乾，孩子根本不愛吃飯。

老師笑著說：就是你給她吃水果、餅乾，她才不愛吃飯的。這些東西你都不要再給她吃了。

於是老師就給小女孩開桂枝湯加開胃三藥，這桂枝湯強心陽，對於孩子長期喝冰冷飲、吃水果，心陽不足來說可是最直接的治本之法。

冰斷人種

老師說：心思欲，心陽長期被涼飲所傷，根本就不會有食欲。小孩就容易得厭食症，長不大；中年人就容易得陽痿；年輕的婦人就不容易懷上孩子。所謂**冰斷人種**，讓一株植物長期處在冰天雪地中，你叫它怎麼生根發芽呢？

開胃三藥就是木香、山楂、雞屎藤，健脾消積。如果說桂枝湯是升陽扶正給動力，那麼開胃三藥就是消積祛邪降濁氣。所以兩組藥物一升一降，扶正祛邪並用，老師用這個合方治好很多小兒厭食症。有時還會配上四君子湯，這是針對那些脾臟也比較虛的小孩而選用的。

可見小兒厭食並不是單純簡單地用山楂丸消消積就能治好的。如果是厭食輕症，屬於一時的腸胃積滯，山楂丸就有效果。

可厭食日久導致陽氣虛弱，有正虛的因素存在時，就要考慮用桂枝湯或四君子湯培補正氣，讓身體陽氣振奮，這樣就能達到《黃帝內經》上所說的「**陽長陰消**」的效果。陽氣扶起來，心臟動力一足，脾陽振作，那胃腸中的積滯就容易消減。

所以頑固的食積不化，必須要考慮扶正祛邪兩把抓，當然最重要的還是要在源頭上治，即病從口入，只有少吃或不吃那些寒涼傷脾的瓜果冷飲，才是持久保健養生之道。

脾思食，心思欲。
食欲減，強心脾。
桂枝湯，增動力。
開胃藥，可消積。
合併醫，奏效奇。
不亂吃，病魔去。

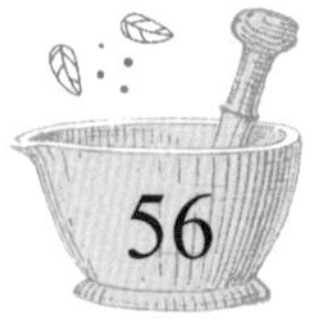

56 小兒咳嗽，止咳化痰？

咳嗽是身體的自救反應

十堰當地有一對母女，以前只知道有西醫，不知道有中醫，女兒一感冒發燒就送到醫院打點滴，剛開始一次兩次就好，後來連續打了一週的點滴也好不了，抵抗力明顯下降。

有一次女兒感冒發燒，打了一週的點滴，發燒算是退了，卻一直咳嗽吐痰沒胃口，始終好不了。她母親聽說附近有個任之堂，便帶女兒過來，抱著試一試的心態來看中醫。

孩子的母親說：我的小孩子感冒發燒後就一直咳，到現在十來天了都好不了，大夫你就給孩子開些止咳化痰的藥吧！

老師說：不要見咳止咳，孩子咳嗽是身體的自救反應，如果止咳化痰消炎藥可以治好的話，你也不用拖到現在。

孩子的母親便問：那要吃什麼藥能好呢？

老師說：比如你在廚房裡面炒菜，被油煙嗆了一下，不斷地咳嗽，這時你會怎麼辦，是立即吃止咳藥還是上醫院打消炎針？或者都不用，只需要多咳幾下就好了。

孩子的母親聽後點頭說：是不用吃藥打針。

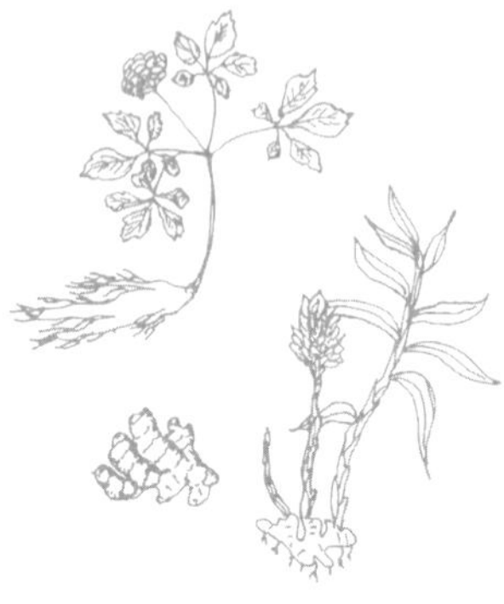

老師又說：小孩子咳嗽是在排病氣，老咳不好是因爲身體正氣不足，咳不乾淨，我們醫生要順其性，幫她扶一下正氣，再用一些順氣的藥幫助她宣降肺氣，咳出來就好了。

於是老師開了桂枝湯加上胸三藥——枳殼、桔梗、木香。

孩子的母親半信半疑，抓了藥回去了。沒想到兩劑藥喝完後，不僅小孩子的咳嗽好了，而且胃口也大開，孩子的母親便開始對中醫另眼相看，逢人便說中醫好，還介紹其他家長過來。

雖然說感冒後咳嗽是個小問題，可病久無小事，這小問題拖久了，也讓家中的父母擔憂。中醫中藥能夠幾劑藥根除病邪，爲家人解憂，這就是中醫在民間能夠深得老百姓重視的緣故。

從整體治咳嗽

老師說：不是中醫不行，很多人認爲中醫慢，認爲中醫沒西醫好，那是因爲沒有用好中醫，中醫用好後，往往效如桴鼓。

學生們問：治咳嗽的話，老師沒有用特別的化痰止咳藥是何道理？

老師說：小孩子咳嗽吐痰，我們既不要盯著痰看，也不要去想它是個炎症，那痰不過是胸中氣機不順的產物。《傷寒論》上說**大氣一轉，病邪就會散開，所以我們治一般的咳嗽，不盯著痰，而盯著大氣，只要胸陽能夠展布，胸中大氣能夠正常出入，非獨咳痰病，胸悶、脅痛、乳腺增生，這些胸中的疑難雜病也能得到根除**。

所以老師用桂枝湯來振奮心陽，用胸三藥理順胸中氣機，這方藥中並沒有特別的止咳化痰藥。病人服完藥後，咳痰卻能很快好轉，而且胃口也大開，再次可以看出中醫治病是整體觀，不是見咳止咳。

小兒咳嗽治療難，不是止咳便化痰。
要嘛就用消炎藥，如此反把病邪關。
中醫需要整體觀，大氣一轉邪氣散。
小兒身安母顏歡，始信中藥並不慢。

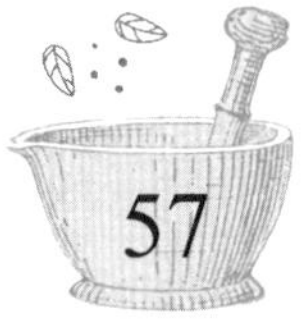

57 小兒體弱，營養不良？

藥房裡的蘭花

現在的很多父母爲了小孩子的身體，不知操了多少心。聽說什麼有營養，什麼有助於長身體，想盡辦法也要買回來給孩子吃。但這樣做並未見得使孩子們能茁壯成長，反而導致許多疾病。

有個母親，她帶七歲的小男孩來任之堂看病。原來前兩天她給孩子燉了羊肉湯吃，小孩子吃完後，就感冒發燒，然後咳嗽，趕緊過來找老師調。

老師只給他開了通宣理肺、升降中焦氣機的藥，幾劑藥就吃好了。孩子的母親便很信任中醫，又把孩子帶來，希望老師幫忙用中藥給孩子調理一下身體。

她說她的孩子在學校裡面，比同班同學都要瘦小，而且常因爲生病而請假，學習又跟不上，是不是營養不良啊？有沒有好一點的補藥？

老師說：你這個想法就錯了，孩子就是讓你補壞了，小孩子又不比老年人，他本身有朝氣，你一補，他氣機鬱滯，可能就發熱不舒服。

她焦急地問，那該怎麼辦好？

老師說：現在孩子營養都很充足，爲什麼長得弱不禁風呢？你看以前的小孩子，特別是農村的，

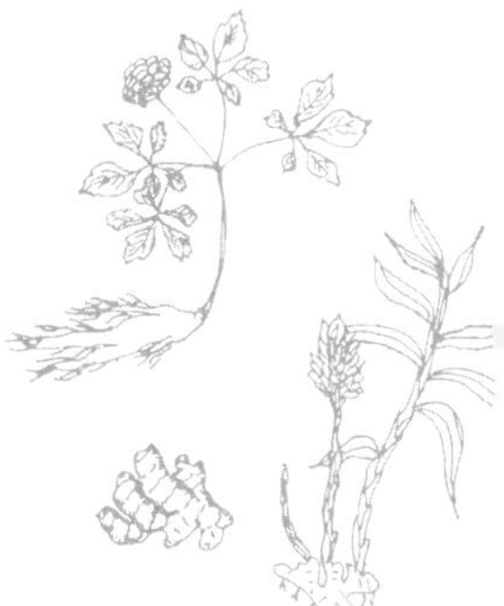

他們吃得粗糙，反而長得如牛似虎，你要多想是爲什麼。

好像我們藥房裡面種的蘭花草一樣，你給它施的肥太多，它反而長不好，反而可能死掉。我們經常上山都可以採到很好的蘭花草，在山裡，蘭花草長得漂漂亮亮，油綠油綠的。也沒有人去施肥、澆水，自得天機自長成。而一旦把它移植到藥房來時，精心地澆灌、培養，都沒有空谷幽蘭的那種風姿。

現在城市裡的小孩子們，就像溫室裡的花朵，弱不禁風。他需要的不是補多少營養，他更需要大自然的陽光雨露。就好比人體的鈣質，不是單靠吃能補足的，而是要靠多曬太陽、多勞動、多鍛鍊以補足。

所以你與其給他買好吃的補品，還不如多帶他去爬山鍛鍊，去接受風吹雨打，陽光露水。

耕田種地悟養生

孩子的母親又問：不給他補了，那平時飲食要注意多吃什麼？

老師說：粗茶淡飯就最養人，爲什麼你孩子身體瘦小、長不高？如果靠吃補品能長高的話，他早就長高了。他更需要的是運動，把筋骨拉開，肌肉鬆開，脾胃打開，營養才能吸收。

我們就想到老師帶大家去百草園跟唐老師一起種蚕休。唐老師用的是農家肥，並教大家如何把肥料拌進土壤裡面去。唐老師認爲，施肥料不能圖簡單省事、撒在土壤表面就行了，否則一場雨就可以把這些肥料沖走。肥料必須要灌進土壤深處，並跟土壤混勻。

所以我們施肥首先就是要鬆土，而且土壤挖得越深越鬆越好。土壤挖通後，肥料再充分撒進拌勻，然後再點上蚤休種子，最後把土蓋上去。這樣肥料一點都不浪費，種出的蚤休又肥又大。對於人體而言，脾主肌肉，土生萬物，你脾土好，身體才長得強壯，如果你土壤都板結了，莊稼藥草根都札不進去，怎麼能長好。所以有經驗的老農，在種植之前，首先要給大地鬆土，只有鬆土後才可以施肥，不鬆土直接施肥等於白搭。不讓小孩子運動鍛鍊，不把脾胃打開，把肌肉筋骨鬆通拉開，直接給他吃營養補品，想要孩子強壯也是白搭。

好比懂養生的人一樣，他要強壯身體，必先要通過運動曬太陽，把筋骨肌肉打開來，然後即便是吃進粗茶淡飯，這些營養也能夠深入補進肌肉骨髓中去。所以人越幹活越有力氣，越閒著只知道吃就越沒勁，就是這個道理。當我們明白這個道理後，幹起活來特起勁。因爲耕田種地，幫土地施肥，也是在幫我們強壯自己。

農諺說「**深耕勝施肥**」，老師帶大家去開荒，也是反覆叮囑：你們把土地挖深幾寸，比施肥還強。因爲這樣植物的根更容易伸到深層去吸收營養水分。如果不把土挖深的話，你施再多肥料，它根都札不進去。

在人體而言，就是**運動勝食補，拉伸筋骨勝藥補。多鍛鍊勝燕窩豬肚，多接受陽光雨露，勝雞湯排骨**。

燕窩加豬肚，雞湯與排骨。
食療並藥補，不如練筋骨。
若不深挖土，施肥無用處。
若不拉筋骨，營養留不住。
不怕肌肉苦，不怕風與露。
不做溫室花，要成參天木。
不妨看老農，如何把地鋤。
深耕勝施肥，才是真沃土。
一把舊鋤頭，種下莊稼物。
不勞多費神，秋收千鐘粟。

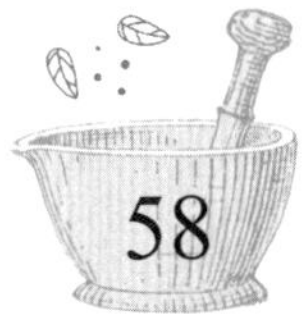

58 白帶異常，需要消炎？

要改變潮濕的環境

有個婦人，陰道頑固濕癢，白帶異常，治了多年，反反覆覆，各類消炎藥口服，殺蟲藥外洗，還有抗生素靜脈點滴，能用上的辦法都用上了，可以管住幾天，可不久濕癢又發，白帶量多，炎症再現。

疾病的困擾令她焦頭爛額，她來任之堂便說：我連最好的消炎藥都用上了，怎麼還不好？

老師說：既然消炎藥不能根治，說明不全是表面炎症的問題，我們可以試試從裡面臟腑來調。老師把完脈後說：肝鬱脾虛，帶脈失約，濕氣下注，生蟲生炎，治蟲治炎是治其標，治肝治脾治帶脈可以治其本。於是老師便開完帶湯加**陰癢三藥**（**丹參**、**菖蒲**、**蜈蚣**）。

她抱著試一試的心態，帶三劑藥回去，吃完後很高興地過來說：不單癢痛大減，心情都好多了。於是再服三劑藥，陰癢就不明顯了。

病人不解地問：是什麼消炎藥這麼有效，以後還會不會復發？

老師說：好了就好了嘛！你還思慮過度，你這病就是這樣得來的。凡事要往好的方面看，不要老想著陰影。

為何這下焦陰癢會反覆發作？老師常有兩大形象的比喻，一個就是垃圾堆與蒼蠅黴菌，滅了蒼蠅

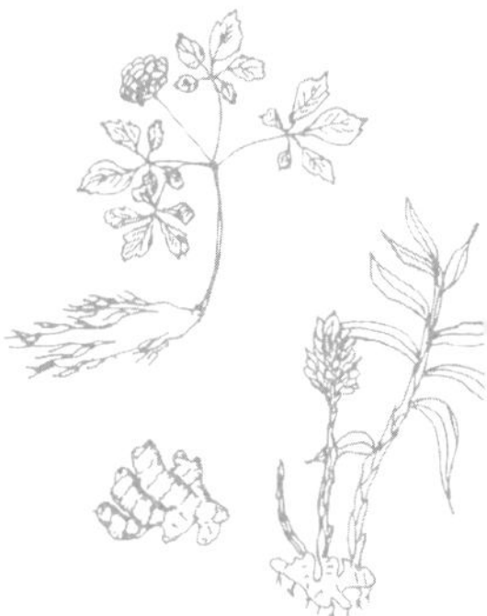

黴菌，沒有清掉垃圾堆，它還會生蒼蠅黴菌；另一個是潮濕腐木上的木耳，用剪刀把木耳剪掉後，潮濕的環境不改，沒多久它又會長出來，這樣木頭就日漸腐朽，人的體質就越來越差。

所以不能只盯著蒼蠅黴菌和木耳來治，要治就要治整個環境，把木頭搬到陽光下，它就不再長木耳了；把垃圾堆清走，何來蒼蠅黴菌？

所以在交代醫囑的時候，老師從「衛心」、「衛生」、「衛口」來抓，說這類下焦陰道濕癢的病人，必須注意三方面。

一是病人要有陽光的心態，陽光可以消陰翳，凡事都要往好的方面想，不要思慮過度。

二是衣服務必要洗淨曬乾，特別是住的環境要向陽，不要把自己置身於陰濕的環境中，可防止外濕。

三是飲食上要遠離寒涼濕冷之物，如香蕉、蘋果等水果，還有各類涼茶冷飲，可防止內濕。

從源頭上治理

老師在用藥上也沒有特別用殺蟲消炎的藥，大部分藥都以調理周身濕氣環境爲主。

下焦爲何有蟲癢？因爲陰濕的環境有利於各類蟲菌生存。

下焦爲何有陰濕？是中上焦流下去的。肝不條達，脾不運化，思慮傷了脾，謀慮傷了肝，肝鬱脾虛所以濕濁下流。

所以下游水土流失，我們要到中上游去，一方面培土，鞏固堤防，另一方面植樹造林。培土就要用健脾的藥，因爲土能剋水，脾能治濕，像完帶湯中最主要的藥：白朮、蒼朮、人參、甘草、山藥、陳皮。

植樹造林就是用疏肝升陽的風藥，如完帶湯中的柴胡、荊芥加點白芍，風能夠令水乾，風能夠勝濕，所以風藥能夠直接把下焦的濕氣，疏泄開來。

完帶湯還妙在一味車前子，它能夠令濁水下行不停留。

完帶湯體現的是《黃帝內經》中**升清降濁**的思想，培土種木，健脾升肝，總的用藥以升清爲主；挖溝渠除濕利小便，則以降濁爲輔。這樣清氣得升，濕濁下排，周身很快就乾爽起來，那些黴菌蟲類沒有合適的寄生環境，也就不復存在了。通過這升清降濁法，令周身氣機對流，調的是臟腑，也能夠達到不治蟲消炎，卻能止癢的效果。

就像兵法說的，不戰而屈人之兵，才是最善於打仗的。沒有刻意用苦寒的毒藥去殺滅黴菌，最終卻讓黴菌無處生存，這就是中醫從整體治療之妙。

白帶異常陰道癢，總作消炎殺蟲想。
眼光何不放一放，治理環境方為上。
蒼蠅蚊蟲細菌多，皆由陰濕惹的禍。
培土植木陽光照，從此眉頭不再皺。

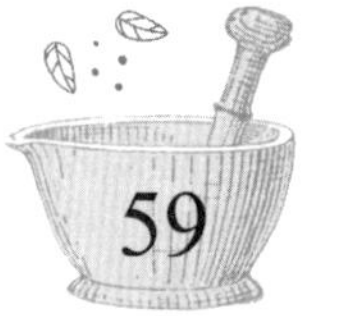

59 女人痛經，正常現象？

足寒傷心，民怨傷君

有個女病人，愛漂亮，秋天還穿著短裙，說腰痠脹痛，老師問她痛經嗎？

她說：女人痛經不是很正常嗎？我是來治腰的，你給我看看這腰怎麼治。

老師說：腰跟腹部前後相連，關係大得很，你以後不能再穿短裙了，你這腰痛跟痛經都是同一個原因引起的，都是受涼導致的，要注意保暖，冬天你手腳是不是也常冰涼？

她點頭說：我很注意保暖的，腰跟肚子從來都沒受過涼，這腳上跟肚子應該沒什麼關係吧？老師笑著說：怎麼會沒關係呢？**足寒傷心，民怨傷君**。你腳上有足三陰經、足三陽經，這六條經脈直通人體內部的五臟六腑，腳上受寒等於五臟受寒。怎麼能說沒關係呢？

老師只給她開了三劑少腹逐瘀湯，不僅腰痛治好了，痛經也少犯了。

想起以前家裡很多孩子在夏天特容易傷風感冒，他們晚上吹了一夜的風扇，第二天早上就病了，重一點的還頭痛發燒。但廣東太熱沒辦法，離不開風扇，於是家長就把風扇轉個頭，只對著小孩腳部吹，想不到一樣感冒。

可見這腳上受風就等於臟腑受風，所以風扇不能直接對人吹，如果真的發熱，可以對著牆吹，起

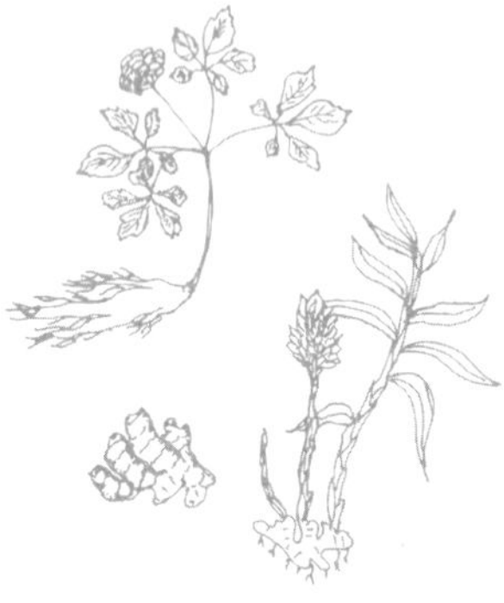

到空氣流通的效果最好。這也是養生之中常說的「**坐臥不當風，走路要挺胸**」的道理。

足見局部跟整體是密切相關的，皮膚受點風，開闔不好，內臟都會失和。《**黃帝內經**》上說**善治者治皮毛**，這句話不單告訴醫生要注重儘早介入治療，治疾病的萌芽狀態，叫有病早治，同時也要無病先防，怎麼防呢？就是防止受風受寒，防止皮毛肌表爲風雨寒暑所傷，要注意保暖。

那女人痛經究竟是不是正常現象呢？難不成例假都要受苦？不是的，只要身體陽氣充足，經脈通暢，痛經就會好。這痛經也是身體不調的信號。

痛經避寒涼，薑棗蔘湯好

有個高中女孩捂著肚子，臉色發白，來到任之堂。她每個月來月經都痛到在床上翻來覆去無法忍受，不能上學，上醫院打點滴，不緩解還加重，不敢再去了，迫不得已來找中醫。

老師第一句話不是問她痛經多久了，而是問她：愛吃水果嗎？是不是經常吃冰？

結果不出所料，爲了所謂的養顏美容，她天天都不離水果。嘴又饞，三不五時還吃冰，難怪兩隻手都是冰涼的。

老師叫她回去立馬熬上濃濃的生薑紅糖水加上大棗，再切幾片紅參嚼一嚼，吃完後就不痛了。以後她也知道這樣防治痛經。

《**黃帝內經**》上說「**諸痛癢瘡，皆屬於心**」。心陽不足，六脈遲緩，寒主收引，不通則痛。所謂的疼痛，剛開始基本都是起於受涼加經脈不通。

我們看疼字，就是病字頭加一個冬，冬代表著冰涼寒冷，冰涼寒冷傷了心脈，心陽不夠，不榮則疼。痛就是病字頭加一個甬道，甬道代表人體的所有管道，包括血脈跟經絡。受寒後，寒主收引，血脈一收緊，不通則痛，也就是甬道閉住了，氣血過不去。

紅參能強心，補心之陽氣。薑棗茶熱飲可以直接溫通血脈，調暢氣機，這兩味藥結合又叫做通神湯，既有生薑溫通，逐寒邪外出，善走；又有大棗補脾胃，助十二經養陰血，善守。一走一守，一升一降，一外一內，堪稱補氣血散寒邪的最佳拍檔。

後來老師又跟她說：你這指甲上的小太陽快沒了，升發之氣，為寒冰所凍，以後要遠離水果冰品，不然到時子宮長東西，連孩子都養不了，就後悔莫及了。從此她才不敢再碰冰品。

捂著肚子弓著腰，臉色皝白不堪瞧。
上了醫院針水吊，痛經為何總難好？
搞點紅糖熬薑棗，切片紅參嚼一嚼。
沉寒散去手足暖，從此不敢碰雪糕。

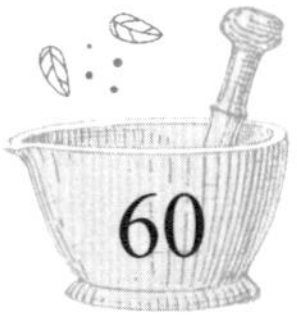

60 乳腺增生，沒啥問題？

醫院裡的西醫大夫都跟我說乳腺增生沒什麼問題，還有膽囊息肉這也是小病。

有個病人來任之堂時，如是說。

治病如打仗，**兵貴神速，機圓法活，有勇有謀，有攻有守**。在戰略上要輕視敵人，在戰術上要重視對手。如果醫生跟病人都有這種勇氣，看這些疾病是小問題，壓根不怕它，這就是一種大豪氣。可如果把這種勇氣放大，作爲不治療、不吃藥、不重視的藉口，這就像是在養虎爲患。

老師說：我們中醫既不輕視疾病，也不怕疾病。《黃帝內經》說「**陽化氣，陰成形**」，乳腺增生、膽囊息肉它們既然長成形了，說明已經經歷過量變到質變的過程。從無形到有形，這個起病過程絕非三兩日，冰凍三尺，非一日之寒，一旦成形到發生突變就更容易了。

所以切除乳房的病人，很多都是從肝鬱氣滯、乳腺增生起病的；切掉膽囊的病人很多剛開始也多爲膽胃不降，膽囊壁毛糙。看起來乳腺增生、膽囊息肉、膽囊壁毛糙，都不是什麼大病，但進一步發展卻有成大病的可能，這樣怎麼能輕視它呢？怎麼能隨便說沒事呢？

四小不可輕

在佛家典籍上有四小不可輕的說法，就是說**四種小東西不可輕視**。**第一種是星星之火不可輕，第**

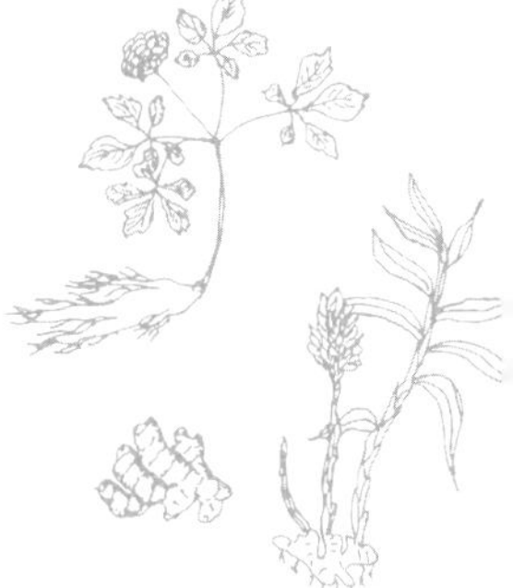

二種是小龍不可輕，第三種是小王子不可輕，第四種是小沙彌不可輕。

爲何呢？因爲它們最終都將成長變大。

老師也常跟我們說：不可以輕視小病，點燃一片森林就只需要一根火柴，滴穿一塊巨石的不過是小水珠而已。

乳三藥：牡蠣、橘葉、絲瓜絡

既然不可以輕視，那又該如何治療呢？爲何現在乳腺增生的發病如此多？

老師說：現在比過去物質生活水準上去了，精神情志方面的問題也更多，心有千千結，抑鬱的人隨處可見，所以我們治乳腺增生用藥不離兩大法，**一是鬱者達之，二是結者散之。常用逍遙散合乳三藥（牡蠣、橘葉、絲瓜絡）**。

其實乳三藥中單用一味藥都能防治乳腺增生，那就是疏肝理氣、化痰散結的橘葉，這一味橘葉包含了兩大法。

所以老師常叫病人自己去山上買些橘葉陰乾來泡茶，可以預防跟治療乳腺增生。橘葉這味藥善走陽明跟厥陰二經，而乳頭歸厥陰肝經管，乳房歸陽明胃經管。所以只要病人關脈鬱，肝不條達，胃氣不展，橘葉這味藥都可以放心地用。而且自己可輕鬆採到，還不用很多錢。有病人回饋說：喝了橘葉泡茶後，以前經常愛煩躁生悶氣的，現在都好多了。

當我們問起老師乳腺增生的眞正病根子時，老師說：在傳統醫學中，把人體分爲形氣神三塊，形是看得見的，像我們的形體，還有乳腺增生這些結塊，這些看得見的東西起源於氣。**《道德經》**上說**「萬物生於有，有生於無」**。無形的氣機鬱結在肝胃，使肝不升，胃不降，這樣鬱結日久，無形之氣就會形成有形的結塊，堵在那裡。如果說有形的乳腺增生起源於無形的肝鬱氣滯，那麼無形的肝鬱氣滯又起源於哪裡呢？

老師說：無形的氣能生有形結塊，而統領這些氣的就是神，**神能禦氣，氣能帥形**。人每天都會產生很多妄想，這些妄想很耗神，如果把這些妄想轉爲實物的話，那麼身體每天產生的垃圾用幾個火車車廂都拉不完，你說這要消耗人體多少精氣神。

計較是貧窮的開始

很多病人都不以爲然，他們認爲這些雜念妄想怎麼會跟腫瘤癌症扯上關係呢？這些像是風馬牛不相及的東西。

老師說：**聽說過蝴蝶效應沒有？南美亞馬遜河的一隻蝴蝶扇動幾下翅膀，就可能會在兩週後引起美國德克薩斯州的一場龍捲風**。從人體的角度來說，蝴蝶效應表現爲，一個長期微小的習慣可能會是很多疾病的根源。

其實中國千年以前，孫思邈在《千金要方》上就說**「最上乘的養生就是養口跟養心」，他把這稱爲「善言勿離口，妄想勿經心」**。

一個人常會說很多無關緊要的話，叫做言多傷中氣。一個人每天要生很多雜念妄念，這叫亂想耗神。神氣消耗傷損了，很多人就通過物質來補充，就像給有洞的桶裡補充水一樣，永遠都充不滿。

故《菜根譚》說「人生福境禍區，皆由念想造成」，人體念頭越少，想法越單純，活得越通透，每天就像空身上路很輕快。人體念想越多，越雜亂，就會活得很疲憊，就像背著石頭在走路，沉重不堪。

所以說人體不怕垃圾病氣清不出去，就怕清出去後又製造更多的垃圾病氣。有一本暢銷書叫做《計較是貧窮的開始》，因為計較會讓人心中產生很多負面的東西。有人研究百歲老人長壽之道，發現他們各自的養生法門都有很多不同，但唯獨有一點是共同的，就是他們心胸都比較開闊，不愛計較，所以我們可以換種說法說**計較開了貧病之門**，**不計較是開了壽康之戶**。

莫為乳腺增生小，反映問題真不少。
小小火柴森林燒，小病變大受不了。
身上垃圾容易清，一味橘葉把氣調。
心中雜念杜絕難，最要逢事不計較。

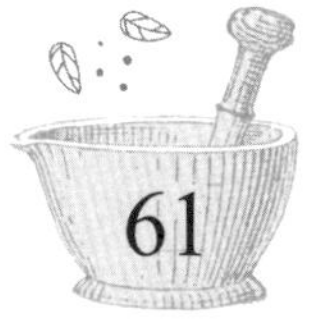

61 痛風難好，尿酸過高？

痛風腳腫，扶正拍打

浙江有個痛風的病人來任之堂，她再過一年就退休了，頑固的痛風折騰她好幾年，這十幾年的痛風，讓她基本上不能上班，都是在治病求醫中度過的。

她在全國很多大醫院都治過，上海、北京最善治痛風的醫院也去過，到現在爲止，她說自己爲了治痛風，花的錢就有三、四百萬。

我們問她：之前你治了這麼久，他們都用什麼思路？

她說：不是祛風除濕，就是止疼痛，看到有腫的就消腫，尿酸高降尿酸。我拄拐杖都這麼多年了，嚴重的時候，渾身都腫，躺在床上都動不了。

這也是我們在任之堂見的一例最頑固的痛風，她剛來時，是兩個人左右扶著，連自己拄拐杖都成問題，站在那裡都蹲不下，要慢慢扶著椅子，垂直往下坐，身體硬邦邦地像枯乾的樹枝一樣。

她說：我是久病知醫，久病學醫，多年治病，實在沒辦法，也看了很多書，買了《醫問：中醫治病的十二條思路》（橡實文化二〇一三出版）來，我足足看了好幾遍。不是因爲這本書，我都來不了任之堂。當時我渾身腫痛，不能行走，按常規的治尿酸、消腫的思路，都已經麻木了。我自己讀完

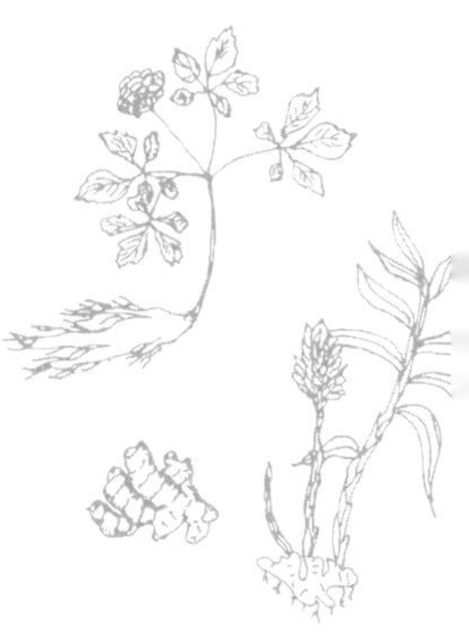

《醫問：中醫治病的十二條思路》後，就按照余老師書上的思路，扶正氣來醫，因爲醫院裡面治痛風的套路，我全都經歷過，攻邪氣，排尿酸，沒有哪個不是用到最厲害的藥，但卻越治越重。

我們問她：那你沒來任之堂之前，是你自己給自己開方藥吃嗎？

她說：不是，我就按《醫問：中醫治病的十二條思路》上的思路，給自己買中成藥吃。我也不會開方，不敢隨便用方，於是我就買了桂附地黃丸跟逍遙丸一起吃，吃到有些上火時，就把桂附地黃丸放一放，而且每天晚上還熬製首烏水來喝，這樣我身體腫痛才算緩解了一下，能夠拄著拐杖來任之堂看病。本來我是去年就想來的，因爲關節積水實在厲害，根本不能過來。通過服用那些藥後，我可以讓人扶著來了。

而老師在給她開藥時，居然也是以扶正氣調五臟爲主，升肝降胃，暖腎陽，選用桂附地黃湯，加強版逍遙散，散下焦水寒，疏中焦木鬱，把土滯處於板結狀態的脈象疏通開，並且加上外治法，拍打。調了幾次過後，她像是看到了奇蹟一樣，因爲她可以不用人扶，自己走來了。

剛來時兩條腿冰涼冰涼，不要說是跺腳，連彎都彎不下，兩個人扶著，才能慢慢坐在診台前，現在一摸她的腿，熱乎乎的，跺起腳來，也有勁了。

她說：我也想不到拍打效果這麼好。拍完後，我覺得兩隻腳火辣辣的，好像有兩股氣血，沖到腳下去，不痛了，也不腫了。如果我十多年前知道來這裡的話，就不用吃那麼多苦了。

尿酸高背後的眞正原因——五臟失調

我們跟她說：十多年前，老師的任之堂還在構想之中呢！

她笑笑說：等我退休了，要健健康康來任之堂，我要跟余老師學醫救人，我這身體能夠好起來，就因爲任之堂。

老師說：這個痛風的病，折騰久了，雖然看起來一派實證，痰濕瘀血阻滯，但久病必虛，實證日久，正邪交爭不斷，身體的元氣必虛，推動不了周身的濁毒往外排，你即使幫她排，但還沒排乾淨，又生出來。

我們用藥去排尿酸，瀉濕濁，這些都是治標，不如跳出這個圈子，要看到什麼東西才是背後的眞正主因，那就是元氣。元氣不夠，就沒這個動力，元氣它是根於腎的，元氣長期消耗太過，腎的排濁功能就大減，就像五臟六腑你都沒讓它們吃飽過，它們怎麼能夠正常工作呢？

所以我們治痛風用常規的思路沒治好時，一定要回到根本，要以五臟爲中心。一味祛邪，反覆地排尿酸、消腫，就好像國貧民弱的情況下，還反覆地撩起戰火跟別人打仗，這樣元氣只會越折騰越弱。所以我們必須要換個思路，把扶正作爲主旋律，貫穿到底，才能慢慢好轉。

現在痛風的病人都知道痛風是尿酸太高了，但他們從沒有去想，這尿酸是爲什麼高呢？這尿酸高的背後代表什麼意義？尿酸高與痛風都只是一個症狀，並不是病因，病因還埋伏在更深層次裡頭，它們只是五臟六腑失調的反映。我們中醫還是離不開臟腑辨證，看到的是現象背後的本質。

痛風老不好，尿酸太過高。
消腫排尿酸，臥床動不了。
身體沒正氣，祛邪招雖好。
反覆醫院跑，終把身累倒。
跳出常規外，眼界必須高。
不為浮雲遮，不為尿酸擾。
針對臟腑調，正氣起來了。
邪濁慢慢消，這才是王道。

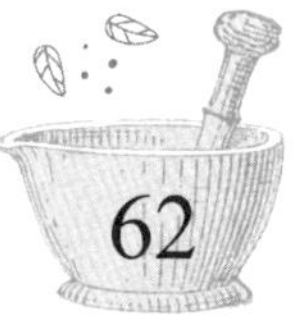

62 消渴治療，滋陰降火？

冬天土乾裂，陽虛口乾渴

什麼叫消渴？這是中醫的術語，一是胃消穀善饑容易餓，吃飯多；二是口中乾渴，飲水多；三是小便多，還有一點就是人容易消瘦。

現在很多人將消渴等同於糖尿病，這是不完全正確的，很多消渴病人血糖並不高，還有不少糖尿病的人也沒有典型的消渴症狀。

於是老師便說：病人如果消渴明顯，無論是不是糖尿病都按消渴治療，如果消渴不明顯，即便是糖尿病也不按消渴治療。

那麼消渴怎麼治呢？很多病人包括醫生都容易想到滋陰降火，這也是一個迷思。我們剛開始也疑惑，滋陰降火就像人渴了要喝水，田地乾了要澆灌一樣，用這辦法來治療消渴怎麼會是迷思呢？

老師說：實際臨床上脾腎陽虛的消渴病人占了一半以上，如果這類病人按滋陰降火來治，越治就會越嚴重，然而現在很多人都把滋陰降火作爲治療消渴的主導思想而貫徹始終，這是一個值得深思的問題。

人不是陰虛才會乾渴，怎麼陽虛也會乾渴？老師說：秋冬天陽氣少，大地就會乾裂，樹木乾枯，

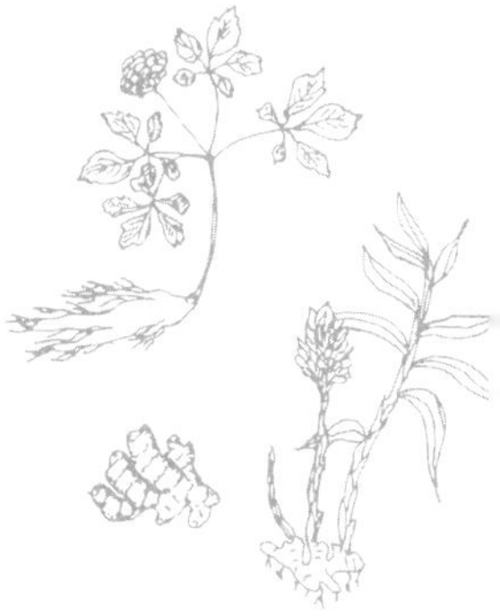

而春夏天陽氣足，大地很濕潤，草木也長得柔軟。

我發現臨床上很多消渴病人冬天手腳容易怕冷，而且晚上夜尿多，舌質也淡胖，這些都是典型的脾腎陽虛。

說白了就是身體處於秋冬狀態，下焦陽氣不能氣化水濕，結果上焦就表現出一派乾渴的症狀，還有晚上夜尿多，是因為晚上寒氣重，氣化功能更加不足，才會飲一溲一。

蒼朮羌活茶，泡水止消渴

所以在治療上，我們不能去滋潤它，而要去恢復臟腑氣化功能。好比冬天你給乾枯的樹澆多少水，它都一樣乾枯不冒芽，而一到春天，春風一吹，你不用澆水，它也自得天機自長成，**不信但看寒江柳，一經春風枝枝新**。我們要讓臟腑由冬寒轉為春暖狀態，恢復氣化功能，這才是消渴的治本之路。

有個口渴、飲水不止的病人，還患有咽炎，這病人平時老愛帶著水壺，水壺還挺大的。我們第一印象是不是該給他開滋陰降火的玄麥甘桔之類的藥，想不到老師說：脈象濡緩，脾虛濕盛，不能運化，大便不成形。

於是用蒼朮除濕，升清陽恢復夏天狀態，加羌活這味風藥把濕氣往上提拔，恢復春天狀態。兩味藥泡茶，結果用這溫燥的風藥，不僅使得他大便成形了，而且口乾渴症狀大減，也不用老帶水壺了。

這是由於這兩味藥讓他身體水濕能由脾運化到肺，由肺布散到皮毛，滋潤上焦，水濕能夠轉一個圈，循環起來反而變爲有利於身體的東西。

我們剛開始還擔心這燥藥會不會傷津，而老師卻不是只看到津液這個層次，而是看到深層次的臟腑氣化，是誰在背後主管著津液呢？誰又能夠令周身水津四布，五經並行，調實補虛，寒熱對流，南水北調，西氣東輸呢？唯有脾腎陽氣的氣化功能跟三焦膀胱的代謝而已。

三消關鍵在中焦脾胃

我們再想起《黃帝內經》中所提到的關於水津運化的正常途徑，**飲入於胃，游溢精氣，上輸於脾，脾氣散精，上歸於肺，通調水道，下輸膀胱，水精四布，五經並行，合於四時五臟陰陽，揆度以爲常也**。

原來水精要靠脾氣來散精才能上歸於肺，這樣肺就不乾渴了，下焦尿也少了，大便也成形了，這三消的關鍵還在於中焦脾胃的運化，所以古人張隱庵說過「**燥脾之藥治之，水液上升即不渴矣**」。這句話太妙了，一個燥脾的藥不但能解除下焦濕重，還能消除上焦乾渴，這就是以自身之濕，來療自身之燥渴，使燥濕上下循環，則消渴尿頻便稀自癒。

老師說：這種治療疾病的思路，不被疾病表面的乾渴症狀所迷惑，而是能夠抓住臟腑升降的本質。

又有個消渴的病人，口乾，夜尿特多，上醫院檢查，血糖也有八點多，好在是早期發現，老師就叫他吃金匱腎氣丸，然後又吃溫脾腎的藥，吃了七劑，消渴尿頻都好了，再上醫院檢查發現血糖也正常了。可見中醫早期介入治療、有病早治是多麼重要，病人還擔心會不會一輩子都斷不了藥。

老師說：糖尿病早期治療中醫療效還不錯，特別對於病人夜尿多，又怕冷，舌質淡胖，屬脾腎陽虛的情況，用金匱腎氣丸的溫補脾腎思路效果不錯，如果見消渴就止渴，只想到滋陰降火，反而會加重病情。

消渴不是水缺乏，而是臟腑不運化。
滋陰降火治療差，溫陽氣化效果佳。
水精四布變成雲，秋冬立馬轉春夏。
口中唾液自潤滑，上下對流效堪誇。

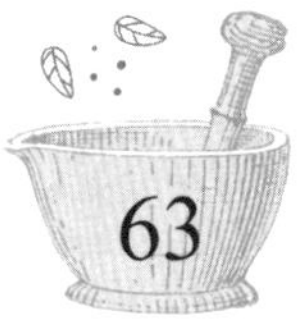

63 一種疾病，一種藥物？

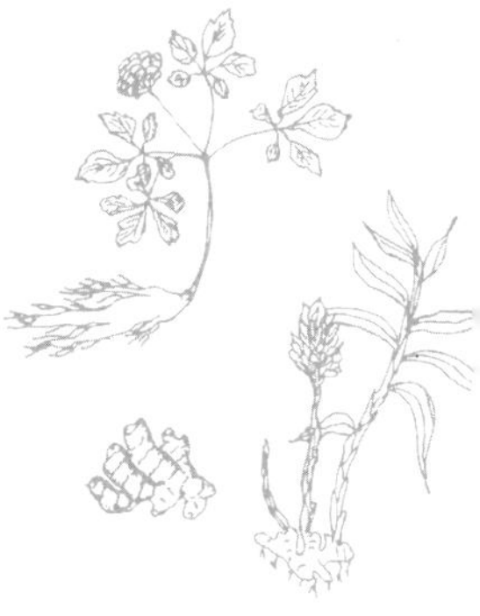

中醫是整體觀

大夫，你就開這幾種藥，我身上的病多著呢。

老師笑著說：那你說說看你身上有多少種疾病？

病人說：我眼乾目澀，不點眼藥水還不行；失眠有好多年了，每天晚上能睡上個兩三個小時就很不錯了，離不開安眠藥；這人老了，腰腿不好，上樓梯不扶著扶手不行；膝關節就像天氣預報，還沒變天，它就先痛，在醫院裡面檢查是膝關節退行性病變，現在經常都吃鈣片……。

老師邊把脈邊說：我再給你補充一些，你平時手腳還怕涼，容易煩躁生悶氣，看看你的手指甲也是淡白色的，還貧血，而且吃不了涼的東西，一吃涼的就不舒服，胃也容易脹氣，還容易反酸打嗝，食物不容易下去，整個咽喉食道都有炎症。

病人連連點頭說：對對對，醫生，就是這樣。我身上這麼多毛病，看一位醫生就給我吃一種藥，我現在家裡都擺滿了藥，吃藥都吃到我不想吃飯了，你就開這麼幾味藥能行嗎？

老師笑笑說：試試看吧，**你們老認爲一種疾病對應一種藥物，這是侷限狹隘的認識，中醫是整體觀**，我給你開養筋湯加上胸三藥（枳殼、桔梗、木香），調你的肝脾。你的脈象左關鬱如豆，整體脈象弦硬且細，所有的病症都離不開肝。肝脈弦硬而細，可以表現爲多種病症。

治病就是治其首腦

第一，肝開竅於目，老年人眼睛乾澀、眼花，根源就在肝，有這些症狀的，沒有哪個肝血足的。

第二，肝藏魂，肝藏血，失眠，躁擾不安，是血不歸肝，神魂藏不住。

第三，肝主筋，膝爲筋之府，膝關節退行性病變不是筋骨的問題，而是臟腑的問題，就像樹枝乾燥是樹根不能充分吸水，向上濡養所致，膝關節跟筋屈伸不利，僵硬，它的根就在肝，是肝血少不能濡養所致。

第四，指甲偏白，嘴唇淡，貧血加上脈弦細，中醫認爲，肝其華在爪，這也是肝失所養，所以光華不能向外透發。

第五，肝主怒，肝經布胸脅，肝脈鬱的人容易發脾氣，脅肋脹……。

肝脈弦硬細鬱就可以演變出五大病症，但我們不應盯著五大病症治，而要盯著一個肝來調，這叫**滿架葡萄一根藤，又叫千葉一枝幹**。對於我們中醫治療有很好的指導意義，那就是**擒賊先擒王，射人先射馬**。**病症像賊兵，治病就是治其首腦，要抓住主幹，不計其餘**。

所以左路脈上，老師著重用養筋湯（白芍、棗仁、巴戟天、麥冬、熟地），以養其眞，右路脈上用枳殼、桔梗、木香，胸三藥以順其性。

中藥跟西藥不衝突

病人問：大夫，吃你這中藥，我那安眠藥、鈣片還要不要吃？

老師說：先減減吧，吃著中藥看看。後來病人複診時，最明顯的改善就是眼睛跟膝關節。眼睛不用點那麼多眼藥水了，膝關節上樓梯也沒有以前那麼僵硬不適了。安眠藥減少了，睡覺反而好些，胃口也開了。

老師說：中藥跟西藥不衝突，你服中藥時，西藥就慢慢地減，然後少看電視，加強鍛鍊，把經絡舒張開來，最後連中藥也可以不吃了。

滿架葡萄尋藤中，千枝萬葉總不同，
病症蜂起多變化，抓住臟腑不放鬆。

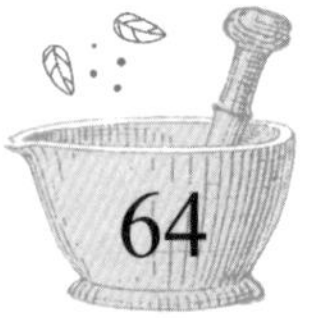

64 放大疾病，嚇倒自己？

不把疾病掛心頭

每天在任之堂都會看到各類疾病，經常會碰到一些年輕的患者，他們常常因爲一些小病而悶悶不樂，甚至過分恐懼擔憂。我們見過長牛皮癬的年輕人，深感自卑，甚至不願意去工作。還見過臉上長痤瘡的年輕人，老愛待在家裡上網，封閉自己，不與人交往。有些人甚至還擔心這些病會不會是大病的先兆……。

有個年輕人從浙江趕來，他得了頑固性的濕疹，整個人都很抑鬱，他把工作辭了，四處醫病，又患上了頑固的失眠，整天惶恐不安，以爲自己得了絕症，連醫院都檢查不出來。

老師診完脈後說：年輕人，你這病不算什麼，不要把它當回事，把心安定下來，找份工作，平時多到外面爬爬山，不要把自己封閉起來，這樣身體肯定會好得快。

他疑惑地說：不是說未病先防，要重視疾病嗎？老師笑著說：中醫從來沒有叫人重視疾病重視到驚恐不安的程度，你說的沒錯，是要重視疾病，是叫你重視你的身體，你的身體強壯起來，疾病就好治了。這樣吧，年輕人，治病的事交給我，到外面爬山，鍛鍊身體就交給你。

年輕人聽了老師的話，當天下午就去爬牛頭山，從來沒有如此起勁地爬過山。後來加上服藥，不

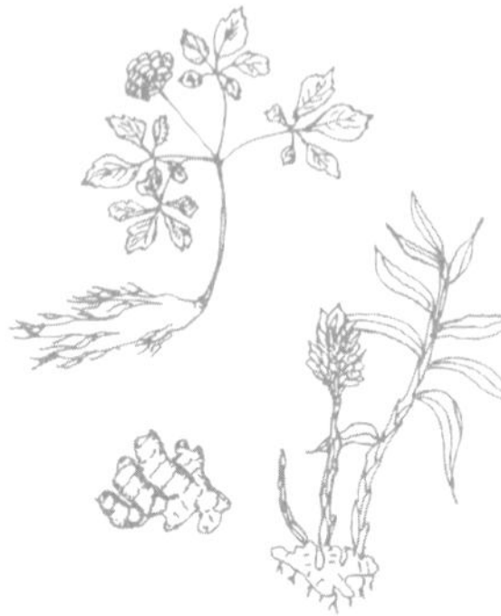

到一週，他就回去了，不久就把病治好了，從此他還喜歡上了爬山。

我們重視疾病，不是把疾病當成心結掛在心頭，而是要重視保健養生、重視對身體的鍛鍊。

智者的教誨

有個智者，他拿出一張有個黑點的白紙，問他的學生看到什麼，學生們眼睛都注視在黑點上說：那是一個黑點。

智者感嘆地說：這麼大的白紙你們都沒有看見，只盯著一個黑點，將來你們的人生會是不快樂的。這時學生們都安靜地陷入沉思。

而智者又拿出另外一張黑紙，中間有一個白點，又問大家看見了什麼。這下大家開竅了，齊聲說道，一個白點。智者露出滿意的微笑說：太好了，無限美好的未來在等著你們，即使你們身在艱難困苦中，你們心中依然有光明。

聰明的朋友，疾病就是一個黑點，**有人在太陽底下都看見陰影，有人卻在暗夜中看見星光**。老師常帶病人們去爬山，跟病人們說：人的一生就好像在爬一座又一座的山，總會遇見一些小溝小坎，邁過去了也就過去了，不要站在溝邊不敢邁過。如果因此而停滯不前，你的人生路也將停滯不前，寧可一步進，不可一步停。醫生看病也就是扶你一把，幫你邁過這個坎，而真正邁過去的卻是你自己。

松樹的啓發

在牛頭山的一座頂峰上，我們和老師發現了一棵巨大的松樹，這棵松樹身上長滿了瘤子，卻仍然迎風挺立，堅強地活著。我們看了都很感動，平常一棵松樹上，只要主幹長一個瘤就容易枯死掉，而眼前這株松樹身上長的瘤子，我們屈指一數，居然有二十多個，**松猶如此，人何以堪**。

有個醫生，自己得了重病，卻仍然繼續幫更多的病人解除疾苦，因而一直積極地活著，感動了很多病人，她說過，**假使明天是世界末日，我依然要在後院種蓮花**。我們沒有時間去擔心疾病，我們的生命要用來做更多更有意義的事。

所以不要拿著放大鏡來看疾病，將小問題無限放大，那只會嚇唬自己，增加憂愁，緊鎖眉頭，最後寸步難行，我們要用望遠鏡去看人生旅途的美麗風景，看更遠處的光明。

得寬懷時且寬懷，何用雙眉鎖緊緊。
與其放大看疾病，不如放眼見光明。

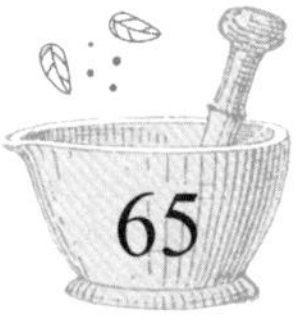

一有病痛，馬上吃藥？

薑棗茶，感冒方

對很多人來說：生病了就得吃藥。有個母親帶她小女兒來任之堂，小女孩一看到醫生就哭了。老師笑笑說：這樣的孩子都是在醫院裡面打針打怕了，乖乖哦，別哭別哭，我們不打針。

這母親說她小女兒感冒咳嗽後，打了三天針都沒好，反而加重了，想來看看中醫有什麼辦法。

老師看小女孩的舌頭是偏白的，手也有點涼，便跟她母親說：小孩子生生病是正常的，不要驚慌失措，一有小病，要重視，但並不一定要吃藥，你回去給她泡泡腳，再熬點薑棗茶給她喝，看看吧。

這母親驚訝地問：這樣就好了？不要吃藥嗎？打了三天針都沒好啊。

老師說：回去你試試看吧，有的病靠藥可以治，靠食療也可以治，爲什麼非要吃藥呢？

這母親就按老師說的去做，才一天孩子咳嗽就減輕了，也不鬧了，第二天小孩子就好了。

老師說：爲何現在醫院熱鬧得像超市一樣，這不是一個好現象，是不是眞的生病的人變多了呢？其實有一部分原因是現在很多人都變嬌脆了，都有怕病心理。很多小的問題，只要懂得一些中醫養生食療的辦法，隨手拈來就能治病。眞可謂：

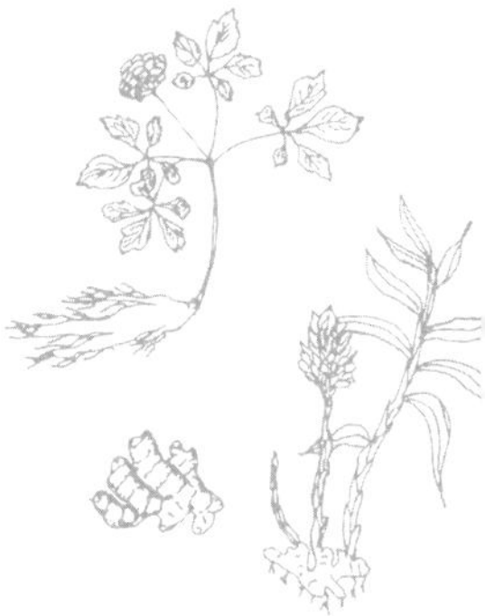

泡泡腳，喝喝薑與棗，風寒感冒逃跑了。
才有小病就吃藥，為何你不想想去食療。

一種錯誤的習慣導致一種疾病

有個二十多歲的女孩子，痛經都痛怕了，嚴重的時候，躺在床上打滾，出冷汗，從喝生薑紅糖水到止痛片，都只能管住一時，管不了長久，最後還要上醫院裡打點滴，剛開始管用，後來就不管用。

她過來後說：醫生，我吃了不少中藥，你以前有沒有治過像我這樣嚴重的痛經呢？

老師笑笑說：**你們都是在怕疾病，並沒有眞正怕導致疾病的原因。病人關注的是病果，醫生看到的是病因。**你來我這裡看病，一不能吃水果，二不要穿裙子，三不要吹冷氣。你現在每一樣都觸犯了，哪有不痛經的道理。將來子宮還長東西，連孩子都難生，到時候你就後悔了。

她說：那我該怎麼辦？

老師說：你這是肚子受了涼，一個是遠離一切寒涼的東西，你把水果戒了，下次不要再穿裙子，第二個晚上或平時也好，把兩隻手捂在肚子上，這肚臍下面，有關元跟氣海，可以暖百脈。

等下我再叫他們教你揉肚子，讓你子宮有熱氣，就不痛了。

最後老師才給她開少腹逐瘀湯，並交代她平時要多運動運動，即便沒時間爬山，在家裡掃掃地、抹抹桌子，出出汗，也是在調身體。

隔了兩個月，她帶了她的朋友一起來，跟我們說：醫生，這個揉肚子的方法管用，痛的時候，捂在那裡，也會減輕。

我們問她，上個月還痛嗎？

她說：基本不痛了。

我們看她這次沒有再穿裙子來任之堂了，說明她已經從觀念上調轉過來，以前生活習慣是指向疾病的，現在不吹冷氣、不穿裙子、不吃水果，掃掃屋、出出汗，這些習慣都已經指向健康了。

老師比喻說：就像車子一樣，本來是要撞牆的，你只要把方向盤撥一撥，在觀念上來個一百八十度大轉彎，以前得的病自然就容易好。就怕反覆撞牆，都不知道改方向。

現在大部分來任之堂的病人，都是在怕疾病，而來找中醫吃藥，很少有能夠重視對疾病的真正原因治療的。一種錯誤的生活習慣導致一種疾病，藥物不能改變你的習慣。所以才有小病，應該想到去改變不良的生活習慣，運用一些養生的辦法試著去調理。

真可謂：

捂捂肚，揉揉腹，暖暖子宮，痛經除。
短裙換長褲，對水果冷氣要說不。
沒事勤掃屋，強於上藥鋪。

以志帥氣，以靜制動

有個僵直性脊椎炎的患者，他第一次來找老師治療時，老師還沒有開藥，就先叫他要注意鍛鍊。對這個病的患者，有些醫生認爲不可以鍛鍊。老師說：不是不可以鍛鍊，要鍛鍊得法。你揉揉肚子，搖搖筋骨也是鍛鍊，打坐吐納也是鍛鍊，不是非得跑步、劇烈運動，滿頭是汗才叫鍛鍊。《黃帝內經》不是說要「**微動四肢，溫衣**」嗎？身體的氣血就像流水，湧動得太兇猛了不行，得像風吹柳梢一樣去鍛鍊，這樣對身體有好處沒壞處。

所謂「**大動不如小動，小動不如微動**」，這種微動的鍛鍊對於一些虛勞、疑難重病的人，都是適合的。不然的話，一點不鍛鍊，即便是新車，放著不開，也會鏽掉。

他問老師，怎麼鍛鍊呢？

老師便給他八部金剛功法的光碟，建議他練金剛功，注意呼吸吐納，常安排時間去爬爬山。然後給他開藥調理。

這個病人，我們基本都忘記了，兩三個月後，他又來複診，很興奮地對老師說：他找到了跟疾病和諧共處的方法。自從聽從了老師去爬山練功的指導後，他再也沒有怕病的心理了。以前腰背部一痛起來，人就煩惱發脾氣、鬱悶，現在他爬幾個小時山，腰背都不痛了。即使覺得累了，只要一坐在那裡，緩和地專注呼吸半個小時，馬上又有勁，可以繼續爬山。

我們一聽他這樣說，覺得眼前一亮。這年輕人學會轉移注意，學會了以靜制動。曾國藩說過，一個人凡有嚴重的疾病在身，自己可以做到兩點，對恢復身體最有幫助。一個是以志帥氣，另一個則是

以靜制動。

以志帥氣就是自己要有信心，有這個志氣，就可以帥動病氣。不害怕它，就可以調動導引它排出身體去。你如果一旦出現病痛就慌了手腳害怕它，沒勇氣戰勝它，這樣小病也會變大。**這以志帥氣，就是要我們在戰略上藐視敵人——疾病。**

以靜制動，就是遇到疾病，心性要能夠安靜。疾病它就是一團動亂之氣，一團濁氣，你只要一靜下來，就好比渾濁的一杯水，靜置一會兒，那些渾濁自然沉到杯底。對人體而言，一旦靜下來，這些動盪的濁氣病氣就沉到腸腑通道裡去。然後通過膀胱、腸道排出體外。所以人越靜病越減，神越清，氣越足，病減氣足即是壽康路。**這以靜制動，就是要讓我們在修煉方法的具體戰術上重視敵人——疾病。**

老師跟他說：你做得好！練功、爬山，讓你血脈通暢，汗出寒散，本來你那脊椎督脈僵直，就像冬天的樹木，受寒後，緊縮縮，硬邦邦的。寒主收引，不通則痛，你出出汗，就讓自己的身體督脈進入夏天狀態，利用陽氣把寒邪驅除出來，血脈一流通，就不痛了。

這病人得了這麼重的僵脊疼痛，都可以用養生方法來改善，何況很多人偶爾的頭痛、胃痛、腰痠腳軟腿抽筋呢？

張仲景在《傷寒論》中也是這樣建議的，一有小病小痛，別著急吃藥治療，那該怎麼辦呢？張仲景說：四肢才覺重滯，即導引吐納按摩，勿令九竅閉塞。這樣病邪就拿你沒辦法。

爬爬山，驅驅寒，稍有不適出出汗。
導引吐納法，學學並不難。
八段錦，金剛功，哪樣都可把身安。
人生貴逍遙，不為病惱煩。

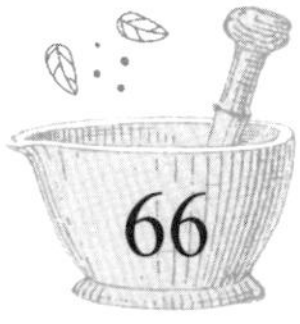

有病熬熬，不忙治療？

古怪疾病，皆從氣得之

有個老婦人，五十多歲，就得了甲狀腺腫瘤，脖子鼓得大大的，她女兒問：醫生，我母親幾十年都沒有怎麼得過病，怎麼一檢查就是這病啊？

老師說：你問問你母親吧，疾病它的形成肯定不是一朝一夕的，她身體不舒服她自己最清楚。

這老婦人說：以前兒女要讀書，家裡環境又不好，沒辦法，有病也得熬熬，不忙著去治療。

老師摸她肝脈弦緊，說：你心中的心事很重啊！家庭環境不好，你也要心態好啊，要寬心一點，總不能夠錢沒賺到，把自己身體搞個大病吧。

她女兒在旁邊說：我母親就是愛生氣，看不慣我父親抽煙喝酒，經常跟我父親吵。

老師說：男主外，女主內，你跟他吵一輩子，得了大病，一家人都受累，這種情況我們見多了。每天一小氣，三天一大氣，天天你都吃壓氣飯，你不是問這病是怎麼得的嗎？就是氣來的。邊生氣，邊吃飯，飯把那氣都壓成團，你吃進去的一半都是鬱滯的氣，氣滯則血瘀，血瘀則痰阻。現在是甲狀腺出問題，將來乳腺、胃、肝通通都會出問題。

隨後老師便給她一本《化性談》，讓她帶回家去好好看看。現在有很多中年婦女，她們勤勞簡樸

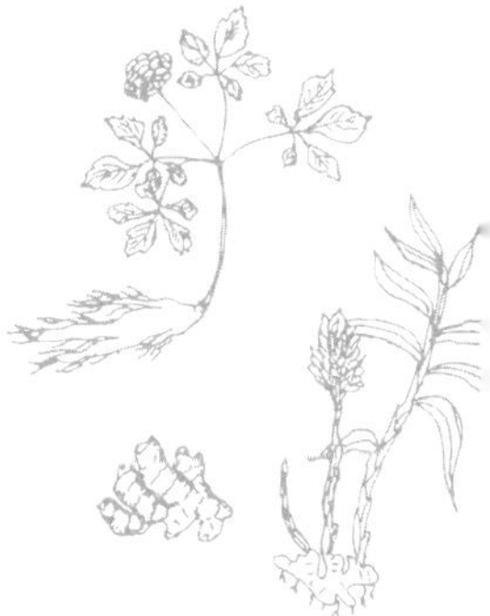

慣了，偶有些病痛不適，都忍忍熬熬，不忙著去治療，結果卻熬出大病來。

孫思邈在《千金翼方》上說「**凡居家常戒約內外長幼，有不快即須早道，勿使隱忍以爲無苦。過時不知，便爲重病，遂成不救**」。

可見家庭成員間的摩擦不快，不僅可以導致人生病，如果這種鬱悶的關係長期不能夠舒解的話，甚至會導致不治之病。孫思邈早在一千多年前就看到了這一點。重病怪病，很多是忍氣忍出來的。

有人會說：吵也不是，忍忍也不是，那該怎麼辦呢？

其實忍也分爲多種，**強忍是最不可取的，有一種忍叫做寬忍，就是寬懷的包容**。譬如《忍經》上說的，如同人身體上有瘡痍疣贅，雖很可惡，不可砍掉，當寬懷對之，如果人能知此理，這胸中泰然矣。說白了，就是要解開來，不能大家擱在那裡，誰也不讓誰。

勞勞碌碌為兒孫，小病卻忍氣吞聲。
辛苦為家常氣悶，不知這樣搞壞身。
一旦發現如山崩，遂至難救悔無門。
不如寬容早看破，為家也為了自身。

感動的淚水

又有一對母女過來看病，她女兒長大了，發現母親經常不舒服，卻沒有去醫院，這次就帶母親來任之堂看看。

老師一看這婦人，雙手粗糙如老樹皮，脈也虛弱無力，便對她女兒說：你看你母親的手，這麼蒼老，這麼多年爲了這個家都是忍病忍苦過來的，你要多關心關心你父母。

這對母女聽了後，都很感動，因爲這十幾年來，做母親的含辛茹苦養大子女，做子女的努力讀書，也沒想到母親這麼快就老了，還有一身的頑疾老病：老風濕、腰椎間盤突出、老胃病。她默默地奉獻，無私地付出，卻從來不說自己難受痛苦。

老師跟她女兒說：如果是平常人得了這些病，早不知要吃多少藥了。你母親一句話也不吭聲，這麼多年爲家裡付出了很多。

她女兒聽後，忍不住地流出眼淚來，她母親同樣也默默地流著淚水。以前是母親不告訴女兒，女兒也不知道，現在一語道破，大家無不動容。

老師只給她開了幾劑藥，她們回去吃完後，反映說效果非常好。母女之間，能夠相互知心，相互溝通了，還沒吃藥，人身體的痛苦就減了一半，這是在心理上大家都敞開放鬆了。

這疾病本來就是長期陰暗負面的情緒導致的，內心的感動就像春陽融雪，把陰積化開，又如油燈燭暗，把陰暗面照亮。**如果說世間有什麼東西能夠最快速地把病氣洗刷掉，那應該不是藥物，而是彼此之間感動的淚水**。這療心也是一種治療啊！《壽世青編》上說：「惟知療人之疾，而不知療人之心，是猶捨本而逐末也。不窮其源而攻其流，欲求疾癒，安可得乎？」

世間最偉大的情感莫過於父母對子女的愛，他們的付出，他們的奉獻，每每讓人感動不已。但作爲父母在爲兒女付出時，也同樣要保護好自己的身體，多學學養生保健的方法，而不應只是默默忍受病苦的煎熬。

樹欲靜而風不止，子欲養而親不待。這是作爲兒女們最大的遺憾。故此奉勸天下的父母親們，一定要保養好自己的身子，好的身體是父母給子女們最大的支持，而不要留給子女無盡的遺憾。

兩手蒼老如樹皮，默默忍受眾病疾。
辛勞付出為兒女，從來沒有將身醫。
道破此情在一語，多年沉鬱隨淚去。
早知提前來調理，身得輕鬆病漸癒。

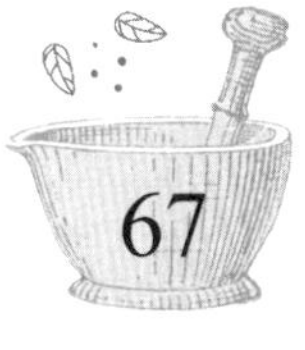

67 看病服藥，不看醫囑？

另類的醫囑

有個患心臟病的中年人，醫院建議要做搭橋手術。他害怕做手術，想保守治療，於是多方求醫。他從另外一個醫生那裡過來找老師，並帶了那醫生給他開的處方。

這醫生善治心腦血管疾病，用的是活血化瘀法，方子是血府逐瘀湯加生脈飲再加葛根、丹參、黃耆、地龍。

老師邊摸病人的脈邊看方子說：你舌下靜脈曲張得厲害，這方子開得不錯，你吃後感覺怎麼樣？

他說：有好轉，胸沒那麼悶了。我想看能不能憑中藥治好病，不用去做手術。

於是老師就在這個方子的基礎上做加減化裁。

抄完方子後，我們發現這方子後面有那個醫生留下的幾行筆記，大概意思是：

日行八千步，夜眠八小時，
飯到八分飽，飲夠八杯水，

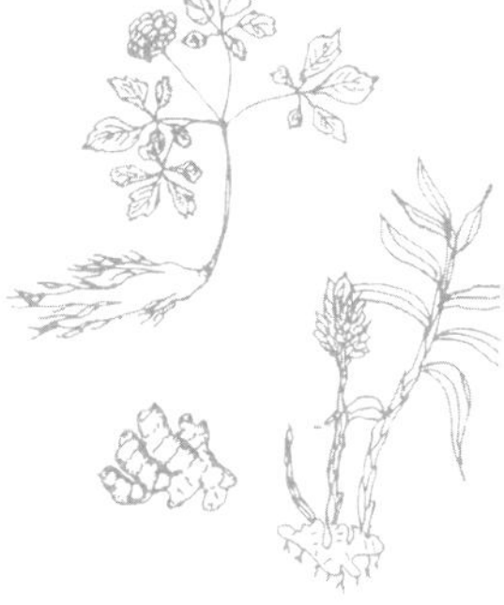

如不聽醫囑，服藥乏效，
病人白花錢，還耽誤病情，切記切記！

你見過這樣的醫囑嗎？這個醫生的修養、治病的風格，我們透過這張醫囑可以窺探一二。我們把這醫囑讀給病人聽，問病人記住沒有，病人搖頭說我來看病服藥，不看這些。

鐮刀生銹之喻

想一想一個三、四十歲的中年人就病到心臟要做搭橋手術，如果沒有不良的生活習慣，也不至於到這種程度。

病人說他多年都不怎麼運動。俗話說「**人體勤勞於形，百病不能成**」。鐮刀長久不用會生銹，這身上的血管也一樣，久不去運動舒張血脈，管壁上就會長垢，這些血管壁的垢積，堆積多了，久而久之，就會堵塞管道。

老師說：你這個病，可輕可重，關鍵要把抽煙喝酒熬夜的不良習慣改過來，應酬少點，運動多點。現在很多時候，**醫生幫病人治病成了「藥物治療」與「病人不良生活習慣」的拉鋸戰**。

病人不斷地訪名醫，求妙方，一心希望有靈丹妙藥可以治好他們日漸衰退的身體，卻聽不進醫生的醫囑，也不重視修正自己不良的生活習慣。

不服藥得中醫

有個老奶奶，既有心臟病也有便秘，經常吃水果，大便也不正常，老師跟她說：你這個便秘是冷秘，越吃水果越壞事，你就是到外面曬太陽也比吃水果強。

老奶奶說：以前都沒聽過醫生說不能吃水果的，我吃了這麼多年都不知道。這老奶奶回去後，把水果生冷的東西戒掉後，大便反而比以前通暢了。這就是醫囑的力量。

古人說**不服藥得中醫**，能夠通過飲食生活習慣就把病改善調好的，還不用動用到藥物，這是厲害的中醫，而醫囑在這裡就起到至關重要的作用。所以說，想治療疾病，就先從聽從醫囑、改變自己的生活習性開始。

> 看病只吃藥，醫囑腦後拋。
> 四處尋名醫，疾病何時了。
> 飲食有節制，運動不可少。
> 此是健康道，勸君要記牢。

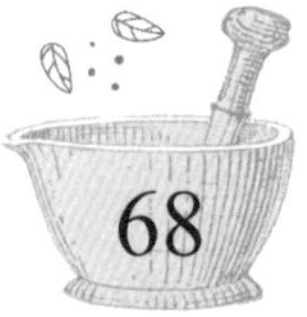

68 看看片子，開開藥方？

經常有病人在網上給老師發郵件，甚至把醫院的檢查片子也發過來，想請老師開方用藥。

老師說：不見人，不能出方子。看看片子，開開藥方，對中醫而言是很草率的行爲。

網上有個學醫的，跟老師說：中醫不是最適合網路會診嗎？

老師反問他：何出此言？

他說：中醫是經驗醫學，醫生只要經驗豐富，看看片子，還有檢查報告，不就都知道了嗎？

老師說：恰恰相反，中醫最不適合網上會診，西醫可以憑檢查指標診斷治療，但中醫卻要面對面，因爲同一個指標，好比血糖高，就可能有好幾種治法。中醫管它叫同病異治，同種疾病都有不同的治療方案，隨便一張片子，怎麼能憑此下處方呢？

四診合參很重要

所以說中醫自古以來就主張察色按脈，要看病人的精氣神，所以必須見人，才可以出方。**《黃帝內經》稱爲「能合色脈，可以萬全」**。

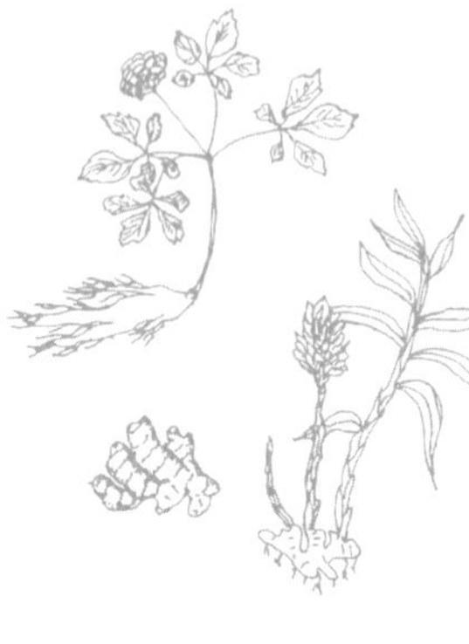

中醫看病要見到人

老師又說：你在網上給我寫一千字的描述，還不如面對面讓我看一分鐘，這一分鐘得到的資訊，要強過你那一千字，所以我不主張通過電話網路給病人開方。

確實，中醫非常需要四診合參，同病可以異治，同一句話可以有不同意味。比如病人同樣說這一句話——我中午吃過飯了。

張三說得中氣十足，爽快自然。

李四說得聲低氣弱，後勁不足。

王五說得滿口濁氣，聲音沙啞。

……

同樣的話，出自不同人口中，給醫生的印象完全不同。張三身體最好，有病也是小問題；李四中氣不足，一派虛證，再問居然有胃下垂、脫肛、頭暈、尿頻，如此可知補中益氣湯適合他；王五濁氣不降，再問下去，還有打呼嚕，口中濃痰多，而黃連溫膽湯正適合他。

所以同一句話，都能反映不同的資訊，更何況是一張片子，片子只能是側面反映疾病的某一部分，並不能說明病人的綜合情況。中醫下藥還是得根據病人當下的精氣神。

醫生看病不是猜病，更不是在賭博

上次北京有個學生，她也到任之堂來學習。她親戚家的小兒發燒了，請教她，然後她就在電話裡給孩子開了藥方。

燒並沒有退下，然後她就跑到她親戚家去看孩子，發現疾病的病機完全跟自己的用藥思路不對路。這次算是給她敲了一個警鐘，絕對不能僅憑電話或檢查報告單片子之類的，隔空就給病人開方服用。

你如果猜對了，把病治好，那是理所當然；如果猜錯了，治壞了，一輩子都會內疚。所以醫生看病不是在猜病，更不是在賭博，要切切實實地把握病機，零距離地接觸臨床。

有句話叫做「將在外，君令有所不受」。爲什麼將軍在外頭打仗，可以不聽命皇帝的指揮呢？因爲皇帝沒有身臨其境，很難知道戰場的微妙變化。遙控，隨意指揮，便有可能全軍覆沒。所以要身臨其境的將軍，才能做主。治病如打仗，用藥如用兵，又何嘗不是這樣呢？

所以即便是老師的親朋好友，老師也要求號脈見人後再出方，即便自己經驗再豐富，還是要穩妥。

好比桑葉五十克治療白睛溢血，這是非常成熟的經驗，可你沒見到人，不知道他心脈怎麼樣，萬一是一個心脈衰弱的，這個下去，會不會加重他心衰，他受不受得了，會不會像水滅火一樣，這些都有風險在裡面。

古人說：不見兔子不撒鷹。對於當代的中醫來說，雖然網路資訊這麼發達，不見病人也不要輕易出方，表面上看你是要幫他，實際上你卻背負著責任。責任心越強大的，越不會輕率。

學醫是膽大心細，智圓行方的一個行業。只膽大心不細，走不長遠。只心細，而膽不大，也放不

開手腳去做。常言道，小心駛得萬年船，學中醫是要行一輩子醫路的，所以醫生病人都要有這個覺悟，病人也不要草率地把自己的身心健康交給網路中醫。

中醫看病要看人，只看片子不謹慎。
病機錯綜又複雜，差之毫釐失千里。
即便醫術能通神，人命關頭是責任。
四診合參把藥開，小心才是中醫生。

69 夏天出汗，不宜吃藥？

北方有些地區，老百姓有個習慣，夏天都不怎麼愛吃中藥，說吃中藥會出汗出掉，這又是一個認知迷思。

黑龍江的中醫老王，就在夏天的時候到任之堂來學習，我們問他你怎麼走得開呢？

老王說：他們那邊夏天老百姓都很少吃中藥，所以他趁這個機會到外面學習學習，也算是給自己充充電。

十堰這邊有些當地老百姓也對夏天不宜吃藥深信不疑，所以夏天當地病人會少些。

老師笑著說：吃藥是治病的，怎麼能分冬夏呢？很多病人身體有風濕，是陰寒體質，還正要靠夏天來服藥，振奮陽氣，順天之性，把陰寒散掉。**《黃帝內經》把這叫做「冬病夏治」**。

用藥如用兵，有病貴早治

所以說，一個夏天患病的病人，他不可能等到秋天再來服藥，用藥如用兵，有病貴早治，並且要當機立斷，怎麼能夠拖延病情呢？

很多醫院都有冬病夏治的三伏貼，病人大受其益，所以一到時間，醫院裡都排起長隊。夏天汗多不宜服藥，這個觀念要轉變轉變。

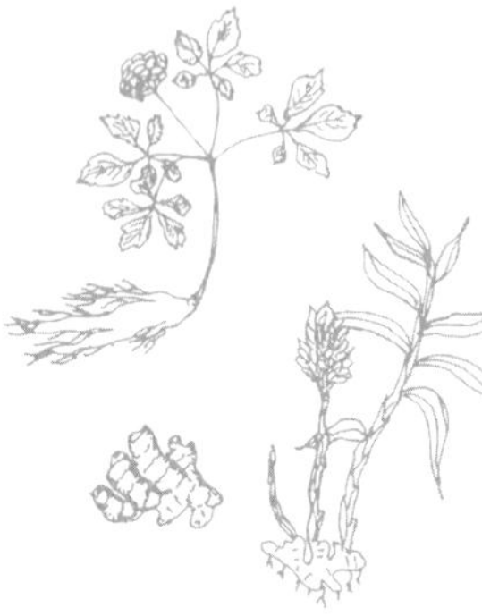

要順應節氣來治病

本身出汗就是一種治病之法。中醫治法有八法，叫汗吐下和消清溫補，其中八法裡面汗法排第一，而《傷寒論》中用得最多的也是汗法，把病邪從裡面一層一層透達肌表，然後通過出些汗，人就變得精神了。

如果病人臟腑有寒邪痼疾，還不適合在冬天治療，而是在夏天更有利於把這些沉寒痼疾驅散出來，因爲冬天是往內收藏的，夏天是往外發散的。

所以冬天發汗要用強而有力的麻黃，而夏天只需要用輕微的香薷就能迅速把寒邪表散出來。可見順自然之性來治病多麼重要，每個季節都有每個季節適合治的病。

你順應了這個季節去治病，比如冬病夏來治，就等於是得到天時的幫助，往往能收到事半功倍的效果。本身夏天腠理汗毛開放，人體氣機往外升發，順其勢就能把邪氣表散出來。

《黃帝內經》說「春夏養陽」，借助春夏陽氣，把病氣排出體外，就好像順流順風行舟一樣，用藥量小，收效卻大。

夏天汗出多，誰說不醫藥。
正好順其勢，借汗把病療。

冬病可夏治，三伏貼敷好。
寒邪趁熱醫，臨床療效高。

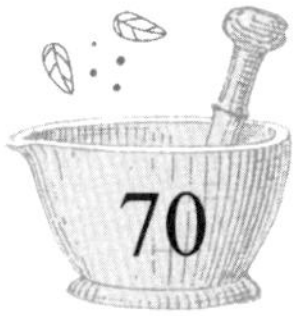

70 患了胃痛，不吃中藥？

心痛欲死，速覓元胡

有人說胃痛要吃西藥片，不能吃中藥，中藥看起來亂糟糟的，吃下去會把胃傷了。

老師就說：聽這話就知道不瞭解中醫。西藥片是白的，中藥看起來是黑乎乎的，但不管白貓黑貓，會抓老鼠就是好貓。中醫治胃痛，那可是一絕。

老師於是叫大家說出治療胃痛、經得起考驗的經典名方。

有學生說：金鈴子散、含元胡跟川楝子。

沒錯，這方子是治療急性胃氣滯脹痛的。這種胃痛偏於實證，右關脈鬱，古書說心痛欲死，速覓元胡。這方吃進去，放幾個屁，胃腸氣機一轉，很快就好了。

古時李時珍治一個王妃的胃痛，這王妃因爲吃麵生氣痛得不可忍，醫生用其他健胃化食的藥，都不能奏效。李時珍就給她直接用元胡三錢溫酒送服，不一會兒，腸中大氣一轉，大便通調，胃痛就好了。

香砂六君子，培土以生金

又有學生說：香砂六君子丸。

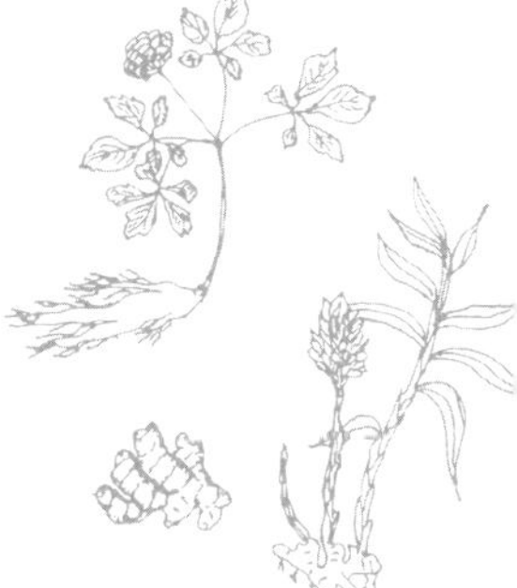

也沒錯，這是治療脾胃虛，不能運化瘀滯的，同時伴有痰多，也可以化開。有個病人每次感冒都打點滴，把感冒治好後，必然會有兩周時間咳吐清稀樣痰，並且伴隨胃中涼颼颼隱痛，幾年都是這樣。

他後來找一位老中醫，這中醫就建議他吃香砂六君子丸，一瓶還沒吃完，就不咳清水樣痰，胃也不涼痛了。後來他把這當成經驗，凡是感冒後遺症，咳清稀樣痰，或者伴隨胃痛的，就用這方法，挺管用的。

其實，從我們中醫看來，這思路也很簡單，就是培土生金，感冒後期，病根子老不退，是因爲肺氣虛，不能一鼓作氣，逐邪外出，所謂虛則補其母，脾胃之土是肺金之母，肺氣虛源於脾氣虛。所以健其脾胃，病痛乃止。

半夏瀉心，寒熱並用

又有學生說：半夏瀉心湯。

也沒錯，《傷寒論》上的方子，經過千百年的考驗。老師說：此方對於寒熱錯雜的胃痛，效果很好。這方子寒熱並用，善治療胃熱脾寒，上熱下寒。如果熱重一些，黃連量就用大一點；寒重一點，乾薑量就大一點，這兩味藥是方中的眼目。很多善於治療脾胃病的專家，都喜歡用這個方子，其中不傳之秘也在這裡。

又有學生說：附子理中丸。

也沒錯，治療胃寒，口中泛清水，效果很明顯。有個老胃病的人，他喝開水都不覺得燙，而且食物稍微涼一點，吃下去就很不舒服，隱隱悶脹作痛。

老師給他開附子理中丸，其中乾薑重用到三十克，病人喝後，都不覺得麻辣，反而覺得很舒服。可見看胃痛不是不能吃中藥，而是要用對中藥。對症用中藥，那效果自然非常好。

中藥亂糟糟，卻能把病調。
裡面有大道，千萬莫小瞧。
胃病找西藥，卻把中藥拋。
能捉老鼠好，不管黑白貓。

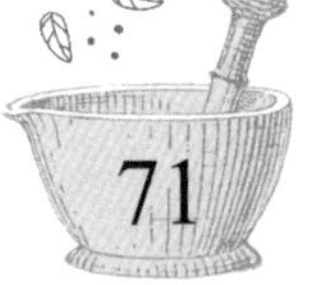

71 病情複雜，藥量要大？

日咳三焦火，夜咳肺間寒

病人說：醫生，我這病很複雜，十幾年了，藥要給我下重一點，量放大一點都不怕。

老師說：這個用藥劑量的大小跟治病的效果不成正比。用藥好比比武，有時用霸力，但更多時還是要用巧勁。

霸力就是欲起千鈞之石頭，必用千鈞之力。非重劑不足以起沉屙。比如補陽還五湯，用四兩黃耆，以挽回中風偏癱元氣之大虛。

巧勁就是四兩撥千斤。好比輕舟速過萬重山，古人把這叫做輕可去實。

比如銀翹散，治療風溫，用散劑，稍煮片刻即可，取其治上焦如羽之義。

又如久病慢病，李東垣善調脾胃，用藥輕巧，既減輕脾胃負擔，又能轉中焦大氣，使得升降有序，病自消除。

有個病人咳嗽有一年多，晚上加重，吐清稀樣白痰，他想要老師給他下重一點的止咳藥，認爲自己的病老好不了，是醫生沒把藥下重了。

老師認爲，這不只是肺的問題，病人心脈弱，心陽不振，所以肺才長期陰雲密布。只要把心那團

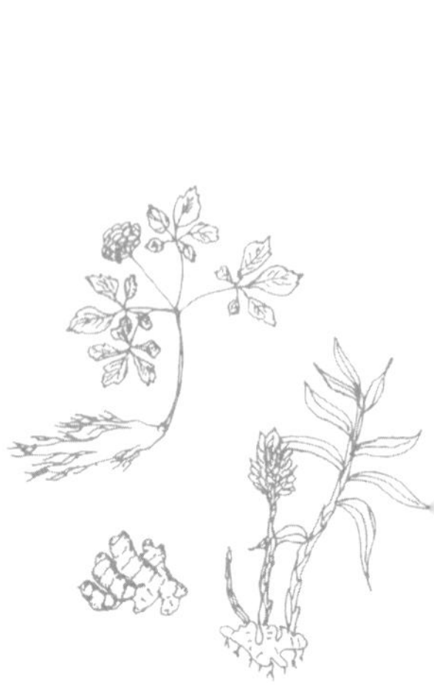

陽火振奮起來，肺部的陰翳就可以退卻。用肉桂粥來作爲保健食療，並且戒掉水果、涼飲，病人吃過後，晚上明顯就不咳了。

這也沒有用什麼大劑量的藥，卻能治療頑咳。**原來中醫認爲，日咳三焦火，夜咳肺間寒**。夜咳重，多是身體寒氣重，這肺間寒氣重，是由於上焦心陽之火，不能溫暖肺部。用肉桂等於直接給心補上一團火，火旺則寒退，離照當空，則陰霾自散。

用藥如狙擊，一槍一個準

老師說：病情雖然看起來很複雜，治了那麼久也沒治好，而我們用最簡單的思路，卻把它調好了。可見用藥的秘訣不在於量大。

就好比你想把一片森林點燃，只需要用一根火柴就夠了，並不需一大車的火把，這就是用藥的巧勁。也好比狙擊手一樣，瞄準靶心，一槍一個準，沒瞄準，打再多槍都是白打。

你們看善用風藥的孫曼之先生，他治療肝氣鬱滯的病人，只需用小劑量的羌活、獨活、川芎、柴胡，一撥通內外氣機，人就舒服了。

所謂**表氣通則裡氣和，表氣閉則裡氣鬱**。稍微用風藥宣通五臟元眞，並不需要用大量的疏肝破氣之藥，大量藥好比刮大颱風，病人的氣機反而亂了。

所以我們用藥是幫他推他一把，好比盪秋千順勢而爲，用量大了反而可能適得其反。病人氣機亂了，反不好治。

病機一複雜，藥量大劑投。
若是治不好，舊病添新憂。
用藥如用兵，勝敗不在多。
方向若不錯，四兩千斤撥。

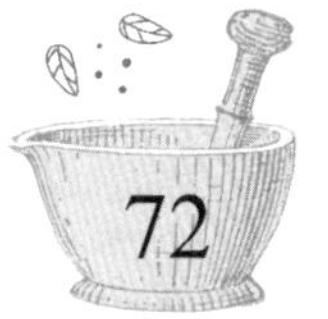

藥要喝飽，才能起效？

藥湯過量，腸胃乃傷

病人之所以會生病，在平時生活上，確實有很多迷思。就比如喝藥，什麼樣的都有。有的老阿婆，她們熬藥喝藥，千奇百怪，有的反覆地熬，有的藥喝得飽飽的，捨不得漏掉一點藥。

有個咳嗽的病人，老師給她開止嗽散。這藥本來就是熬出來不濃，她熬一遍還不夠，還要多熬幾遍，放一碗水還不夠，還要多放幾碗。老師給她開三劑藥，喝完兩劑藥後，咳嗽反而加重了，而且還胃脹脹的。她來找老師問爲什麼。老師一問才知道，老奶奶完全沒按藥房的要求來熬藥，多喝了三四倍的湯藥水。

老師跟她說：本來治咳嗽的藥就輕，量也不多，你大量地喝，都喝到中下焦去了。治上焦的藥一般取其氣，你長時間久煮，氣都走了，剩下的是味，味都偏於走下焦。你把藥拿回來，我們幫你熬，喝喝看。

病人把剩下一包藥拿回藥房，藥房熬好給她喝，熬的水不多不少，恰到好處。她一喝完就好了。

老師說：人體脾胃，它本來運化就需要有個空間，現在很多老百姓，他以爲藥要熬得多，要喝得飽才有效，他們甚至還嫌一包藥只熬三杯太少了，自己拿回去熬，熬個大半鍋自己喝，反而加重胃腸

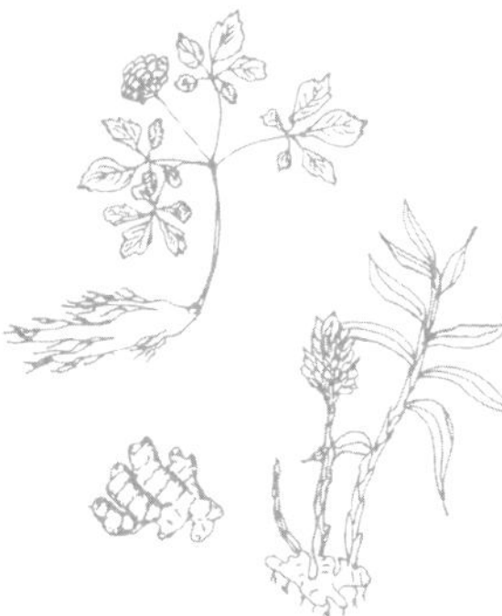

負擔。不是說藥量大，藥勁就大，藥在精而不在多，在於恢復臟腑氣化的功能，哪有把藥當飯吃的。《黃帝內經》上說**大飽傷脾**。又說**飲食自倍，腸胃乃傷**。你不管是吃飯，還是喝水，超過身體的受納能力，肯定會傷害臟腑。不要說是治病，反而會吃出病來。

湯藥需一定濃度方能起效

周師傅喜愛喝酒，他也比喻說：好比房縣上好的黃酒，你就那麼一壺酒，煮了喝很舒服。可你把這一壺酒跟一壺水兌在一起，濃度變低了，喝起來就沒那勁，不過癮，那都變成清湯寡水了。藥也一樣，我們喝的是藥，而不是喝水。

那老人家後來說：我自己煎三大杯藥，原來都抵不上你們煎一杯藥。

是啊，喝濃度低的酒，喝上三杯，也不如喝濃度高的一杯啊，一杯的酒勁比三杯還大。

老師說：治病喝藥，有湯丸之別，湯者蕩也，丸者緩也。一般用湯藥都是取它滌蕩病邪之功。好像用湯水來沖刷地板上的泥巴一樣，你得夠勁。

如果你軟綿綿，沒濃度，沖個好幾次，都沖不乾淨，這就失去了湯劑的意義。這湯不是說喝越飽越有勁，看的是它的濃度，而不是量。

把藥喝個飽，反而不取效。

還把腸胃傷，咳嗽何時了。
如同房縣酒，添多水不妙。
再喝不脹了，咳嗽也變好。
藥勁看湯藥，不在多與少。
藥精量雖少，卻把邪蕩跑。

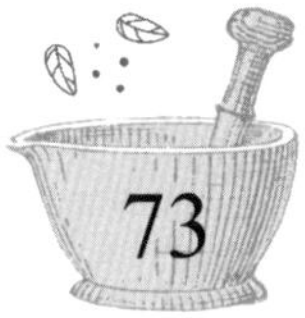

OTC安全，隨便服用？

中藥是因人而治

OTC是指非處方藥，由於相對安全一些，所以規定並不需要醫生的處方，在藥店可以購買得到。

那是不是非處方藥相對安全一些，就不需要醫生指導儘管服用呢？事實上並不是這樣，從中醫角度來看，是藥都有其偏性，不對證了，不單沒有效果，還會有反作用。

廣州一個病人，平時咽痛，愛上火，胃消化也不好，他聽人說，三黃片吃幾個月就可以吃好，自己便去買三黃片。誰知只吃了一個多月，便吃到胃中泛清水，睡覺時口中流涎水，夜尿頻多，都不敢再吃下去了。

後來他找到醫生，按胃寒來治，用香砂六君子，才幫他把脾胃調整過來。可見就一個咽喉痛上火，也不是可以隨便買藥來吃。不分虛實寒熱，開口動手就容易出錯。

還有病人腰膝痠軟，周身乏力，以爲是腎虛，看了養生節目後，就自個兒去買了幾盒六味地黃丸來吃，誰知只吃了一盒就開始拉肚子，腰反而更痛了。他來找老師，疑惑地問道：這藥補腎的，怎麼補不了，吃了還更厲害，是不是假藥啊！

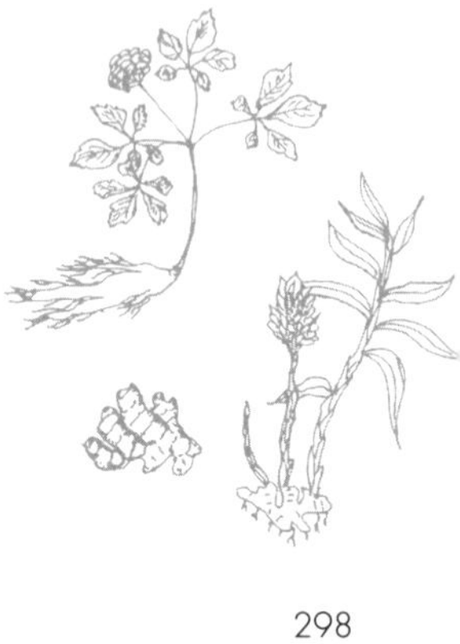

老師解釋說：你脾虛濕盛，誰叫你買六味地黃丸吃呢？**中藥都是因人而治，不是因病而設**。同病異治，同樣的腰痛，他適合吃，你未必適合吃。

病人說：不是說非處方藥安全嗎？不用通過醫生也可以自己買來吃？

老師說：中醫講究對證，不對證了，平常的藥也不安全，對證了，看似有毒的藥，卻能安全地治。**六味地黃丸本是滋陰的，你本來水滑苔濕重，再用滋陰的藥，這不是天上下雨，你卻還在菜地裡澆水嗎？這菜你想它不壞也不可能**。

後來，老師就給他開腎著湯，除濕散寒，並沒有通過補腎，卻把他的腰痛給治好了。

非處方藥也須辨證

可見，連簡單的非處方藥，人們用錯了，都會吃壞身子。像銀翹片、丹參注射液、清開靈，這些本來都是好藥，你只要對證了，就能把病治好。可有些人他就濫用藥，結果卻鬧出事來。那麼這是藥之過，還是人之錯呢？

老師說：好比一塊磚，你給建築工人，他就用來蓋漂亮的房子，成為這房子裡面重要的材料。而這塊磚在流氓手中，居然成了打架的工具。可見結果好與壞，取決於使用的人，而藥物療效的高與低，一定程度上也是取決於用藥的人。一杯冷水或涼茶，對於三焦有實火的人來說如同甘露；對於脾腎虛寒，水飲凌心的人來說無疑就是霜雪。所以說，一個懂得中醫基本常識的人，才能夠避免這些用藥迷思。一個知道中醫講究辨證論治的人，才能更好地用中成藥來自保自養。

非處方藥很安全，購買起來也方便。
若不耐心把證辨，不良作用立馬顯。
三黃片，瀉火過度口吐涎；
六味丸，滋陰助濕痛不減。
小磚頭，因人而異利害現；
涼茶水，冰火體質兩重天。
若有正知與正見，用藥迷思方可免。

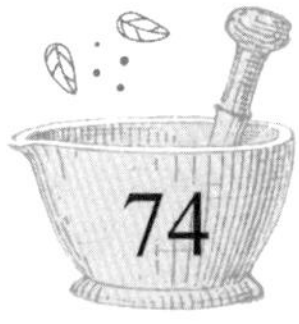

74 中成藥丸，只治小病？

小藥丸見大功效

有個病人，胃痛，一吃飯就痛，有兩三年了，吃了不少胃藥，甚至很多進口的藥他也吃過都不管用。

他來找到老師，老師摸完脈說：你尺脈沉細，腎陰陽兩虛，精血不足，手腳冬天容易怕冷。關脈鬱，左關獨大，肝氣鬱結，容易發脾氣。

於是叫病人飯前吃桂附地黃丸，飯後吃逍遙丸。

病人半信半疑，認爲這簡單的中成藥，怎麼能治好我這個老胃病？中成藥不是治療小病的嗎？我這病很多西藥都嘗試過了，都沒能根治。

老師叫他回去放心先吃吃看。**飯前服桂附地黃丸，取它走下焦暖腰腎，補精血。飯後服逍遙丸，取它走中焦疏肝理氣，健脾養血**。

結果，病人三天後來複診，說：胃痛基本不明顯了。我們也覺得驚訝，以前我們對中成藥的藥力，也不是太看好。想不到，對證聯用中成藥，居然也能迅速緩解病痛。

而且這逍遙丸跟桂附地黃丸還不是專門治療胃痛的，不是治胃痛的中成藥，卻把胃痛給治好了，

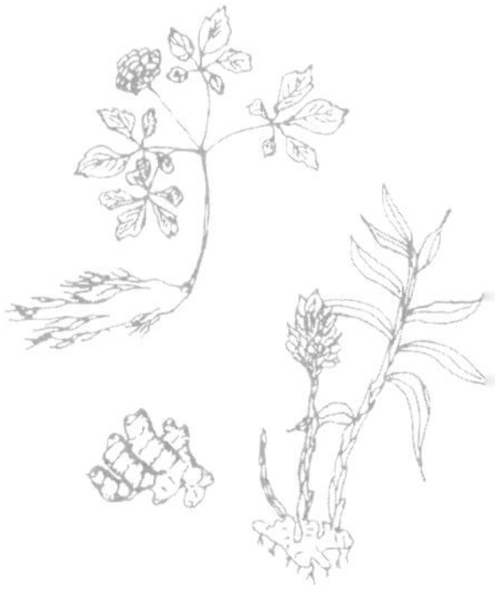

這就是中醫辨證論治，小中藥丸卻能起到大功效的道理。

妙治胸悶

又有一個病人，胸悶有幾個月，常規的活血化瘀藥，用了都沒什麼效果。有一次他上藥房，自己買了開胸順氣丸來吃，他自己都琢磨，我這不就是胸氣不開嗎？想不到一吃就好了。可見他胸悶是寒凝氣滯，所以即使用了丹參片，但涼血活血，根本上就不對路，也治不好。

於是老師說：以後你們碰到長期生氣、胸悶的病人，冬天手腳又容易發涼，你就可以直接給他用開胸順氣丸。令胸氣開闊，順順氣，把胸中鬱悶打開，比吃活血化瘀的藥還管用。

這又是一個小小中成藥治好長期胸悶病痛的例子。

憑脈辨證用成藥

還有一個老太太，打嗝反酸，胃脹，她也不想吃中藥，結果反反覆覆幾個月不癒，來任之堂後，老師就叫她去買沉香化氣丸來吃。

老師說：這是肺胃之氣不降，痰濁上泛。

結果老太太只花了幾十塊錢，令其胸肺之氣能夠下納於丹田關元，就把這病治好了。

可見，憑脈辨證，用對中成藥，可以大大地提高中成藥的療效。中成藥絕非想像中的那麼普通，**平常之藥，用到極致，便爲神奇**。

只治小病中成藥，因為不解其中妙。
若能憑脈辨證準，臨證方知療效高。

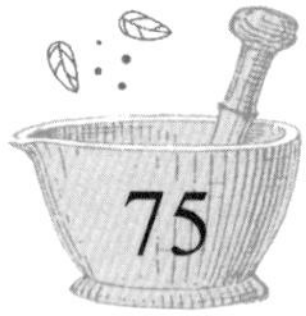

不辨證候，吃中成藥（一）？

有個小孩子三歲，不愛吃飯，平時還容易咳嗽，晚上睡覺時還會哭鬧、踢被子，他媽媽帶他來看病時說：吃了止咳糖漿，都沒管用。

老師說：試一下小柴胡顆粒加午時茶沖劑吧，把兩樣藥各半包兑在一起，沖給他喝。

小孩子的母親說：就這麼簡單？

老師說：小孩子的病一般都比較單純，你不要讓他受涼，不要給他餵太飽，他應該身體會更好。

孩子他母親又說：小柴胡不是治感冒發燒的嗎？孩子不愛吃飯，還咳嗽，有沒有用？

老師說：中成藥不能全按說明書來用，說明書裡面只給出中成藥的部分治療病症，還有很多東西沒法完全寫出來。像小柴胡顆粒，它是治感冒發燒方，也是治肝膽不疏泄條達的方子。小兒乃少陽體質，小柴胡湯它能升肝降胃，肝氣升達，煩躁哭鬧可解；胃氣下降，厭食咳嗽可消。

小柴胡顆粒加午時茶沖劑

而午時茶沖劑，對於外感風寒、內有食積都是很好的方子，小孩子最常見的疾患，就是外感表證跟食積不消化，這兩個湯方合在一起，把小兒生理特性「**肝常有餘，脾常不足**」都照顧到了。

孩子吃了這沖劑過後，咳嗽煩躁解除了，胃口也開了。

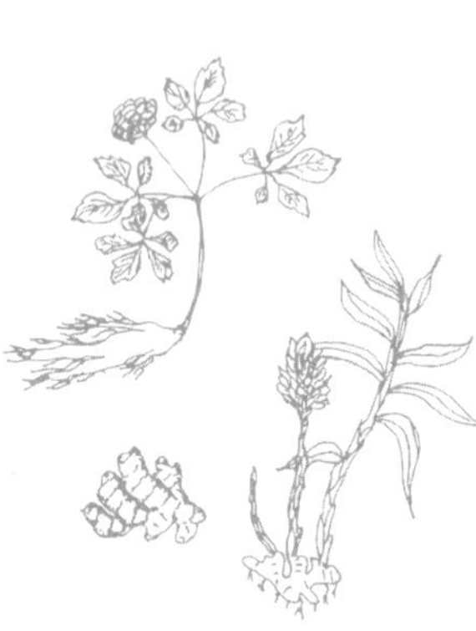

臟腑是根本，病痛是標

老師說：善用中成藥可以解決很多常見疾病。原來老師是憑脈辨證用中成藥，只要小孩子肝氣不升，左關鬱，胃氣不降，右寸關上越，皆可用這小柴胡顆粒合午時茶沖劑。

從臟腑脈象入手，而不被表面的病症侷限了用藥思路。臟腑是根本，病痛是標。中醫治病必求於本，所以調臟腑升降才是最重要的，也是治病起到決定性作用的關鍵。

我們問，很多病人都不知道怎麼用好簡單的中成藥，他們以爲說明書上寫的就是中成藥的主治範圍。但我們經常在說明書所說的範圍之外發揮著這些成藥的作用，比如逍遙丸不僅治月經不調的婦人，還治療肝鬱氣滯的男子。六味地黃丸也不侷限於治男人的腎虛，女人精血不足，陰虛火旺的，用它效果也非常好。

老師說：是的，以前我有一個構想，就是給大部分常用中成藥制定一個標準，哪些感冒病人適合吃銀翹片，哪些感冒病人適合吃小柴胡顆粒。不要一拉肚子就只知道黃連素，如果是熱痢倒是還可以，如果是寒痢呢？用上去，就等於雪上加霜，用附子理中丸效果更好。

所以我們在說明書指導中成藥應用的前提下，還要加一個辨證要點，如果懂得這個辨證要點，那麼常用的中成藥，可以解決臨床上常見的問題。比如小柴胡湯不僅可以治感冒發燒，還可以治肝氣不升胃氣不降引起的各類症狀，如口苦、咽乾、目眩、頭痛、噯氣、反酸、厭食、脅肋痛、過敏性鼻炎、膽囊炎等。

按說明書吃中藥，書中未能全載到。
柴胡顆粒午時茶，小兒常見病痛消。
表面現象只是標，臟腑辨證才重要。
識得濁降清升妙，隨手用好中成藥。

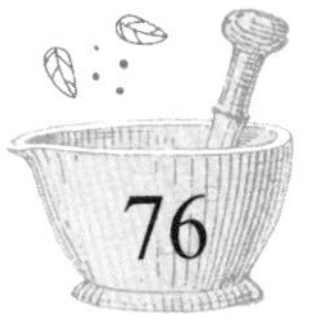

76 不辨證候，吃中成藥（二）？

小柴胡升肝脾，霍膽丸降膽胃

有一個病人，他有慢性膽囊炎，脅肋脹，還有過敏性鼻炎，時口苦，由於過年不方便煲中藥，我們看他雙關脈鬱，就叫他去買兩個中成藥，一個是小柴胡顆粒，一個是霍膽丸。

他聽完後就說：小柴胡不是治感冒發燒的嗎？我想治治我的膽囊炎、脅肋痛。

我們跟他說：中成藥不能全按說明書來用，中醫治病講究異病同治，就是要對證，膽囊炎脅痛，它是肝氣不條達，膽胃不降，可以用小柴胡。

於是他回去買藥吃，第二天脅部的隱痛就大減，鼻子也感到通氣多了，口苦消除。可見如果僅用小柴胡治感冒發燒，那小柴胡很多的功用都被埋沒了。**我們用小柴胡是升肝脾，用霍膽丸降膽胃**，針對的是五臟的升降。肝脾一升，脅脹、鼻不通氣都好轉，膽胃一降，口苦也消除。

剛開始我們也沒想到這中成藥用好有這效果，這讓我們不禁重新重視起中成藥來，想起老師常說的，你們要多到藥店去逛逛，好好琢磨中成藥，把常見的中成藥琢磨透，你們再遇到常見的疾病就有辦法了。

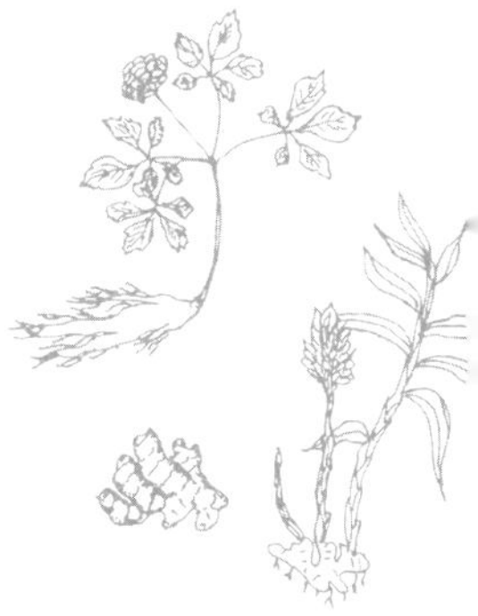

提壺揭蓋法

那麼怎麼把中成藥琢磨透呢？是不是看說明書就行了？不是的，如果按說明書去用中成藥，就相當於按圖索驥，不能充分發揮很多藥的效果。

我們要從臟腑升降、五臟相關、一氣流通的角度來配伍使用中成藥，就可以最大限度地發揮中成藥的功效。

比如有個病人，長期便秘，剛開始用麻仁潤腸丸還有效，後來發現這些都沒效了。有一次他感冒了，自己買來感冒清熱沖劑，發現吃藥的幾天大便從來沒有如此通暢過。以後這感冒清熱沖劑，他居然用來做通便藥吃，還挺管用的。

原來感冒清熱沖劑裡面有杏仁、荊芥，這都是開宣肺氣的。這病人肺氣鬱閉，肺與大腸相表裡，所以腸氣也不通。

中醫認爲表氣鬱則裡氣閉，表氣通則裡氣和。通過開宣肺表，大腸六腑之氣就得以通導，這在中醫裡頭又叫做提壺揭蓋法。就是指茶壺水滿，把蓋子蓋得很緊，水就倒不出來。掀開蓋子，水就容易流出來。

像荊芥、杏仁、桔梗、蘇葉，這些都是善於開宣肺氣的，肺的清氣得以開宣，腸道的濁氣就得以排泄，這也是一個升清降濁的思路。

老師常在治頑固便秘的通腸藥裡頭，加上這幾味藥，也是取它臟腑升降，宣肺降腸的思路，發現比沒加效果要好。

從這裡可以看出，感冒清熱沖劑，說明書中也沒有寫它能夠治便秘，但對於平常肺氣鬱閉，容易受風寒的人，又伴隨著大便不通，這感冒清熱沖劑，就是很好的通便之藥。所以我們對於那些久坐電腦旁，關在居室裡面，胸中有抑鬱，腸中腑氣不通，又經常喜歡吹冷氣的人，給他們用通腸藥時，加入宣肺開表的藥，效果就不同了，這也是中醫最精華的臟腑相關整體治療的思路。

我們要用好中成藥，就是要有中醫的整體觀，而不是見便秘就用通腸藥，見膽囊炎就用消炎利膽片。中醫更強調的是辨證，而不是按說明書去套用成藥。

柴胡顆粒治鼻炎，感冒沖劑能通便。
說明書中太侷限，中藥功效未全見。
醫生要有整體觀，不為病症遮雙眼。
如此憑脈論升降，臨床用藥療效顯。

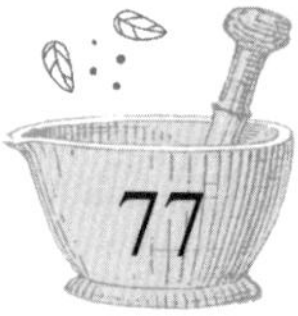

77 開點好藥，病根拔掉？

六腑通暢才是大補

有個病人，跑業務，經常要應酬拉客戶。剛開始兩三年，身體還可以，後來發現越做越累，很疲倦，提不起精神。

老師幫他把完脈後說：小腸脈摸不到，心脈不足。你平時是不是頭腦暈暈沉沉，性欲減退。

他點點頭說：是的，大夫，你給我開點好藥，把病根拔掉。

因爲他以前也吃過鹿茸、蟲草之類的，他以爲老師這裡有更好的藥。

老師說：什麼叫做好藥？貴的藥未必就是好藥，沒有最好的藥，只有最適合你病情的藥。就像你去買鞋子，不是找最大最貴的，而是找最合腳的。

於是，老師給他開通腸六藥，並跟他說：**六腑通暢即是大補。即中醫上常說的，六腑以通爲補。**

結果他吃了兩次藥後，整個人都有勁了。他還以爲老師給他放了什麼大補之藥。

老師跟他說：眞正的補藥就是你身體最需要的，你長期在外面吃大魚大肉、垃圾食品，腸道的積滯很多，這時通腸六藥對於你來說就是大補。

只有推陳才能出新，就像一盆濁水，你往裡補進新的東西還是濁水，你把這盆水倒掉，再放進新

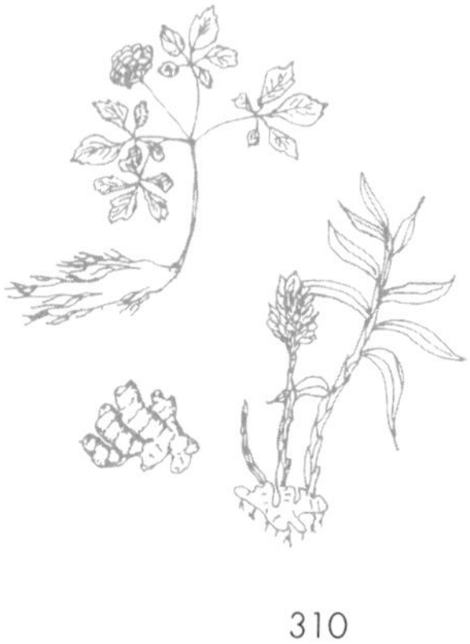

的就是大補。

好藥不在價高

老師說：這也是一個迷思，以前都這樣流傳，人參治死人無罪，大黃治好人無功。人參變成名貴藥材，大黃變成平民百姓。

古代的醫家幫人看病，最後會介紹用野山參，如果野山參都治不了，那就沒辦法了。但有些人得了危急重症，用大黃把他救了過來，人們就以爲這人本來就命不該絕。於是這個世上輕視平常藥，而重視名貴藥就成爲一種流弊。

其實藥無貴賤之分，就像人無貴賤之分一樣，眾生平等，眾藥也平等。藥房三四百味藥，你說哪個不重要。就好比飛機一樣，你說哪個零部件不重要呢？除非是假藥，就像你把土豆當成何首烏來賣，這就壞了。

還有三七，上千塊錢一公斤，艾葉幾十塊錢一公斤。甚至我們自己上山採艾葉，不需要花錢。可三七再貴，能代替得了艾葉嗎？不信的話，你把三七打成粉，用來做成艾條灸灸看，看有沒有艾葉的效果。可見所謂的好藥並不是以價錢高低來衡量的。

同仁堂與康熙的傳說

同仁堂有個傳說。據說當時康熙得了一種怪病，渾身發癢，起紅點子，宮中御醫把所有名貴藥材，道地品種都用遍了，就是沒法把這種怪病拿下。有一天康熙出宮微服夜遊，在一條街上，發現一個小藥鋪。雖然夜深人靜，藥鋪卻燈火通明，還傳來朗朗讀書聲。

康熙走進去一瞧，有個四十多歲的中年人，正在燭光下夜讀，他便是這小藥鋪的郎中。陋室之中，常有賢達之人。小藥鋪裡面，常藏隱醫高手。這個道理做皇帝的當然知道，而且他一看到這郎中的精氣神，便覺得此人非凡夫俗子。

康熙說道：深夜登門多有冒昧，我得一怪病，渾身發癢，起紅點子，屢治不效，不知何因？

郎中說：你脫去上衣，讓我瞧瞧。

康熙脫了上衣，郎中只瞧了一眼，便說：閣下不必擔心，你得的並非大病，只是平時吃慣了山珍海味，再加上長期吃人參之類的補藥，火氣上攻，血熱沸騰，因此才起紅點子發癢。

說完，郎中從藥架上拿下一個罐子，把罐子裡的藥全倒出來，足有七八斤重，說：這是大黃，你拿回家去，煮一缸水，然後洗浴，少則三次，多則五次，即可痊癒。

康熙心中疑惑，道：莫非這不值錢的大黃能治好我的病？

郎中見了便說：先生，我開藥店不是為了賺你錢，這樣，你先拿回去，治不好病分文不收。於是康熙回到宮中後，按郎中所囑咐，如法洗浴，想不到洗完後，渾身清爽，妙不可言，連續三遍後，紅點子退掉不再癢了。

後來康熙再次私訪到這小藥鋪，並跟郎中說：我不能讓你白看一次病，你有什麼願望呢？

郎中說：也沒什麼，就是想建一座大藥堂。後面的事情自然就不用說了，北京城便有了百年老店——同仁堂。

想不到人參、鹿茸、阿膠，這些名貴的中藥，治不好皇帝的病，平常鄉野藥鋪普通至極的大黃，卻把皇帝的病根拔掉。可見真正治病治根的不是名貴草藥，而是對證用藥。

病人想要開好藥，一心要把病拔掉。
鞋子不是名貴好，合不合腳最重要。
吃喝應酬積不少，通腸降濁比補妙。
不信但看平常藥，大黃用好勝參膠。

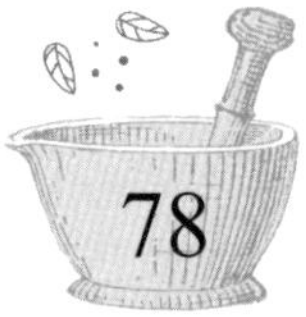

78 疾病疑難，全靠醫生？

中醫不是在看人的病，而是在看病的人

有個失眠的病人，脅肋脹痛，治了好幾年都治不好，在老師這裡吃藥，也是時好時不好。老師用麻黃附子細辛東加川芎、香附，幫他把陽氣發越出來，病情有所好轉。

他吃了六劑藥後，便開始焦急了，說：醫生，我這病好不好治，有沒有更好的辦法。我在全國都治了幾十個醫生，每個醫生的藥我都沒服超過五劑的。

老師笑笑說：比你更難治的病都還有好招，怎麼會沒招？你不要太在意自己的身子，要多到外面活動，多關心別人。你還年輕，這脅痛失眠不是什麼大病。

他問：那爲何這麼多醫生都治不好呢？

老師說：當你找一兩個名醫治不好你的病時，你可以換一換醫生，可如果找十個八個都治不好你的病時，你就要換一種心態去過生活。

老師問他：平時都做些什麼？

跟他同來的人說：整天都躺在床上看電視，叫他一起出去爬山，他也不想去。

老師說：久臥傷氣，久視傷血，一整天看電視，腦袋都是興奮的，靜不下來，怎麼可能睡好覺

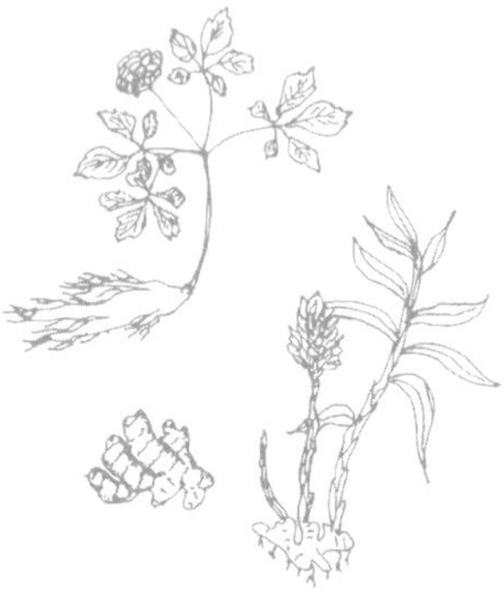

呢？躺在床上看電視，既傷氣也傷血，是養生的大忌。

病人問老師他爲何會得這病。

老師說：你本身這性子就是得這病的，好比潮濕的地方就喜歡長黴菌一樣。好逸惡勞，氣機就鬱在中焦。沒事閒著就喜歡看電視，不喜歡鍛鍊身體，神怎麼能靜下來。心無片刻安，神無片刻寧，身體怎麼能好？

看來，很多病人都只寄希望於醫生，而不反觀自己，這正是老師常說的，要做一個好病人不容易，當你能夠做一個好病人時，疾病就變得好治了。

中醫不是在看人的病，而是在看病的人。好不好治，在人不在病。在於醫患的相互配合，不在於藥物的貴賤。醫生自個兒唱獨角戲，這病肯定不好治。

那什麼樣的病人才是好病人呢？就是能夠按最起碼的養生法則來做的，比如《黃帝內經》上說的「**飲食有節，起居有常，不妄作勞**」。

治病與修車

又有一個病人，肥胖、脂肪肝、頭暈，有七八年了。也是全國各處跑，他幾年看的醫生比尋常人一輩子看的醫生還要多。

基本我們現在聽到的很多名醫，他都去見過。也接受過各類的治療，就是治不好。他感嘆地說：名醫都是名氣大，沒招治好我的病。

他找到老師時，老師把完脈說：你這個氣血並走於上，你的頭暈不是腦供血不足，而是供血太過。於是給他開黃連溫膽湯加龍骨、牡蠣。同樣吃了六劑藥後，頭暈有所好轉了，但沒能根治。他認爲病情沒什麼大的變化，又想去找下一個醫生了。

老師跟他說：很多病人他們住院時，十天半個月都得耐心住在醫院裡，甚至吃那些降壓降糖藥，一輩子都得耐著心吃下去。你這個病才吃幾劑中藥，就吃不下去了。

本身你心浮氣躁，就是在把氣血往上調，用藥可以治好你的病，改善你的頭暈，但不能調好你的神，你的神不靠藥物靠你自己。

就像開車一樣，你要往哪個方向開，旁人左右不了你。你撞壞了，修車師傅可以幫你修，但反覆撞壞了，恐怕就要換零件了。會開車的人，一年修車保養兩三次就夠了。不會開車的人，每個月都要去修車。

後來一問，原來這病人還有喝酒的習慣，老師跟他說要把酒戒掉，他說他從不喝醉，沒事。

老師說：不管你喝不喝醉，酒都是上走的。如果你脈沉穩，適當喝點小酒，可壯壯膽，發發氣血。如果你脈亢盛，就不要喝酒了，喝下去就是火上澆油，頭暈好不了了。

郭玉的四難治

後來，我們看《後漢書》的郭玉傳，裡面記載了東漢時期針灸名醫郭玉的事蹟。郭玉在朝廷裡當太醫，他醫術高超，經常治療那些貧窮困苦的病人，很快就能治好，可治那些達官貴人，卻時有治不好的。連皇帝都知道了，便故意派一個達官貴人，打扮成貧民的樣子找他治病，卻一針而癒。

皇帝問他：是何緣故？

郭玉答道：醫生治病要情緒安靜，才能用心思考，達官貴人憑著尊貴的身分來驅使我，我懷著恐懼的心態來應付他。他的氣場明顯比我還大，我很難調動他的神，這時未免有諸多顧慮，施針時過於小心翼翼，手法不能運用自如。

當然除此之外，我認爲對於提高療效來說，還有四點困難。

一是達官貴人經常自作主張，不信任醫生，不聽醫囑（自用意，而不任臣，一難也）。

二是不知道治病應該以保養身體爲先，反而喜好飲酒歌舞作樂（將身不謹，二難也）。

三是骨節不強，意志不堅定，不能持之以恆服藥（骨節不強，不能使藥，三難也）。

四是喜歡安逸的享受，不喜歡出汗勞動，運動鍛鍊（好逸惡勞，四難也）。

想不到一千多年前，古代的醫官就看到這種現象，富貴的病難醫，貧賤的病好治；勞心的病難醫，勞身的病好治；自作主張的病難醫，能尊敬聽從信任醫生的病好治；欲望單一的病好醫，欲望無窮無盡的病難治。

《黃帝內經》也指出**精神不進，志意不治，故病不可癒**。這還是說在治病過程中，其實是醫患相互配合的，如果只是一味地考慮到用藥去調理疾病，而不考慮到精神心理方面的原因，疾病不可能徹底治好。

可見很多時候並不是疾病眞的疑難，也並不是醫生眞的沒招，良藥苦口需要吃得進去，才能療病，良言逆耳需要聽得進去，才能醫心。就連小小的胃病，大家都知道要靠三分治，七分養，更何況是各類疑難雜病呢？

疾病疑難雜，全靠醫生療。
四處訪名醫，沒把身調好。
反覆換醫生，人還很焦躁。
不如換心態，疾病好得快。

79 身體病重，活不長命？

鋤頭使用壽命在人

人的心態決定生存的品質。悲觀者跟樂觀者看待同一個疾病，會有不同的感受。同樣一個癌瘤，醫生說：這只有一年可活了。

悲觀者聽後，馬上慌神了，說：眞糟糕，怎麼會輪到我呢？樂觀者就會說：還有一年嘛，我要快樂地過好每一天。結果，悲觀者傾盡一切錢財醫療，卻活不到一年。樂觀者覺得既然到這份上了，於是把手中的所有事情放開，多到戶外散散步、爬爬山、看看水，反而活得越來越有滋味。

可見活得長不長命，不完全在於疾病的輕重，而是要看你是否學會跟疾病和諧相處。

今年老師不但帶領大家上山採藥認藥，同時還多加了一項更有意義的活動，就是帶領大家到山裡頭去開荒種地。

老師給大家買了上好的鋤頭，帶著大家到山裡開墾起荒地來。想不到一個下午兩把最新的鋤頭就讓大家弄斷了。學生們基本都沒種過地，既不知土地的特點，更不曉鋤頭的特性。結果，鋤頭跟耙子多次弄斷後，都不能使用了。

而當我們去百草園跟唐老師種蚤休時，卻發現唐老師幾十年的鋤頭，用得油亮油亮的。再一問，

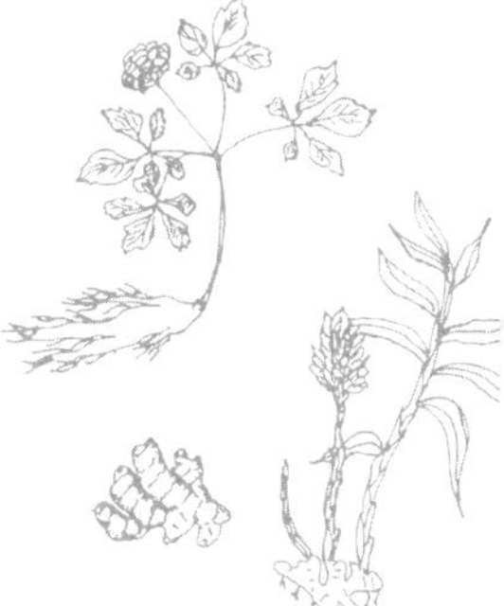

原來唐老師的鋤頭，一年都不怎麼修，而且唐老師的鋤頭還是舊鋤頭。後來王蔣用那鋤頭鋤地，不到一個下午，又把這把鋤頭也弄脫了。

搞得一個病人都笑著對我們說：你們都是工具殺手啊！

這句話讓我們感觸頗深。鋤頭耐不耐用，不在於鋤頭的新舊，唐老師一把老鋤頭用多年，越用越順手；我們不論用什麼鋤頭，幾個下午下來，就都弄壞了。這鋤頭使用壽命可以很長，也可以很短。長短在人，不在鋤頭。

所以我們想到，現在很多人得病，他們抱怨說：病情太重，都沒有信心活下去，並且直觀地認爲，壽命的長短跟病情的輕重成正比，這樣畫地爲牢，反而活得鬱鬱寡歡。他們不知道人活得好不好不在病而在人自身。

老師也常打比喻說：一輛好的賓士你放在那裡不開，十年八年也成廢鐵，或者你在路上老跟人家飆車，闖紅燈、開山路，這樣草草率率、跌跌撞撞，不出三年也跟破車一樣，沒法開了。

而一輛普通的車，你不驕不躁，不急不慢，也可以開好多年。這車子的使用壽命，跟人一樣，雖說與車子的品質關係大，但與駕車人的心性關係更大。

壽自寬心來

所謂人老老在血管上，心腦血管疾病，依然是當今人類的頭號殺手，但是不是說患有嚴重的心腦血管疾病就活不長壽呢？

我們來看，二戰時期的英國首相邱吉爾，在他七十多歲時，醫生就檢查出他心腦血管系統裡面有幾個危險的因素，加上他又是早產兒，身子矮，體型又胖，家族又沒有長壽史，周圍的人都擔心他的身體。而且這老人家還是個大煙鬼，至今為止，他還是世界上吸雪茄量最大的金氏紀錄保持者。在他七十五歲生日時，一個新聞記者採訪他時說：眞希望明年我還能來祝賀你的生日。

確實，邱吉爾的身體全世界都知道不太好，誰知邱吉爾卻笑著拍拍年輕人的肩膀說：我看你身體這麼壯，應該沒有問題。

邱吉爾他就是這樣樂觀幽默的人，他一直繁忙地工作，活到了九十一歲的高壽。一輩子著作等身，幾乎每一部著作都在世界引起轟動，好評如潮。在二十世紀，很少有人能比邱吉爾拿的稿費還多。

對於一個一輩子歷經磨難，卻肩負重擔的政壇老人來說，後人總結其高壽的原因主要是寬宏大量，樂觀幽默。他不僅能諒解周圍人的過失，甚至對曾經反對過他的人，他一樣寬厚待之。虛懷若谷，令他心中少了許多煩惱。

這在中國古代叫做仁者。有一座南天寺，裡面掛了幾個大字「**寬其心，聽天下之怨言**」。這是長壽者的古訓。壽自寬心來，不會息事寧人的人，命短。

還有一位上海的書法家蘇局仙老人，活到一百一十歲的高壽。人家都以為他是無疾而終，但西醫解剖卻發現，他主動脈冠狀動脈，早已有嚴重的粥樣硬化。蘇老患有嚴重的心腦血管疾病已數十年了，卻活到如此高壽，這是為什麼？

俗話說「書法家多壽，壽自筆端來」，這人活得長不長命，跟個人的心性修養功夫關係最大。練書法就是不修氣功的氣功，多年的書法修養，令蘇老淡泊平靜，聽天命的安排，不驚不怖，所以越發活得長久。

松壽千年，人壽百歲

我們常跟老師去採松節，松節是長在松樹身上的瘤子，以節通節，能夠治療風濕關節痹症，還有良好的安神助眠之功。

有一次在山頂上至高處，見到一株巨大的老松樹迎風而立。我們驚訝地發現，這株老松樹身上長了幾十個松節，一個松節就相當於人身體的一個腫瘤啊，這些松節把松樹上上下下，團團包住，但松樹仍然頑強地活著。我們跟老師不禁肅然起敬。

老師感慨地說：你們應該明白爲何松壽千年，人壽百歲了吧。

確實，只要來看這棵松樹的人，沒有哪個不感動的。爲什麼老松都能在山頂上缺水的條件下，依然傲立岩石中，自在地活著。而很多人卻因爲小病小痛，愁眉不展。看了這一幕後，我們的生命似乎隨之而堅強起來。

老師說：見此松樹，可見養生矣。一個人壽命長與短，不在身體而在他的心，不在外面的肌表，而在他內在的筋骨。

好比松根札進崖中，即便遭受凜冽山風，千磨萬擊，卻反顯蒼勁。雖然枝葉不光華，但樹根卻極發達。人雖然得了病，但內心卻有強大的求生意識，有頑強的意志，能夠逍遙笑對人生，這就是根。

譬如《難經》上說**人之有尺，猶樹之有根，枝葉雖枯落，根本將自生**。所謂人的尺脈，就是指人要能夠沉得住氣，守得住根，不動如山。只要守住這個根，疾病不論大小輕重，又怎麼能夠影響我們生命的品質呢？

我們不禁想起鄭板橋的一首詩來，詩曰：

咬定青山不放鬆，立根原在破崖中。
千磨萬擊還堅勁，任爾東南西北風。

故曰：

人言壽命長與短，與病輕重總相關。
車子會開舊亦好，新鋤亂用反易斷。
邱吉爾，蘇局仙，哪個肩上無重擔。
哪個身上無疾患，卻能高壽把病安。
更有高山大松樹，瘤子長滿枝節端。
土壤貧瘠雨露少，全憑根系往石穿。

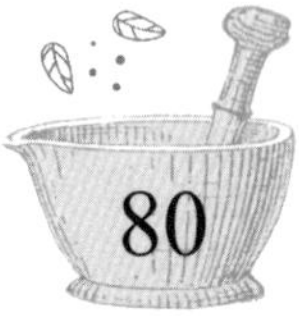

80 生病吃藥，不戒房勞？

延年益壽美容方

有個病人，男，四十多歲，高血壓，頭痛耳鳴，腰痠腿軟，經常肝區脹痛。

他來看病時，我們問他歲數，他說：四十多歲。但我們看他神情面容，卻像六十多歲的老人。不禁尋思，現在人吃得好勞力少，怎麼會老得這麼快。

老師說：你上實下虛，腎精虧得很，要戒房勞。

他疑惑地說：這跟吃藥有關嗎？

老師說：我幫你身體這個桶裡添水，想把你身體調養好，你卻在桶底開一個口，讓它漏水，這樣何時能把精氣填滿，把身體調好呢？

你這身體就是縱欲搞垮的，縱欲是早衰的重要原因。《黃帝內經》說**醉以入房，以欲竭其精，以耗散其真，不知持滿，不思禦神，故半百而衰也**。長期縱欲，不知保精的人，一旦病來，就像山倒一樣。看起來也顯得比平常人要衰老。

原來延年益壽美容方，不在吃藥，也不在化妝，在保精全神。

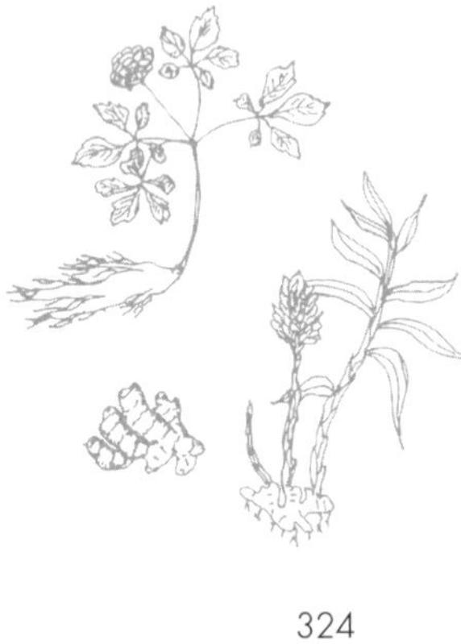

年老壯陽，枯柴點火

又有一個病人，七十來歲，他來任之堂，想要老師給他開一劑壯陽方，老師拒絕了。他很得意地從別的地方拿來一張方子說他吃這張方子就不陽痿，老師拿在手上一看，居然全是鹿茸、狗鞭、紅參、蜈蚣之類的調動人體元陽之氣的藥。他在別的地方抓一劑要三千多塊錢，是用來泡酒的。

老師問他：是不是你自己喝的？

他點頭說是。

老師便告誡他不要輕易服用壯陽酒，人年老體衰，本身就是枯柴，再點幾把火，就很容易燒乾成灰。

他也沒聽進去，聽人家說老師這裡的藥好，也想在老師這裡抓藥，但見老師並不贊成他服用這些壯陽竭欲的方子時，他便嘀咕，哪有醫生不賺錢的呢？

最後老師還是沒給他開方，更沒把藥賣給他。

老師說：我們開藥房，毒副作用大的藥，不能輕易賣給病人，還有這些壯陽的藥也要慎用。把壯陽藥賣給老人家，就像把煙賣給小孩一樣，這不是在害他們嗎？但很多老人家他就是死了也戒不了這個色。

《黃帝內經》說「正氣存內，邪不可干，邪之所湊，其氣必虛」。生病跟人體虛損分不開，這都是大眾明白的道理，但他們卻不知道生病服藥要嚴戒房勞，房勞就是讓身體更加虛損。《傷寒論》中有不少是「勞復」加重的病，就是這個道理。

所以對於一般人來說，沒病時要節房勞，有病時要戒房勞。

房勞六忌

我們按照人體六部脈象來簡要說說，人體生病為何要戒房勞。

首先從左寸腎陰開始。

第一，傷筋斷骨一百天，戒房勞。凡筋骨損傷，即便好後，仍然需要戒房事一百天，如果沒有做到的話，就容易得風濕，老年容易殘廢中風。這是由於人體的筋骨修復，必須靠腎精。

然後我們看左關肝部。

第二，鬱怒或眼病未癒，而犯房勞，傷肝傷目。輕者舊疾難癒，重者眼目昏瞎。因為肝開竅於目，肝血來源於腎精，人眼目的修復，本身就要靠下面的腎精肝血往上濡養。《黃帝內經》說**五臟六腑之精皆上注於目**，如果再房勞傷精，就如同釜底抽薪。缺乏元陰元陽的供養，則眼目乾澀，漸失光明。好比油燈乏油，火小一樣。

然後是左寸脈心部。

第三，冠心病，以及心腦血管硬化者，要慎房勞。《黃帝內經》說「心主血脈」，但心火要靠腎水來滋養，本來血管硬化，就好像乾枯的柴一樣。如果再大量消耗精水，就好比把柴放在火上去烤，越發乾燥，就容易脆裂出血。乾燥的柴易折斷，柔潤的樹枝卻有彈性，是一樣的道理。

然後是右寸脈肺部。

第四，凡哮喘、感冒、咳嗽、皮膚病皆應戒房勞。這些疾病如果不是完全復原，犯了房勞後，病根纏綿，皮膚潰爛難以收口，感冒咳嗽反反覆覆，這是由於子盜母氣。中醫認爲，肺金能生腎水，本身肺是嬌臟，發生疾患，就應該五臟來救援。房勞傷了腎水，反而盜用肺金的正氣，導致肺金更加虧虛。這樣康復起來，就遙遙無期。很多哮喘之人，老不癒者，最應戒此條。

然後是右關部脾胃。

第五，凡醉飽或飲食冰涼飲之物，戒房勞。古人云，醉飽行房，五臟顚倒。加上冰啤酒寒涼之物入體內，就需要動用腎中命門火來蒸騰溫化。如果把腎火一撤掉，腸胃功能立即紊亂，消化不良，輕者大便稀溏，重者腸道長息肉，或生怪疾。

最後是右尺部腎陽命門。

第六，凡太溪脈摸不到，或年老命門火衰之人，抑或冬天手腳冰涼之人，皆應愼房勞。張景岳說**天之大寶只此一丸紅日，人之大寶只此一息眞陽**。本身元陽虧損，再房勞傷元陽，則百病叢生。

生病知吃藥，不曉戒房勞。
不知病痛者，多由精虧少。
養精既靠藥，養精更靠保。

不知戒房勞，病重早衰老。
須知六部病，部部關房勞。
若能戒得牢，延年不老藥。

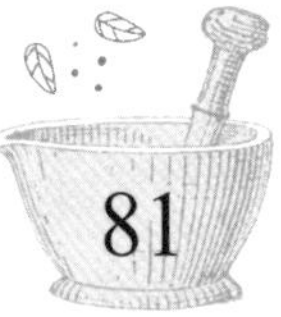

81 手到病除，交給醫生？

有個十堰當地的病人，才四十多歲，就已經痛風有五六年了。痛到最後，居然走路都還要拐杖。這痛風也算是時代常見病，剛開始基本都好發於下肢、踝膝關節，少數也會發生在上肢手部。

可見，還是濕濁偏重所致，因爲中醫基礎理論上說**濕性趨下，易襲陰位**。《黃帝內經》也說**傷於風者，上先受之。傷於濕者，下先受之**。所以在用藥治療痛風上，健脾除濕需要貫穿始終。

這個病人，他去年五月份來任之堂治過一次，老師幫他開藥，我們幫他吊痧後，他就把拐杖拋了。

濕性趨下，易襲陰位

而今天又把拐杖重新拾回來，他說：我以前在大醫院治了很長時間，甚至把醫生都請到我家幫我撥筋還搞不好。在你這裡吃了三劑藥，加上小夥子們幫我拍打後，居然管了一年不復發。所以這次復發，還來任之堂，我還把我丈母娘帶過來看病，只要到了任之堂，我就放心了，交給你了醫生。

老師按照常規治痛風的思路，給他開方：土茯苓二十克，萆薢二十克，威靈仙三十克，小伸筋草十五克，豬蹄甲十五克，炒薏仁三十克，蒼朮十克，雞屎藤一百克，歸尾十五克，川芎十克，枳殼十克，桔梗十克，木香十五克，蜂房十五克，胡蘆巴三十克。

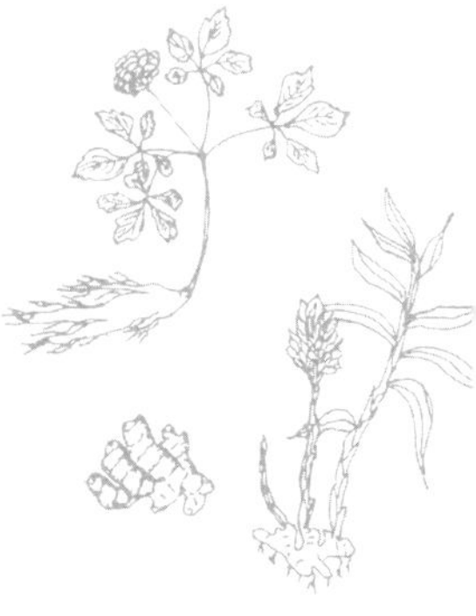

我們一看，前面除濕舒筋、行氣活血這常規的思路好理解，但老師還特別加了蜂房跟胡蘆巴，這又是為何呢？

老師說：他這個尺脈沉澀，太溪脈不明顯，下焦陽氣不夠，除濕而不溫陽，除不乾淨。溫陽除濕，力量才夠大。

神奇的吊痧拍打法

然後老師又叫我們幫這病人用外治法調調。

病人說：為什麼在你這裡吊痧拍打，效果就這麼好，我也回去叫我十六、七歲的兒子幫我使勁地打都打不出痧？

我們說：那就試試看吧。於是幫他用交叉平衡法，先按按手，他整個手腳都像是被一層東西裹住一樣，既僵又緊，中醫稱為濕邪泛上。**《黃帝內經》說因於濕，首如裹**。如果濕邪彌漫周身的話，不僅頭昏蒙如裹住一樣，甚至周身都像被裹住一樣。然後我們幫他腳部點按放鬆，最後才吊痧拍打。

周圍人看了都覺得是奇觀，只拍了三下，那烏黑色的痧點像湧泉一樣，比一般的黃豆粒還要大，一個個自己冒出來。好像不是我們拍出來的一樣。

他更是驚喜，在家裡小孩子幫他拍了兩三百下都拍不出，孩子手都拍痛拍腫了，在這裡幾下就拍出來了。

原來這裡用到了吊痧的技巧，不能死打，要先將他肌肉筋骨鬆開，讓氣血能夠灌注下來，這樣隨拍，正氣就隨時把痧毒往外托。

拍完過後，還叫他跺腳，跺了兩三百下，跺得他氣喘如牛，汗流浹背，看起來明顯比我們醫生還辛苦。

剛開始跺腳時，他腳跟都不敢著地，一個大男人跺腳的聲音居然那麼低微，叫他往下跺，他就把腳輕輕地往下放，痛得他不敢跺。再幫他把痛點轉移到腳上來時，他才越跺越起勁，血脈疏通，他反而不痛了。

跺完過後，他自己再摸摸腳，走幾步瞧瞧，居然不用拐杖了。又是一個拄著拐杖來，提著拐杖回去的病人。

再看他的那雙腳，原本硬邦邦的，現在都鬆軟軟的。他感慨地說：我在醫院裡面也這樣撥筋，剛開始有效，但最多只能管一兩個月，後來我還把醫生請到我家裡去幫我弄，弄得我後面都沒辦法了。而來這裡我就放心了，能夠放心交給你們，拐杖也放一邊，你們眞是手到病除啊！

自己當自己的醫生

我們說：你想一下，爲什麼醫生幫你做會有好轉，但不久又復發呢？

他說：任之堂這邊醫生要厲害一些，治療痛風時間能管長一點。

我們笑著說：管再長，也不能管你一輩子啊！任之堂的外治法都不是給病人放鬆舒服享受的，眞正治病，還得靠病人自己吃苦鍛鍊。

你看來任之堂吊痧拍打的病人，從來都是病人比醫生累。如果醫生比病人還累的話，那就不是在幫你治根了。

我們醫生幫你拍打一百下，你卻要自己到外面去跺腳兩百下，最後的結果就是醫生幫你三成，你自己幫自己七成。

他想了一下，覺得也是，來的時候，蹲不下，腳僵直，我們只是幫他點按拍打幾下，大部分還是他自己咬緊牙關跺腳甩手，把氣血對流起來的。他終於明白了在任之堂治病能出效果的道理。

如果在一般的按摩店，你交了錢，就帶著去享受的心態，自己根本不想動，也不想主動受苦，更不會自己咬緊牙關鍛鍊。

但是在任之堂，老師讓學生們做外治法，從來不向病人收錢，也從來不讓病人享受著去做，我們更不會替病人代勞，而是教病人自己拍打自己，自己調自己，自己當自己的醫生。俗話說「父靠不住，母靠不住，天靠不住，地靠不住，最終只有自己靠得住」。

他聽後感慨地說：確實是我沒有配合你們醫生，我一直都沒有按你們醫生說的管住嘴、邁開腿。工作業務繁忙，運動得少，路走得少，加上腿成這樣，根本不想走路。還有今年爲什麼會復發，我想過，醫生叫我不要喝酒、吃大魚大肉，但逢年過節應酬又多，嘴沒管住，病情又加重了。

我們聽病人都能自省到這裡，覺得也差不多了，什麼叫做好病人，如何做一個好病人？就是得了病過後，要把不良的習慣、養生的迷思，一個個地糾正過來。勵志書上常說你在哪裡跌倒，就要從哪裡爬起來；同樣在中醫看來，你因爲什麼得的病，就要把致病的壞習氣糾正過來。

最後我們建議他回去要跺腳，每天都需要運動，出身汗，這樣配合吃中藥，病痛就會日日減少，身體也會漸漸向好。他也開始明白，只要是自己的不調，病因都要往自己身上找。醫生可以幫，但幫的範圍有限，不能代勞。靠病人自立自強，才是走向健康之路。這也是任之堂外治法的最大特色。

若謂手到病可除，交給醫生把力出。
自己袖手一旁觀，希望看到有神術。
即便痛風小毛病，經常復發真痛苦。
人人都想病根除，多少人能遵醫囑。
醫生治病如打仗，沉舟破釜不會輸。
將士同心無困阻，治起病來如破竹。

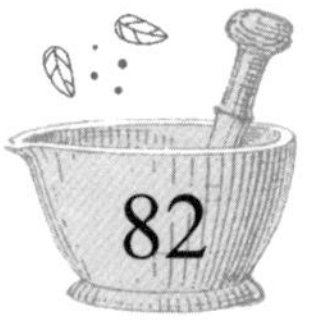

82 疾病太多，要多吃藥？

被藥打垮

有個老阿婆，他兒子從千里外帶她來看病，很是孝順，老阿婆病也不重，就是病特別複雜多樣，用她自己話說就是想死死不了，想活活不成。

老師跟她說：你現在能走能跑，還有兒子陪你來，比那些躺在醫院裡孤寡的老人起碼要強多了。

老阿婆說：醫生，我頭也痛，眼睛有白內障，看不清楚，沒有一天覺睡得好的，腰痛很多年了，還有風濕，手還抽動，一天要吃四五種藥。現在胃也脹，大便也拉不出來，醫院檢查說我有慢性淺表性胃炎，以前都沒有的。

老師說：不是說疾病越多，就需要吃越多的藥。頭痛吃止痛藥，失眠吃安眠藥，胃脹吃胃藥，風濕病吃風濕藥，手抖吃止痙的藥，白內障吃治眼的藥，你一天吃的藥這麼多，不要說是你年紀老了，又生了病，就算是年輕人，一個壯漢，這樣吃下去，不是先被病打垮，而是先被藥打垮。

無掛無礙病痛少

她又問老師：如果都不吃藥，怎麼能治好病呢？

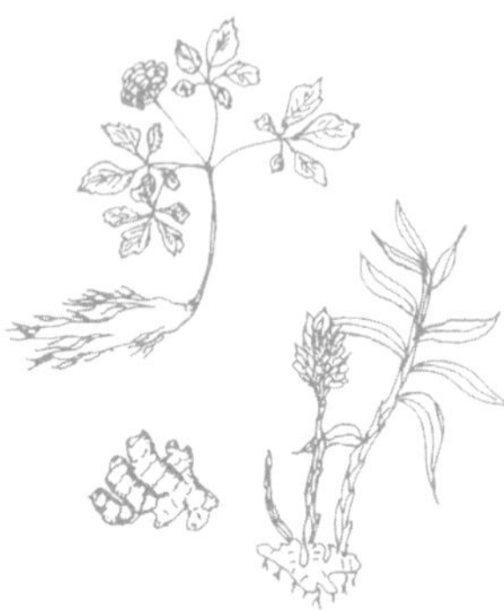

老師跟她說：你兒子也信佛，叫他教你念念經，把心定一定。

老人家說：我又不識字。

老師說：我見過信基督教的老爺子，他也是隻字不識，卻把整部《聖經》背下來。你如果指哪個字，他就能讀出來，雖然不解其意。他退休後只花了幾年，就把精神生活過得有滋有味。不識字不可怕，怕的就是你根本沒那心想去學。

老人家說：我家裡老伴絕對不信這個，他不會教我。

老師說：老伴不教你，有你兒子教啊。

老阿婆說：我兒子常出差在外，也教不了啊。

老師說：你就發不起這個心，這不是別人教你的，而是你自己要自救，別人救不了你。

我爲什麼要勸你多念念經，因爲你心太煩躁，佛講四大皆空，道講清靜無爲。佛道裡面的高手都很多，因爲他們有修爲，腦子清淨，所以身體安然。

有個白血病的病人，也來過我這裡看，醫院說他活不了三個月了。他先開始心灰意冷，但後來一想，既然都剩下三個月了，不如好好過完。

於是把工作拋了，把應酬推了，到山裡去遊玩，在寺裡誦經，就因爲想活得輕鬆點，死時不要那麼痛苦。結果就是這份無掛無礙的心，再加上喝喝中藥，他奇蹟般地活過了三個月，又活過了三年，現在是第五年，他還活著。

你想一下，如果當時他尋死覓活地找最好的藥吃，自己心裡又放不開的話，可能活出這番奇蹟來嗎？

你的病雖然多，雖然複雜，但比起他來說卻輕多了。

腳底按摩，諸病立減

老師說完，就叫我們到外面去幫她做外治法。

我們摸她的脈，尺部虧虛，雙寸上越，關部鬱住。就好像扯著的風箏一樣，風力太大，都把風箏往上拔，在上頭迴旋著，下不來。

我們便用宏哥教的足底按摩法，選擇了胃痛點、腰痛點，還有下丘腦、垂體的反射點。她剛開始痛得直縮腳，慢慢適應後，呼吸開始平緩。前額痛當下就好了，有白內障的眼睛，因爲疼痛都流出了眼淚，流完後，她說看東西清晰了些，最大的反應還是胃，她說：來的時候還脹呢，現在不脹了。

我們跟她說：醫生暫時幫助你，是教你這個法門，這個捕魚的法門，你學會了要自己去捕魚。回去多按摩按摩腳底，把氣血順降下來。你就可以少吃些藥，病也會減輕。

她也想不到，這麼簡單的足底按摩法，可以一下緩解她好幾個病症。可見中醫不是一個一個地治病灶，而是總調氣機，這樣氣機旋轉周流，病情多會減輕。

她又說：回家後，沒有人幫我按，自己也按不到，挺麻煩的，怎麼辦？

我們就教她去找一些石頭來，最好是稍尖一點的，鋪在地上用腳去踩，把注意力放在腳下。你憂愁記掛的東西少了，身體會日漸變好。

少思慮，勤走動

老人家這個病，如果站在疾病角度來看，每天要吃的藥比飯還多，如果我們從中醫調氣機的角度來看，就是一氣周流，轉個圈子而已。

她脈中焦關鬱，既便秘又胃脹，上焦心腦上越，思慮不竭。就好像一條狗在不斷地追著牠尾巴咬，但是卻咬不到，最後反而卻跑累了，跑到頭暈腦脹。

其實很簡單，只要打破這個怪圈格局，思想不要在那裡打轉，放開來，去幹一些更有意義的事。這樣，她中上二焦的氣機運轉，就不會卡住了。

比如一輛汽車，它要能夠正常動起來，從發動機到輪子，要經過千百個旋轉傳動，如果這裡面任何一個輪子圈子卡住了，這輛車子就帶動不起來。

人也是這樣，因爲病痛太多，而吃很多的藥，讓中焦脾胃這個圈子卡住了。然後思慮又太多，心腦靜不下來，心臟跟大腦這上焦的兩個地方又卡住了。

像這類人，老師都稱之爲「尊榮人」，平時吃好睡好，就是不肯運動鍛鍊，所以也不能夠健康快樂起來。他們不肯邁出腳，結果下焦腰腳的氣血鬱滯住了，氣機不能很好地轉動，又卡住了。

這樣看來，從上心腦到中脾胃肝膽，到下腰腎雙腳，沒有一個地方能遵循養生原則，那麼疾病層出不窮，就很自然。

病人只看到病症繁多，所以很驚慌，醫生看到病根子就那一條，治法也很簡單，就是讓病人少思慮，勤走動。

我們從足底按摩角度來恢復她雙腳部氣機的旋轉。老師則從心腦的角度來勸病人去念經靜心，又叫她少糾結自己的病，多看到外面世界美好的東西，多去讚歎別人，目的是恢復她上焦氣機的流動。然後少吃藥，把胃養好，就是恢復她中焦氣機的流動。這樣治起病來，就有執簡馭繁之功。

疾病太多樣，藥物吃不斷。
不是病情重，而是方寸亂。
教她外治法，卻是嫌麻煩。
教她把經觀，沒那耐心看。
只好四處醫，病根沒法斬。
不如把心安，逢事多讚歎。

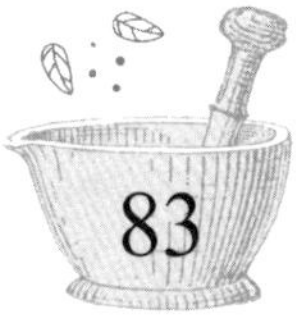

83 大病初癒，營養莫少？

爐煙雖熄，灰中有火

有個小孩子感冒發燒了一場，醫院打點滴也沒打好，老是咳嗽不斷，拖了半個多月，人都瘦了一圈。他母親非常心疼，後來老師用通宣理肺的藥，總算把他咳嗽收尾斷根了。

他母親也鬆了一口氣，但看到孩子生一場病，被折騰得瘦了，在家裡就給孩子特別多準備了些營養食物，有雞湯、雞蛋、牛奶。

孩子病後，身體逐漸恢復，胃口也大開，就忘了老師說的，不能吃雞蛋之訓，一天吃了兩個雞蛋。三天後，又開始咳嗽，感冒重新起來，還發起燒，咳的是黃痰，不得已又來任之堂。

老師問他母親給孩子吃了什麼？

他母親說：也沒有什麼，就是把營養搞好一點，老師又問孩子說：有沒有吃雞蛋牛奶香蕉啊？

孩子點點頭說：有啊。

老師說：不是叫你不要給孩子吃嗎？本來大病初癒就要清淡飲食，你怕他營養不好，給他猛補。虛不受補，一補就堵住了，一堵就生痰，一生痰裡氣就不通，裡氣一不通，就容易招致外感，這類病人我見太多了，《傷寒論》叫「食復」。

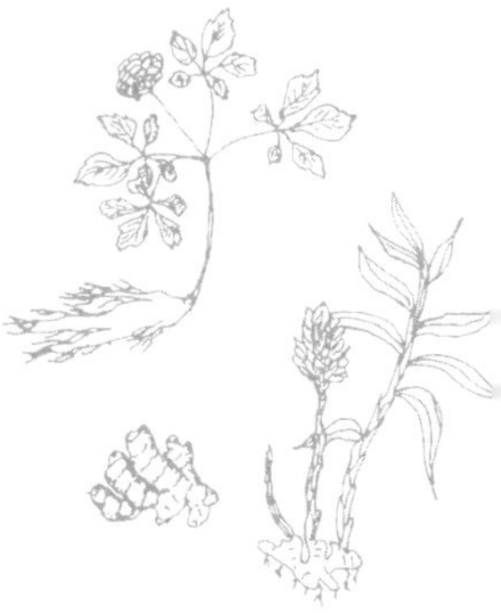

因為不注重飲食，反而讓病復發了。做父母的關心孩子可以，但不要毫無保健常識地關心，關心則亂，無知的關愛，對孩子來說等於是傷害。

後來又多吃了幾劑中藥，才把痰排乾淨。經過這次，孩子的母親算是上了一課，也知道生病期間清淡飲食的重要，剛康復也不能大吃大喝。

不要怕營養不夠，要看到病會不會復發，溫病家說「**爐煙雖熄，灰中有火**」，就是這個道理。不明白的人看到沒有火了，就往上面放柴，還是會再燒起來的。對於人體而言，疾病康復就像爐煙熄滅一樣，過剩的營養，就好比堆柴。

老農的種樹養魚經驗

養身體就好像養樹養魚，我們問過有經驗的老農，他說種樹最重要就是要管好樹根，當你把樹苗移植到一個新地方時，千萬別忙著施肥，稍微施點肥，它就有可能燒根而死掉。在樹苗札根的那一段時間，你只要管好最基本的水就行了，如果心急想要施肥讓它儘早壯起來，反而會讓它枯萎。

老農又談到養魚的經驗，他說魚要長大必須要經過打疫苗這一關。魚兒打完疫苗後，三到五天內，是不能給牠吃草吃飼料的。寧願讓牠餓一餓，讓牠瘦一瘦，牠將來會活得更壯實。同時準備給牠加營養青草時，也要慢慢給牠吃，給牠一個適應過渡期，這樣魚就能養得成功。如果不知道的話，就往塘裡面撒飼料青草，魚反而會脹死。這些自然界的道理，跟人身體的道理是何其相似。

疾病以減食爲湯藥

既然一個感冒的康復，都要注意節制飲食，那麼其他病呢？有哪些病要注意節制飲食呢？其實五臟的疾病，都需要注意節制飲食。《黃帝內經》告訴人們要**飲食有節**，孫思邈在《千金要方》上說**萬病橫生，年命橫夭，皆有飲食之患**。

而在古老的寺廟裡面，也一直流傳著這樣一個養生治病法門，就是「**疾病以減食爲湯藥**」。《紅樓夢》第五十三回中也講過這養生道統，就是晴雯感冒後，基本快要好了，因爲勞累又復感，病情加重，用了賈府中的一個風俗秘法，即饑餓療法，不僅少吃飯，甚至愼服藥物，反而一天一天漸漸好起來。

可見中醫調身體，看重的不是增加營養，而是自身的消化能力。適當的饑餓就是讓不堪重負的脾胃，能夠減輕一下負擔，能夠有休養生息的機會，能夠防止食堵胃腸。

饑餓療法不是眞讓自己挨餓，而是莫吃太飽，莫吃太油膩，吃些清淡的東西，吃後很容易餓，又不吃撐。這樣脾胃之氣，很容易就養起來，胃氣一來復，周身抵抗力就強了。

由此可見，即便是健康的人，也要節制飲食。而生病的人更要忌口，不是營養越多越好，少吃一些，能夠保持身體臟腑元眞通暢，一氣周流，才是最重要的。如果讓胃裡面的飲食堵住胃腸，就好像運輸線路被斬斷一樣，再多的資源也運不出去。

飲食六忌

於是我們可以按六部脈來談談飲食六忌。

從左尺脈腎陰開始。

第一，腰痠腰痛，腎水不足，頭暈耳鳴，忌飽食肥甘厚膩。臨床上很多關脈鬱、小肚子長得很粗的病人，一般都有腰痠，腎陰不足。這是明顯的土剋水太過，他們晚餐宵夜吃多了，吃到胃脹，第二天起來，腰都伸不直，痠痛。脾胃運化不過來，清陽之氣就不能上達九竅，結果頭也痛，耳也鳴。

接下來是左關部肝脈。

第二，凡膽囊炎、膽囊壁毛糙、肝囊腫、B肝等疾病，都要清淡飲食，不求營養多，只求易消化。有個病人膽結石，他稍微吃飽一點，肋骨處就脹悶得難受，稍微吃肥膩一點的東西，就覺得噁心、難受，他自己都知道節制飲食，這是肝木不能疏脾土，好比板結的土壤，小樹苗的根，因爲瘦弱札不進去。這時在飲食上就不能讓脾胃有過大的負擔。

再看左寸部心脈。

第三，冠心病、中風、心腦血管等疾病，都要節制飲食。有個老太太，有冠心病，在一次生日的時候，家裡人爲她準備了豐盛的晚餐，她一吃完，心就絞痛，還好及時得到治療。

還有一個老太太，晚上只因貪吃一根香蕉，胃就涼颼颼，心慌心悸，我們幫她拍打完後，她才算恢復過來，很是感激。這是心火不能暖胃土，脾胃受寒後，心就會分出火力來救援，老年人心臟功能本來就不好，本身自救都還來不及，還要分出熱量去救脾胃，所以就悶得慌。

老師說：這種情況下，拍拍內關，按按足三里，讓腸胃中的氣能夠下行，心胸中的氣能夠展開來，這樣就會好些。

然後是右寸部肺脈。

第四，凡皮膚病、哮喘、支氣管炎、慢性咽炎、感冒等疾病，都要七分飽，少食油膩上火之物。有個病人，皮膚濕疹，治好後，沒有忌嘴，吃了羊肉串，發得比以前更厲害了，搞得他以後都不敢輕易去吃街邊小食了。還有一個哮喘的老人，他晚餐稍微吃多一點，吐痰就如湧，喘得厲害。中醫認爲脾爲生痰之源，脾爲飲食所傷後，運化不過來，一方面就化爲痰飲，儲在肺中。一方面土不生金，肺氣就虛，然後喘起來。這老人從此夜飯也只吃到半飽，身體才控制得比較好。古人說：量腹節所受，定能致高壽。眞良言也。

然後是右關部脾胃脈。

第五，凡胃酸胃脹、胃痛、打嗝、噯氣、口腔潰瘍等疾病，都要七分飽養脾胃。古人說：忍得三分饑，勝服調脾之劑。

最好的養脾胃之法，不是藥物食物，而是適當保持饑餓感。有位老壽星他活了快一百歲了，人家問他長壽秘密是什麼？他回答說：我好吃的東西不多吃。這就是懂得節制飲食，健康長壽的秘密。

有個胃脹的年輕人，慢性淺表性胃炎伴糜爛，一次跟別人應酬喝酒，喝到胃出血，住了院出來後，才感受到生命的可貴。從此在工作與健康之中，他還是偏重於選健康。老師跟他說：你的身子不只值一千萬，你爲了生意去做不健康的應酬，這就是本末倒置。

他把老師這句話聽到心裡去了，寧願換個工作，也不要以後換個臟腑。工作丟了可以找到更好的工作，但健康丟了，找回來就不容易。

最後是右尺部腎陽命門。

第六，凡腰腳怕冷、大便溏瀉、陽痿、不孕不育等疾病，都要節制飲食。有個肥胖的中年男子，一直苦悶他精子數目活力不夠，又覺得自己身體陽虛，想要老師多開些有營養的補品。老師說：那麼多的營養都沒把你精子養好，說明不是營養不足，而是營養過剩，你整個身體的氣血精液，都是黏糊的，人一臉濁氣不通透，大腹便便，這明顯是營養消化不過來，長期飲食過度。後來叫他少吃葷多吃素，並適當用中藥調調，精子活力很快就上來了。

還有一個長期五更瀉的病人，他晚上一吃飽一點，第二天天濛濛亮，就要大瀉一次，搞得他自己都知道晚餐要吃少一些。爲什麼呢？因爲脾胃中儲藏的食物，如鍋中的米飯一樣，就是要靠鍋底的柴火幫它煮熟。在人而言，就是要靠命門之火，來把水穀蒸化。如果命門火弱，又飲食過度，結果蒸化不了，米穀就半生不熟，還沒來得及消化吸收就拉出去，完穀不化。

云何需要把口戒，痰生百病食生災。
大病剛好補營養，又把舊病請回來。
好比山中移植樹，根基不穩肥反壞。

又如池中疫苗魚，餵養過度把魚害。
無論何臟出問題，不出寸關尺六脈。
脈脈皆與脾相關，保養第一胃不塞。

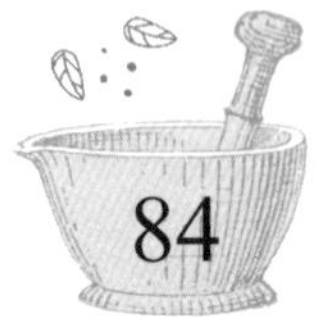

84 拍打按摩，畏苦畏痛？

手麻拍打是良方

有個病人，雙手肘關節都麻痛，他第一次來時，老師就幫他拍打右手，並且找到痛點，用診療棒把痛點揉散，病人當天就不麻了。

老師就跟病人說：同樣用這個方法，自己回去拍打按摩左手，病人點了點頭。可三天後病人又來複診，他說手還是麻的。

老師說：上次幫你按的右手，現在還麻不麻？

他說：右手不麻，左手麻的。

老師說：不是叫你回去也這樣按嗎？

病人說：我不敢使勁拍，自己用力按，也使不上勁。

老師說：像你這個病，兩巴掌就打好了，爲什麼長期受病苦，卻下不去手呢？人要有恨病吃藥的勇氣，不是你自己拍不好，是你治病之心就不切。

你就這樣把病養著吧！自己下不了狠手，就等於養虎爲患。治病哪有那麼舒舒服服，快快活活的。如果你想舒服，就不用喝苦口的湯藥了，就喝湯水吧。

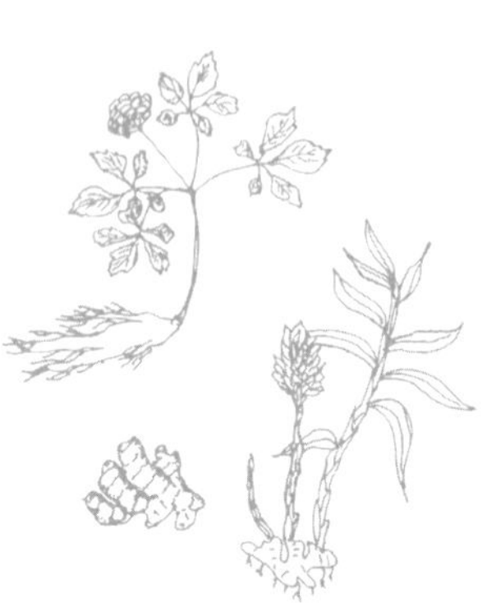

病人聽後，如雷貫耳，勇氣大增，說是回去他自己敢下狠手了。

病人這次回去，自己拍就把痲痛給拍好了。可見中醫不僅可以治病，還能夠傳授一種治病之法。

中醫給人的不僅是苦口的良藥，同時也教人要去苦其心志，敢於吃苦，敢於勞其筋骨。

中醫不單要病人能鼓足勇氣拍打，同時也教人要鼓足勇氣去面對生活，不要輕易被病痛嚇倒。

直面疾病，勇對疼痛

古人言**人之所病病疾多，醫之所病病道少**。其實眞能悟出一些醫理，你會發現，中醫的道從來都不少，就是執行起來，很多人勇氣不夠而已。

好比拍打治療頸肩關節、手腳痹痛，常常都是立竿見效的。這個道教給病人時，病人卻常畏苦畏痛畏痲煩，不能堅持去做。所以才把病養著，痛苦多多。

他們以爲拍打按摩，舒舒服服就好，然而要治好病痛，更多時候不能圖舒服，要有吃苦頭的勇氣。當勇則勇，當你把勇氣調動出來時，疾病都退卻三分。所謂**狹路相逢勇者勝**，這句話在病人面對疾病，跟疾病作鬥爭時，最管用不過了。

我們天天看到那麼多病人，有些病痛它並不重，卻長時間纏綿難癒。一看這些病人很多是養尊處優，畏懼病痛的。

老師常叫他們在藥房裡面，大聲喊自己的名字，他們都害怕喊不出來。其實老師就是想調動他們的勇氣。

老師常跟他們說：你們只要大膽地吼出來，你們的病都好了三成。可這些病人還是叫不出自己的名字，可見心膽虛怯到何種地步。

俗話說**老實膽小的人，總容易受人欺負**。人的勇怯跟發病也有很大關係。《黃帝內經》說**勇者氣行則已，怯者著而爲病**。

同樣一場流感過來，果敢勇猛的人，他的氣內通外達，邪不能害。而心虛膽怯之人，中焦鬱滯不通，不能決斷，邪氣乘虛而入，發而爲病。

蒼朮、羌活激發彪悍之氣

一般流感最常見的就是這種證型，內有肝脾鬱滯不通，膽胃不降，外有風寒束表。所以老師用小柴胡加上枳殼、桔梗、木香，配上蒼朮、羌活之類，把肝膽之氣調動起來。

而蒼朮氣味雄烈，辟邪惡氣，性子最勇。羌活乃風藥之悍將，什麼叫做悍？就好像士兵裡面最敢往前衝鋒陷陣的，在人體而言，它就是布於肌表外層的衛氣。

羌活跟蒼朮這些一進入體內，身體氣血就好比突然得到飛龍虎將的幫助一樣彪悍起來。這樣風寒可祛，裡氣可通，疾病可癒。

故《藥鑒》上稱**羌活能散肌表八風之邪，利周身百節之痛**。這句話說得眞好，把羌活勇敢彪悍之氣表露無遺，這也是不少醫家很賞識羌活的原因。老師不單用羌活來解表散寒，還用羌活來調動身體的升發之氣。同時也用羌活、蒼朮之類的藥來把病人的勇氣調動出來。

人的正氣爲勇，邪氣爲怯。現在很多人養尊處優，缺乏勞作，衛氣就不夠彪悍，人也不夠果敢，意志也極爲脆弱。所以一方面醫生要用一些調動勇氣的藥，另一方面病人還需要增強心理素質，認識到勇怯對疾病轉歸的重要意義。這樣就能真正從骨子裡面往外透出堅強來。

小病小痛，拍打按摩，也不是圖個舒服享受。該雷厲風行時，還要雷厲風行，不能養虎爲患。《論語》上說**勇者無懼**。這句話不僅是對面臨人生挫折的人的鼓勵，同時更是對身處病苦的人的一種激勵。有此勇，則治病希望更大。

拍打與按摩，舒舒服服過。
自己害怕痛，不肯下狠手。
遲遲不會好，手麻仍難受。
只因太怯懦，養尊又處優。
如同養老虎，最終反遺禍。
好比戰場上，有勇又有謀。
謀則醫勝病，勇則邪氣走。
醫患如將士，疾病何處躲。

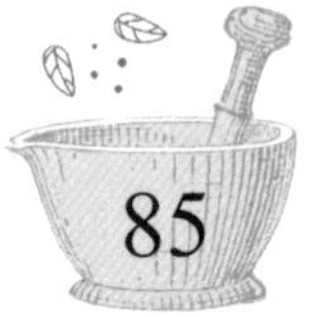

85 祖傳秘方，包治百病？

祖傳秘方多古方

一個高血壓的病人，拿了一張方子來問老師，說這方子能治三高，是一個民間郎中的祖傳秘方，看看可不可以服用。

老師一看笑著說：高血壓病在中國眞正多發起來，就這幾十年，而且中醫裡頭也沒有高血壓這種說法，又何來祖傳之說呢？

這些方子掛上祖傳的招牌，說是用中醫中藥，其實是在唬弄人。

確實，現在打著「祖傳秘方包治百病」的招牌賣藥賺錢的人不少，裡面也魚龍混雜，有些是眞有料的。爲什麼大家都喜歡祖傳秘方呢？一聽到就兩眼發光，心中有依靠，其實很多所謂的祖傳秘方，都是一些常規的中醫古籍上的方子。

老師就講他以前在藥廠上班時，藥廠搞了個活動，收集各類祖傳秘方，開發研究，有不少人家都有這祖傳秘方，爲了合作，他們就先告訴藥廠藥味，不告訴裡面的劑量配比，而藥廠也先論證一下，看組方是不是合理，然後再考慮合作。

但結果發現，大部分祖傳秘方，在網路上一查、古書上一搜，都是有出處的。說是祖傳的，也並

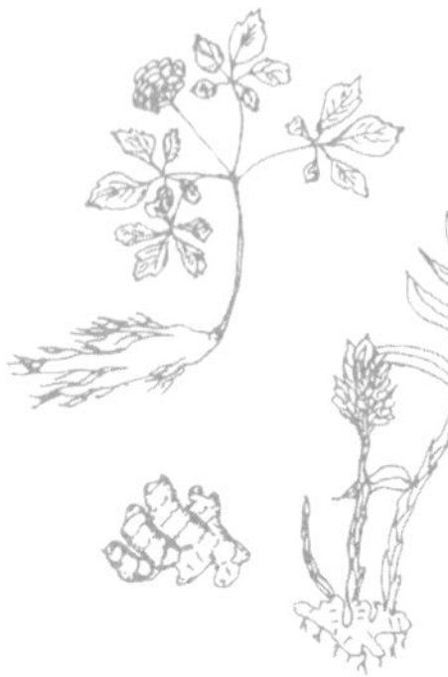

不全是祖傳。說不是祖傳的，但它又確實是中國古代中醫的經驗結晶。

爲什麼不直接說是古方呢？因爲一說就不值半文錢了，一披上這神秘的祖傳色彩，方子的附加值就增高了。但不論怎麼樣，對治療某些病有效果，這是方子能流傳的原因。但方子也有方子的侷限，這世上並沒有包治百病的萬金油方。

很多人在看了一些古籍後，覺得某些單方效果不錯，臨床上又驗證了，往下面一代一傳，就成祖傳秘方了。

激素有效，粉飾太平

在農村，治療小兒骨折很簡單，把藥配好後，將一隻小雞搗爛與藥混合調敷，還有的大夫把螃蟹的殼搗進去，這些都是不值錢的東西，但非常有效。

我們學醫，自己要有個心態，聽了祖傳秘方，沒必要就激動得兩眼放光。這觀念要轉變，書本上看到的，都是好方，都是秘方，都是老祖宗的東西。所謂祖傳秘方，其實就是說給那些不愛花時間去看醫書研古籍的人聽的。眞正要治病，我們還不能有這秘方思想，要辨證論治。但某些單方驗方，確實療效非凡，也不要一棍子打死。

從患者角度來看，也要擦亮雙眼。以前有個退伍軍人，在部隊衛生室裡當醫護人員，退休回老家，想要賺賺錢，就跑到一個地方，稱善治療癌痛，遇到癌症的病人，他說他有祖傳秘方，其實就是把止痛片研粉來給病人吃。病人吃後疼痛稍緩就信他。他買來時，一片藥才幾塊錢，賣出去就賣到幾十元。這樣幾十塊錢的藥，就可以賺來上萬塊錢。

所以作爲一個病人在選擇醫生的時候，也要留心。以前有些地方的人治哮喘，很多都用激素加麻黃鹼。這道理很簡單，剛開始抑制住了發病，後來卻越來越重，不可收拾。老百姓常常只看到這秘方的當下效果，沒想到後果。人的病痛就是在正邪交爭，還沒有打仗，就撤兵，看似一片太平，沒有戰火，其實敵人已經悄悄地往臟腑深層次移動。所以病人吃激素吃到最後，徹底都沒救了。

所以說，祖傳秘方，我們要謹慎對待，不能讓這個幌子來唬弄人，當然也不讓別人來唬弄我們。不要讓求醫心切的人陷進去，要讓病人對疾病有全面清晰的認識。

祖傳秘方靈，專門治百病。
B肝高血壓，哮喘也能行。
有人被騙錢，有人賠了命。
病急亂投醫，皆因看不清。
把心靜一靜，方才搞得明。
不做草莽漢，服藥須清醒。

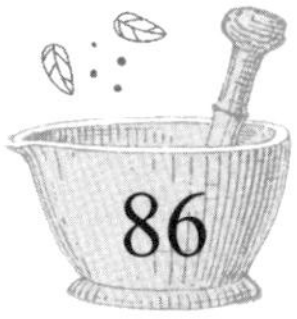

86 旅遊看病，一舉兩得？

心中逐二兔，一兔不可得

來任之堂看病的人，很多病人會問，武當山怎麼去啊？龍泉寺怎麼走？附近有什麼好的旅遊區沒有？去丹江口水庫好不好玩，遊神農架要多少天？

老師聽到這樣的問題，就搖頭說：你們是來看病的，還是來旅遊的？

他們很多都會回答說：這任之堂既然在武當山附近，來看病當然要到武當山去旅遊，這樣旅遊看病，一舉兩得。

老師說：**看病是看病，旅遊是旅遊，心中逐二兔，一兔不可得**。你們大老遠跑過來看病，安安心心把病看好就行。旅遊讓你們的心氣浮躁，身體疲勞，看病是要你心氣平和，靜養身子，它們是相沖的。你們不要想一舉兩得的事，要是能把一件事幹好就很不錯了。

老師爲何反對旅遊看病呢？在任之堂見過不少病人，因爲旅遊反而把身體搞得很勞累，讓疾病加重。

病人說：醫生，你不是叫我們去爬山嗎？旅遊不是能很好地爬山嗎？

老師說：叫你們爬山沒有錯，山在這周圍附近，四處都有，沒叫你們舟車勞頓，沖著名山去看名

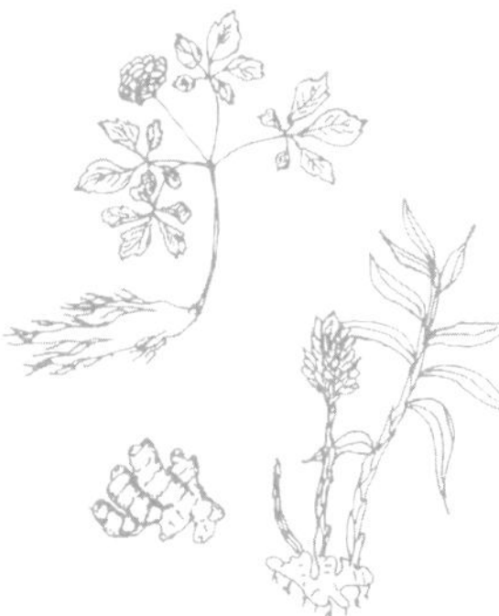

頭。**你們一邊大腦拚命地想問題，要看哪個景點好，一邊要拚命地爬臺階，這不叫鍛鍊，而叫勞累。**所以拿旅遊的心態去爬山，這都不是眞正意義上對身體有好處的鍛鍊。

莫讓旅遊勞復病

有一個腰椎間盤突出的病人，他痛得不能轉側，好不容易坐火車來到任之堂。治療腰突引起的坐骨神經痛，也是任之堂的拿手戲。**黨參、豬鞭方一下去，三劑藥吃完，腰痛立馬減輕大半。**走起路來，也不用那樣戰戰兢兢，小心翼翼。

他把病調得差不多了，就想到好不容易來一趟湖北，在走之前，就應該去好好逛一趟武當山。結果，他就自個兒去武當山了。

武當山門票也貴，他見坐空中纜車收費也高，便決定從南岩爬到金頂去。一天之內就必須趕個來回，這樣錢也省下了，沿途的風景也能一一領略到，這算盤打得挺好的。

結果，爬上金頂時，還沒覺得有多累，下山後，腰痛加重，比剛來時還難受，整個晚上都沒法入睡。

本來是決定開開心心回去的，他很鬱悶，又來找老師說：腰痛加重了。

老師問他：有沒有生氣，有沒有抬重物，有沒有勞累？

他說：昨天去爬了武當山就不行了。

老師說：你這身體怎麼能爬武當山呢？久行傷筋，久立傷骨，你是好了瘡疤忘了痛，你們大老遠跑過來是看病，不是跑過來旅遊。你們的病看起來都很複雜，其實都不複雜，是你們的欲望太多，心靜不下來。身體剛剛恢復，所有欲望都來了，你要把心靜下來，治病就單純了。你心性收不住，即使幫你調整過來，你又會把身體再次搞壞。

腰椎間盤突出，我們常把它當成傷科來治療，用一些川斷、骨碎補、杜仲、寄生、乳香、沒藥，這些接筋續骨、補益肝腎、活血化瘀的藥，目的是讓損傷處瘀去新生，經絡復甦，這復甦的經絡，需要靜養。

好比有些受傷的皮膚，你即使上了藥，也不能老去動它，一去動它，它再裂開來，反反覆覆都好不了，本身傷口的修復，就需要十天半個月。

又比如，重一點的骨折，爲什麼復位過後，還要打石膏，臥床靜養一個月左右呢？目的是讓新的肉芽組織長出來，經絡慢慢去修復。如果這時再扭傷了，傷上加傷，那將來恢復就更難，而且容易留下後遺症。

養病如養花

病的治療都有一個修復的過程，如果不斷地打斷這個修復過程，病的痊癒就遙遙無期。好比我們種蘭花，爲什麼山中種的蘭花，越長越好看，爲什麼把蘭花移植到家裡來時，經常搬出搬入，最終卻把蘭花種死了？

善於培養花木的園丁，都知道剛移植的花草，你澆水鬆土後，就不應該再去擾動它。如果今天玩玩它葉子，明天搖搖它枝幹，這花草就長不好。

人體疾病的修復，跟種植花木何其相似。就像腰椎間盤突出，我們要疏通經絡，消除瘀血，然後讓氣血慢慢新生。這都需要一個時間的過程。

不懂的人，還四處奔波，就好比剛移植好的花木，你老去搖其根，挪其盆，撿其枝，玩其葉。這樣沒有能夠得償所願的。

不少病人，全國跑遍，到處尋訪名醫，都沒將自己身體治好，因爲從來沒有眞正平靜身心來療傷癒病，疾病康復得剛剛有點起色，他就又想上網熬夜，又想到處玩玩，更想炒股票把生意做更大，完全忽視了這個治病就是一個養傷的過程，你不養它，它怎麼能好？

如同花兒你要呵護它，不要折騰它，折騰它，它怎麼能生長得好呢？所以說，**到底是疾病將天下不少名醫難倒，還是心猿意馬的病人，不斷地將自己身體折騰壞呢？這是一個讓人深思的問題。**

奕秋教棋的故事

所以說，是旅遊看病，一舉兩得呢？還是專心看病，收攝身心，只把一件事幹好？

小學時，我們學過奕秋教棋的故事。天下最厲害的棋師叫奕秋，他同時教兩個學生下棋，一個學生專心致志，一個學生心猿意馬，表面看似在下棋，實則心飄到野外去打鳥遊玩了。結果專心致志的學生，很快就成爲棋中高手，心猿意馬的學生還是學無所獲。這是奕秋不善教，還是學生不善學呢？

一個人想著一舉兩得甚至多得的事，想看病，想旅遊，想打麻將，想炒股票，什麼都想，最終什麼都搞不好。人會生病，生病就是在踩煞車，叫你減少欲望，減輕消耗，把關注外界的精神，回收到身體修復上來。可很多人並沒有接收到這個資訊，所以一直都在病苦的泥潭中不能自拔。

旅遊加看病，一舉又兩得。
心中逐二兔，一兔不可得。
康復需調養，腰突似骨折。
好比移花木，根土要相合。
今天搖其葉，明天動其枝。
生長無多時，眼見它凋死。
養病如養花，折騰不明智。
養病如學棋，貴在專心志。
心猿又意馬，名醫也難醫。
身心要收攝，痊癒可指日。

【後記】

生活的忠告

古代漢書上記載了一個曲突徙薪的故事。

有一戶人家，建了一幢房子，街坊鄰居皆來祝賀，大家都說這個房子很好，主人非常高興。

但有一個客人卻誠心誠意地跟主人提出忠告說：你家廚房裡的煙囪直通上去，這樣灶膛跟煙囪之間，沒有一段彎曲的距離，容易引起火災，最好改一改就安全了。而且你這灶門前堆了這麼多柴，離火源太近了，很危險，應該搬遠一點好。

主人聽了後，以爲客人是在揭他的短處，出他的洋相，盡說些不吉利的話，心裡不高興，便不把這些忠告當回事。

過了幾天後，這房子果然因爲廚房的問題而著火了，街坊鄰居沒有不拚命幫他救火的，終於把火撲滅了。

主人爲了答謝救火的人，便擺了最豐盛的宴席，把在救火過程中忙得焦頭爛額的人，請到上座，唯獨沒有請那位提出忠告的人。

這就是《漢書》上所說的：**曲突徙薪無恩澤，焦頭爛額爲上客**。

人的身子如同這房子，你善於護養，就不容易出問題，任何疾病就像火苗一樣，它燃燒起來是有原因的。

《黃帝內經》說：上工治未病，上工救未萌。醫生給出的很多飲食生活禁忌，就如同忠告，聽起來看似有些嚴肅，但這些忠告卻不是在禁欲，也不是戒律，它是一條條保護病人和弱者的籬笆，就像根基尚淺的小樹苗，容易被風吹倒，你給它樹立一些杆子，它依附那杆子生長，等強大起來後，就不需要這些杆子了。

人也是這樣，身體弱的時候，需要守住不少禁忌，這些禁忌就像幫助生病體弱的人通向健康彼岸的船，如果你身柔體差，身在河中央，切不可拋開這些禁忌不管，到時候不僅渡不了河，還會把自己淹了。

有個蕁麻疹的病人，在醫院住了將近半個月，不僅沒治好，反而發得更厲害。而且嚴重影響睡眠，心煩氣躁，睡不著，瘙癢更加重。

老師問她：平時怕不怕風？

她說怕。

又問她：晚上吹不吹冷氣？

她說吹。

老師便跟她說：你這病把冷氣戒了，就好得快。

她說：不吹冷氣更睡不著覺啊！

老師說：你脈浮緊，是長期受風寒，鬱在肌表不解引起的。你這病中醫叫做風團，這病名就是告訴你坐臥不要當風。你這既不是過敏，也不是失眠，不可當成這些病來治。這是身體有鬱熱，要透出來，出不來才作癢。《傷寒論》上說面色凡有熱色者，未欲解也，以其不得小汗出，身必癢。以桂枝麻黃各半湯。

結果，病人聽老師說後，晚上把冷氣關了，老師只給她開了三劑桂枝麻黃各半湯，發了三天的小汗，不單身癢消失，而且沒用冷氣，睡眠也沉了。

病人這才知道老師跟她說「坐臥不當風」的道理，本身她這蕁麻疹身癢加上煩躁，就是受風不解引起的。晚上還繼續吹風冷，這病就沒有好轉的趨勢。一旦把這生活迷思糾正過來，病人把忠告聽進去，幾天就把病治好了。

還有一些小孩子感冒發燒過後，反覆咳嗽，半夜加重，一個多月久久不癒的燒雖退了，卻留下咳嗽的尾巴。這樣的案例，在生活中非常多見。

十堰當地有個小女孩，她每兩三個月都要發燒一次，醫院一打完點滴，燒退了，立刻就咳嗽，不咳個十天半個月都不會好，父母也習以爲常了，幾年來都是這樣。

有一次他們帶著咳嗽的小女孩來任之堂，老師一看小女孩舌苔水滑，舌根部厚膩，隨口便跟他們說道，這病好治，但不要給孩子吃水果、牛奶跟雞蛋。

父母不解地問：剛生完病後，身體弱不是要多補補嗎？

老師說：身體越弱，虛不受補，一補就堵住了，中焦脾胃堵住，土不生金，她就反覆咳嗽，留下這後遺症。所以孩子不僅不能吃多，還要吃得清淡、吃少。《黃帝內經》上說病熱少癒，食肉則復。

多食則遺，此其禁也。

這是指疾病剛剛好，消化功能尚微弱，稍微吃多點肉，還有難消化之品，堵在腸胃裡，就會讓舊病復發，或留下其他病痛後遺症。所以要注意守好口，要有這些飲食上禁忌的意識。

結果老師只給她開了幾劑消食化積順氣的藥，一吃就好了。她父母後來再來看病時說：也想不到孩子好得這麼快，以前不咳個十天半個月絕對好不了。現在不但好了，而且胃口氣色精神都比以前更好。我現在也聽余老師的，小孩子只給她吃到七分飽，不再給她吃太多零食了，現在幾個月都不怎麼感冒發燒了，身體比以前胖多了。

老師笑著說：這些飲食禁忌，其實就是小孩子的保護傘，是對大人們的忠告，像保護小樹苗的杆子，他們如果聽進去，很多疾病根本就不會發生。

那個曲突徙薪的故事還沒說完。

後來，有人提醒主人說：你把幫助救火的人都請來了，爲什麼不請那位建議你改修煙囪，搬開稻草的人呢？如果你當初聽了那個人的忠告，就不會發生這場火災了。

主人聽後才幡然醒悟，連忙去把那位當初提出忠告的客人請過來。

——忠告即禁忌也。

我們看《傷寒論》上說，對於生病的人，要禁生冷、黏滑、肉麵、五辛、酒酪、臭惡等物。

或許有人要問，是不是每個病都要守這麼多禁忌啊？張仲景在後面條文中，其實說到了「餘如桂枝法將息即禁忌」，或說「將息如前法」。這些禁忌不單對風寒感冒有用，對廣泛的疾病都有指導意義。像這些飲食禁忌，不外乎就是要保護你的胃氣，從這禁忌看來，就知道張仲景是多麼重視人體的胃氣。你胃氣保護得好，疾病就恢復得快。

有病人又說：守這麼多禁忌，好像壓力很大一樣，這樣不反而成爲包袱了嗎？

老師笑著說：當你以隨和的心態去看時就不一樣了，你明明胃寒胃痛，自然就會去迴避生冷難消化之物，因爲你吃後都難受。所以這些禁忌跟忠告，會成爲你的自覺反應，就像曲突徙薪的故事一樣，既然遭遇過一次火災，難道還會讓它發生第二次第三次嗎？所以忠告跟禁忌，並不是別人來約束你的，更不是你的壓力跟包袱。像心臟病的病人，他稍微多吃點水果，背心涼，晚上絞痛就厲害，這些老人自動都會去迴避，你給他買，他還不吃呢。

這些忠告禁忌說白了，是讓人們從自身上去找原因。熬夜會加重腰痠，長期上網會使眼花加重，不出去外面鍛鍊爬山，人會更煩躁，老愛發脾氣，當你明白這些道理時，你就接受忠告，按照忠告要求的去做，人就會過上一種更輕鬆快樂舒適的生活，所以沒必要太拘謹。

水果、雞蛋、牛奶，偶爾吃吃，也沒什麼問題，身體自己也會去調節，但絕不是像很多病人一樣，規定自己每天必須喝多少牛奶，吃多少雞蛋，買一大堆水果放冰箱裡，當成主食來吃。

現代人本身千百年來就是以五穀爲養的，而不是以零食水果爲養。

大家沒必要把忠告或禁忌看得過死，當你身體好時，偶爾吃一些順應季節的當地的水果，這都無關緊要。即便吃了後，稍有不舒服，拉肚子，氣脹，這都不是什麼大事，沒必要驚慌，下次少吃就是了。對於懂養生的人來說，他面對這種情況，就會用一些鍛鍊運動之法去化解，比如跺跺腳，撞撞背，拍拍經絡。這就是古書上記載華佗創五禽戲的道理，即「體有不適，起一禽之戲，怡然汗出，病氣若失。」

張仲景也提到，身體稍有不適，即導引吐納，不要令九竅、汗孔閉塞，邪氣自然會被趕跑。

問題是現在很多人天天吃了冷飲、水果，又待在冷氣房受寒，而且沒有掌握什麼導引鍛鍊之法，也很少出去曬太陽運動發汗，所以才導致邪氣進得來，卻出不去。久而久之，身體就越發難受，病痛就越多。

爲何老師每天都要提出那麼多忠告禁忌，因爲現在生病的人群，他們不僅身體上有病痛，而且生活上有很多迷思，認識上有很多偏見。這些偏見又使他們對忠告視若無睹，對禁忌聽若罔聞。

老師才有感於一口難勸四方，便用這一年多的時間，從臨床裡頭，發掘養生上的迷思，叫我們記錄書寫下來，每一條迷思背後都有醫生的醫囑，即眞誠的忠告。

爲何會有這麼多禁忌，爲何會有如此多忠告？

老師說：這些禁忌忠告的產生，都是因爲人們自身欲望太多導致的。**《清靜經》上說：夫人神好清而心擾之，人心好靜而欲牽之，常能遣其欲而心自靜，澄其心而神自清。又說：人能常清靜，天地悉皆歸**。

現代人普遍都是腦袋裡想要的太多，而眞正身體需要的卻不多。鳥巢山林，不過一枝。偃鼠飲河，不過滿腹。如果眞是身體饑思食、渴思飲需要的，那適當滿足這些需要當然有好處。如果都不是身體眞需要的，比如本來就有子宮肌瘤、痛經、肚子涼颼颼的，卻爲了愛美穿短裙，爲了嘴饞看到雪糕就非吃不可，爲了圖個涼爽，把冷氣開到十多度，這就是人的欲望的問題了。

《菜根譚》上說：人生減省一分，便超脫一分，如交遊減便免紛擾，言語減便寡愆尤，思慮減則精神不耗，聰明減則混沌可完，彼不求日減而求日增者，眞桎梏此生哉！

這就是老師常勸病人不要思慮過度的道理，這裡說的就是**人生要善於做減法，對紛繁雜亂的欲望要能夠說不！**活得越簡單質樸，便越快樂。

不然欲望是無窮的，你身體承受卻是有限的，你拿無窮的欲望，不斷地加在有限的身體上，這就像螳臂擋不了車，花兒經不起摧折一樣。**在這個物欲橫流，金錢至上的時代裡，人更需要自律**，如果人能夠清靜自律，那就不需要太多禁忌了。

不然一味地求快感，就容易出事，好像高速公路上爲何要限速，這就是在限制開車者圖一時之快的欲望啊，只有安全才是至上的，只有健康才是最美的。

所以我們醫生對病人最大的忠告就是——減少欲望，回歸自然。

回歸到更健康更質樸的生活中去！正如《黃帝內經》上所說的：

是以志閒而少欲，心安而不懼，形勞而不倦，氣從以順，各從其欲，皆得所願，故美其食，任其服，樂其俗，高下不相慕，其民故曰樸。是以嗜欲不能勞其目，淫邪不能惑其心，愚智賢不肖，不懼於物，故合於道。所以能年皆度百歲而動作不衰者，以其德全不危也。

橡樹林文化 ❖❖ 眾生系列 ❖❖ 書目

JP0001	大寶法王傳奇	何謹◎著	200 元
JP0002X	當和尚遇到鑽石（增訂版）	麥可·羅區格西◎著	360 元
JP0003X	尋找上師	陳念萱◎著	200 元
JP0004	祈福 DIY	蔡春娉◎著	250 元
JP0006	遇見巴伽活佛	溫普林◎著	280 元
JP0009	當吉他手遇見禪	菲利浦·利夫·須藤◎著	220 元
JP0010	當牛仔褲遇見佛陀	蘇密·隆敦◎著	250 元
JP0011	心念的賽局	約瑟夫·帕蘭特◎著	250 元
JP0012	佛陀的女兒	艾美·史密特◎著	220 元
JP0013	師父笑呵呵	麻生佳花◎著	220 元
JP0014	菜鳥沙彌變高僧	盛宗永興◎著	220 元
JP0015	不要綁架自己	雪倫·薩爾茲堡◎著	240 元
JP0016	佛法帶著走	佛朗茲·梅蓋弗◎著	220 元
JP0018C	西藏心瑜伽	麥可·羅區格西◎著	250 元
JP0019	五智喇嘛彌伴傳奇	亞歷珊卓·大衛一尼爾◎著	280 元
JP0020	禪　兩刃相交	林谷芳◎著	260 元
JP0021	正念瑜伽	法蘭克·裘德·巴奇歐◎著	399 元
JP0022	原諒的禪修	傑克·康菲爾德◎著	250 元
JP0023	佛經語言初探	竺家寧◎著	280 元
JP0024	達賴喇嘛禪思 365	達賴喇嘛◎著	330 元
JP0025	佛教一本通	蓋瑞·賈許◎著	499 元
JP0026	星際大戰·佛部曲	馬修·波特林◎著	250 元
JP0027	全然接受這樣的我	塔拉·布萊克◎著	330 元
JP0028	寫給媽媽的佛法書	莎拉·娜塔莉◎著	300 元
JP0029	史上最大佛教護法一阿育王傳	德干汪莫◎著	230 元
JP0030	我想知道什麼是佛法	圖丹·卻淮◎著	280 元
JP0031	優雅的離去	蘇希拉·布萊克曼◎著	240 元
JP0032	另一種關係	滿亞法師◎著	250 元
JP0033	當禪師變成企業主	馬可·雷瑟◎著	320 元
JP0034	智慧 81	偉恩·戴爾博士◎著	380 元
JP0035	覺悟之眼看起落人生	金菩提禪師◎著	260 元
JP0036	貓咪塔羅算自己	陳念萱◎著	520 元
JP0037	聲音的治療力量	詹姆斯·唐傑婁◎著	280 元
JP0038	手術刀與靈魂	艾倫·翰彌頓◎著	320 元

JP0039	作為上師的妻子	黛安娜・J・木克坡◎著	450 元
JP0040	狐狸與白兔道晚安之處	庫特・約斯特勒◎著	280 元
JP0041	從心靈到細胞的療癒	喬思・慧麗・赫克◎著	260 元
JP0042	27% 的獲利奇蹟	蓋瑞・賀許伯格◎著	320 元
JP0043	你用對專注力了嗎？	萊斯・斐米博士◎著	280 元
JP0044	我心是金佛	大行大禪師◎著	280 元
JP0045	當和尚遇到鑽石 2	麥可・羅區格西◎等著	280 元
JP0046	雪域求法記	邢肅芝（洛桑珍珠）◎口述	420 元
JP0047	你的心是否也住著一隻黑狗？	馬修・約翰史東◎著	260 元
JP0048	西藏禪修書	克莉絲蒂・麥娜麗喇嘛◎著	300 元
JP0049	西藏心瑜伽 2	克莉絲蒂・麥娜麗喇嘛◎等著	300 元
JP0050	創作，是心靈療癒的旅程	茱莉亞・卡麥隆◎著	350 元
JP0051	擁抱黑狗	馬修・約翰史東◎著	280 元
JP0052	還在找藉口嗎？	偉恩・戴爾博士◎著	320 元
JP0053	愛情的吸引力法則	艾莉兒・福特◎著	280 元
JP0054	幸福的雪域宅男	原人◎著	350 元
JP0055	貓馬麻	阿義◎著	350 元
JP0056	看不見的人	中沢新一◎著	300 元
JP0057	內觀瑜伽	莎拉・鮑爾斯◎著	380 元
JP0058	29 個禮物	卡蜜・沃克◎著	300 元
JP0059	花仙療癒占卜卡	張元貞◎著	799 元
JP0060	與靈共存	詹姆斯・范普拉◎著	300 元
JP0061	我的巧克力人生	吳佩容◎著	300 元
JP0062	這樣玩，讓孩子更專注、更靈性	蘇珊・凱瑟・葛凌蘭◎著	350 元
JP0063	達賴喇嘛送給父母的幸福教養書	安娜・芭蓓蔻爾・史蒂文・李斯◎著	280 元
JP0064	我還沒準備說再見	布蕾克・諾爾 & 帕蜜拉・D・布萊爾◎著	380 元
JP0065	記憶人人 hold 得住	喬許・佛爾◎著	360 元
JP0066	菩曼仁波切	林建成◎著	320 元
JP0067	下面那裡怎麼了？	莉莎・瑞金◎著	400 元
JP0068	極密聖境・仰桑貝瑪貴	邱常梵◎著	450 元
JP0069	停心	釋心道◎著	380 元
JP0070	聞盡	釋心道◎著	380 元
JP0071	如果你對現況感到倦怠……	威廉・懷克羅◎著	300 元
JP0072	希望之翼： 倖存的奇蹟，以及雨林與我的故事	茱莉安・柯普科◎著	380 元
JP0073	我的人生療癒旅程	鄧嚴◎著	260 元
JP0074	因果，怎麼一回事？	釋見介◎著	240 元

JP0075	皮克斯動畫師之紙上動畫《羅摩衍那》	桑傑・帕特爾◎著	720 元
JP0076	寫，就對了！	茱莉亞・卡麥隆◎著	380 元
JP0077	願力的財富	釋心道◎著	380 元
JP0078	當佛陀走進酒吧	羅卓・林茲勒◎著	350 元
JP0079	人聲，奇蹟的治癒力	伊凡・德・布奧恩◎著	380 元
JP0080	當和尚遇到鑽石 3	麥可・羅區格西◎著	400 元
JP0081	AKASH 阿喀許靜心 100	AKASH 阿喀許◎著	400 元
JP0082	世上是不是有神仙：生命與疾病的真相	樊馨蔓◎著	300 元
JP0083	生命不僅僅如此—辟穀記（上）	樊馨蔓◎著	320 元
JP0084	生命可以如此—辟穀記（下）	樊馨蔓◎著	420 元
JP0085	讓情緒自由	茱迪斯・歐洛芙◎著	420 元
JP0086	別癌無恙	李九如◎著	360 元
JP0087	甚麼樣的業力輪迴，造就現在的你	芭芭拉・馬丁&狄米崔・莫瑞提斯◎著	420 元
JP0088	我也有聰明數學腦：15 堂課激發被隱藏的競爭力	盧采嫻◎著	280 元
JP0089	與動物朋友心傳心	羅西娜・瑪利亞・阿爾克蒂◎著	320 元
JP0090	法國清新舒壓著色畫 50：繽紛花園	伊莎貝爾・熱志－梅納&紀絲蘭・史朶哈&克萊兒・摩荷爾－法帝歐◎著	350 元
JP0091	法國清新舒壓著色畫 50：療癒曼陀羅	伊莎貝爾・熱志－梅納&紀絲蘭・史朶哈&克萊兒・摩荷爾－法帝歐◎著	350 元
JP0092	風是我的母親	熊心、茉莉・拉肯◎著	350 元
JP0093	法國清新舒壓著色畫 50：幸福懷舊	伊莎貝爾・熱志－梅納&紀絲蘭・史朶哈&克萊兒・摩荷爾－法帝歐◎著	350 元
JP0094	走過倉央嘉措的傳奇：尋訪六世達賴喇嘛的童年和晚年，解開情詩活佛的生死之謎	邱常梵◎著	450 元
JP0095	【當和尚遇到鑽石 4】愛的業力法則：西藏的古老智慧，讓愛情心想事成	麥可・羅區格西◎著	450 元
JP0096	媽媽的公主病：活在母親陰影中的女兒，如何走出自我？	凱莉爾・麥克布萊德博士◎著	380 元
JP0097	法國清新舒壓著色畫 50：璀璨伊斯蘭	伊莎貝爾・熱志－梅納&紀絲蘭・史朶哈&克萊兒・摩荷爾－法帝歐◎著	350 元
JP0098	最美好的都在此刻：53 個創意、幽默、找回微笑生活的正念練習	珍・邱禪・貝斯醫生◎著	350 元
JP0099	愛，從呼吸開始吧！回到當下、讓心輕安的禪修之道	釋果峻◎著	300 元
JP0100	能量曼陀羅：彩繪內在寧靜小宇宙	保羅・霍伊斯坦、狄蒂・羅恩◎著	380 元
JP0101	爸媽何必太正經！幽默溝通，讓孩子正向、積極、有力量	南琦◎著	300 元

JP0102	舍利子，是甚麼？	洪宏◎著	320 元
JP0103	我隨上師轉山：蓮師聖地溯源朝聖	邱常梵◎著	460 元
JP0104	光之手：人體能量場療癒全書	芭芭拉・安・布藍能◎著	899 元
JP0105	在悲傷中還有光： 失去珍愛的人事物，找回重新聯結的希望	尾角光美◎著	300 元
JP0106	法國清新舒壓著色畫 45：海底嘉年華	小姐們◎著	360 元
JP0108	用「自主學習」來翻轉教育！ 沒有課表、沒有分數的瑟谷學校	丹尼爾・格林伯格◎著	300 元
JP0109	Soppy 愛賴在一起	菲莉帕・賴斯◎著	300 元
JP0110	我嫁到不丹的幸福生活：一段愛與冒險的故事	琳達・黎明◎著	350 元
JP0111	TTouch® 神奇的毛小孩按摩術——狗狗篇	琳達・泰林頓瓊斯博士◎著	320 元
JP0112	戀瑜伽・愛素食：覺醒，從愛與不傷害開始	莎朗・嘉儂◎著	320 元
JP0113	TTouch® 神奇的毛小孩按摩術——貓貓篇	琳達・泰林頓瓊斯博士◎著	320 元
JP0114	給禪修者與久坐者的痠痛舒緩瑜伽	琴恩・厄爾邦◎著	380 元
JP0115	純植物・全食物：超過百道零壓力蔬食食譜， 找回美好食物真滋味，心情、氣色閃亮亮	安潔拉・立頓◎著	680 元
JP0116	一碗粥的修行： 從禪宗的飲食精神，體悟生命智慧的豐盛美好	吉村昇洋◎著	300 元
JP0117	綻放如花——巴哈花精靈性成長的教導	史岱方・波爾◎著	380 元
JP0118	貓星人的華麗狂想	馬喬・莎娜◎著	350 元
JP0119	直面生死的告白—— 一位曹洞宗禪師的出家緣由與說法	南直哉◎著	350 元
JP0120	OPEN MIND！房樹人繪畫心理學	一沙◎著	300 元
JP0121	不安的智慧	艾倫・W・沃茨◎著	280 元
JP0122	寫給媽媽的佛法書： 不煩不憂照顧好自己與孩子	莎拉・娜塔莉◎著	320 元
JP0123	當和尚遇到鑽石 5：修行者的祕密花園	麥可・羅區格西◎著	320 元
JP0124	貓熊好療癒：這些年我們一起追的圓仔 ~~ 頭號「圓粉」私密日記大公開！	周咪咪◎著	340 元
JP0125	用血清素與眼淚消解壓力	有田秀穗◎著	300 元
JP0126	當勵志不再有效	金木水◎著	320 元
JP0127	特殊兒童瑜伽	索妮亞・蘇瑪◎著	380 元
JP0128	108 大拜式	JOYCE（翁憶珍）◎著	380 元
JP0129	修道士與商人的傳奇故事： 經商中的每件事都是神聖之事	特里・費爾伯◎著	320 元
JP0130	靈氣實用手位法—— 西式靈氣系統創始者林忠次郎的療癒技術	林忠次郎、山口忠夫、 法蘭克・阿加伐・彼得◎著	450 元

《萬病之源：不可不知的養生誤區》
曾培傑、陳創濤　著
中文簡體字版 ©2014 由中國中醫藥出版發行

眾生系列　JP0131

你所不知道的養生迷思——
治其病要先明其因，破解那些你還在信以為真的健康偏見！

作　　者／曾培傑、陳創濤
指　　導／余浩（任之堂主人）
責任編輯／游璧如
業　　務／顏宏紋

總 編 輯／張嘉芳
出　　版／橡樹林文化
城邦文化事業股份有限公司
104 台北市民生東路二段 141 號 5 樓
電話：(02)2500-7696　傳真：(02)2500-1951
發　　行／英屬蓋曼群島商家庭傳媒股份有限公司城邦分公司
104 台北市中山區民生東路二段 141 號 2 樓
客服服務專線：(02)25007718；25001991
24 小時傳真專線：(02)25001990；25001991
服務時間：週一至週五上午 09:30 ～ 12:00；下午 13:30 ～ 17:00
劃撥帳號：19863813　戶名：書虫股份有限公司
讀者服務信箱：service@readingclub.com.tw
香港發行所／城邦（香港）出版集團有限公司
香港灣仔駱克道 193 號東超商業中心 1 樓
電話：(852)25086231　傳真：(852)25789337
Email：hkcite@biznetvigator.com
馬新發行所／城邦（馬新）出版集團【Cité (M) Sdn.Bhd. (458372 U)】
41, Jalan Radin Anum, Bandar Baru Sri Petaling,
57000 Kuala Lumpur, Malaysia.
電話：(603) 90578822　傳真：(603) 90576622
Email：cite@cite.com.my

封面設計／兩棵酸梅
內文排版／歐陽碧智
印　　刷／韋懋實業有限公司

初版一刷／ 2017 年 10 月
ISBN ／ 978-986-5613-58-7
定價／ 450 元

城邦讀書花園
www.cite.com.tw

國家圖書館出版品預行編目（CIP）資料

你所不知道的養生迷思——治其病要先明其因，破解那些你還在信以為真的健康偏見！ / 曾培傑，陳創濤作．-- 初版．-- 臺北市：橡樹林文化，城邦文化出版：家庭傳媒城邦分公司發行，2017.10
面；　公分．--（眾生系列；JP0131）
ISBN 978-986-5613-58-7（平裝）

1. 中醫　2. 養生　3. 保健常識

413.21　　1060164949

廣　告　回　函
北區郵政管理局登記證
北 台 字 第 10158 號
郵資已付　免貼郵票

104 台北市中山區民生東路二段 141 號 5 樓

城邦文化事業股份有限公司
橡樹林出版事業部　收

請沿虛線剪下對折裝訂寄回，謝謝！

橡樹林

書名：你所不知道的養生迷思——
治其病要先明其因，破解那些你還在信以為真的健康偏見！
書號：JP0131

橡樹林文化

讀者回函卡

感謝您對橡樹林出版社之支持，請將您的建議提供給我們參考與改進；請別忘了給我們一些鼓勵，我們會更加努力，出版好書與您結緣。

姓名：＿＿＿＿＿＿＿＿＿＿ □女 □男 生日：西元＿＿＿＿＿年

Email：＿＿＿＿＿＿＿＿＿＿＿＿＿＿＿＿＿＿＿＿

●您從何處知道此書？

□書店 □書訊 □書評 □報紙 □廣播 □網路 □廣告 DM □親友介紹

□橡樹林電子報 □其他＿＿＿＿＿＿

●您以何種方式購買本書？

□誠品書店 □誠品網路書店 □金石堂書店 □金石堂網路書店

□博客來網路書店 □其他＿＿＿＿＿＿

●您希望我們未來出版哪一種主題的書？（可複選）

□佛法生活應用 □教理 □實修法門介紹 □大師開示 □大師傳記

□佛教圖解百科 □其他＿＿＿＿＿＿

●您對本書的建議：

＿＿＿＿＿＿＿＿＿＿＿＿＿＿＿＿＿＿＿＿

＿＿＿＿＿＿＿＿＿＿＿＿＿＿＿＿＿＿＿＿

＿＿＿＿＿＿＿＿＿＿＿＿＿＿＿＿＿＿＿＿

＿＿＿＿＿＿＿＿＿＿＿＿＿＿＿＿＿＿＿＿

＿＿＿＿＿＿＿＿＿＿＿＿＿＿＿＿＿＿＿＿

非常感謝您提供基本資料，基於行銷及客戶管理或其他合於營業登記項目或章程所定業務需要之目的，家庭傳媒集團（即英屬蓋曼群商家庭傳媒股份有限公司城邦分公司、城邦文化事業股分有限公司、書虫股分有限公司、墨刻出版股分有限公司、城邦原創股分有限公司）於本集團之營運期間及地區內，將不定期以 MAIL 訊息發送方式，利用您的個人資料於提供讀者產品相關之消費與活動訊息，如您有依照個資法第三條或其他需服務之業務，得致電本公司客服。

我已經完全瞭解左述內容，並同意本人資料依上述範圍內使用。

＿＿＿＿＿＿＿＿＿＿（簽名）

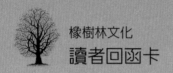